现代肿瘤临床与护理

段建宇 王辉 张新东 主编

吉林科学技术出版社

JiLin Science&Technology Publishing House

图书在版编目（CIP）数据

现代肿瘤临床与护理 / 段建宇，王辉，张新东主编
. -- 长春 ：吉林科学技术出版社，2020.5
ISBN 978-7-5578-6841-3

Ⅰ．①现… Ⅱ．①段… ②王… ③张… Ⅲ．①肿瘤—
诊疗②肿瘤—护理 Ⅳ．①R73②R473.73

中国版本图书馆 CIP 数据核字 (2020) 第 049843 号

现代肿瘤临床与护理

XIANDAI ZHONGLIU LINCHUANG YU HULI

主　　编　段建宇　王　辉　张新东
出 版 人　宛　霞
责任编辑　刘健民　王　皓
幅面尺寸　185mm×260mm
字　　数　349 千字
印　　张　15
版　　次　2020 年 5 月第 1 版
印　　次　2021 年 5 月第 2 次印刷

出　　版　吉林科学技术出版社
发　　行　吉林科学技术出版社
地　　址　长春市净月区福祉大街 5788 号出版大厦 A 座
邮　　编　130021
发行部电话/传真　0431-81629530
印　　刷　保定市铭泰达印刷有限公司

书　　号　ISBN 978-7-5578-6841-3
定　　价　75.00 元

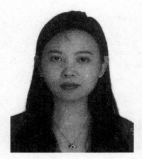

段建宇，女，山东省聊城市人，出生于1980年10月，本科学历，学士学位，主管护师，2009年1月份入职聊城市人民医院，从事临床护理工作11年，有丰富的临床护理及管理经验，负责科室健康教育版块，2020年初由于新型冠状病毒肺炎疫情，聊城市人民医院成立发热观察病房，作为第一梯队人员调入发热病房继续从事护理工作。曾先后获得先进个人和优秀护士等荣誉称号。

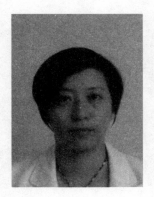

王辉，主治医师，2006年毕业于齐齐哈尔医学院，2012.06-2013.06在山东大学齐鲁医院病理科进修一年，从事病理工作10余年，现为山东省抗癌协会乳腺肿瘤组会员，擅长女性生殖系统、乳腺系统及消化系统常见病及疑难病的病理诊断，在省级以上期刊发表论文2篇。

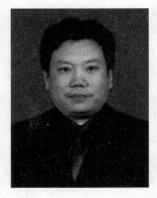

张新东，男，副主任医师，病理科主任，从医病理26年，学术兼职枣庄市医学会第六届病理专业委员会副主任委员，山东省医师协会临床病理科医师分会第一、二、三届委员会常务主任委员，山东省抗癌协会第一、二、三届肿瘤病理分会委员，山东省预防医学会肿瘤早诊早治分会第一届委员会委员。主要擅长肿瘤病理诊断，特别是肺、乳腺、甲状腺、消化系统等肿瘤病理诊断。曾获得枣庄市科技进步奖四项，发表论文10余篇，参编论著1部。

编 委 会

主　编　贺　琨（聊城市人民医院）

　　　　赵　方（聊城市东昌府区妇幼保健院）

　　　　薛立宏（山东省滕州市中心人民医院）

前　言

　　肿瘤学是临床医学中更新和发展最为迅速的学科，近年来，随着环境污染愈加严重，人民生活水平的提高，生活行为方式的改变以及人口老龄化等原因，肿瘤已成为我国疾病死因的首要因素。为了提高肿瘤患者的治愈率和生存率，以及满足临床医务工作者的需要，我们特组织编写了本书。

　　本书主要对临床上常见肿瘤的病因、诊断、鉴别诊断以及治疗等方面进行了详细的阐述，对临床常见疾病的护理也进行了简要的概述，并根据临床的发展动态，相应增加了近年来公认的新知识、新理论。本书内容简明实用，重点突出，并兼顾知识的系统性及完整性，可供各级医师参考阅读。

　　本书在编写过程中，编者付出了巨大努力，对稿件进行了多次认真的修改，但由于编写经验不足，加之编写时间有限，书中若存在疏漏之处，敬请广大读者提出宝贵的修改建议，以期再版时修正完善！

目　　录

第一章　头颈部肿瘤

第一节　鼻咽癌

鼻咽癌(NPC)发病有明显的种族易感性、地区聚集性和家族倾向性。在世界大部分地区发病率低，一般年发病率在 1/10 万以下。但我国是高发区，年发病率为 10～25/10 万，是我国常见的恶性肿瘤之一，占全国恶性肿瘤死亡的 2.81%，居第 8 位。男女发病比例为 3.5：1，发病高峰年龄为 40～60 岁。在我国，NPC 的发病率由南到北逐步降低，在南方如广东、广西、湖南、福建、江西等地，年发病率可高至 30～50/10 万，北方的发病率不高于 2～3/10 万。据某医院统计，NPC 占当地癌症的 31.77%，癌症死亡的第 3 位。在广东中部珠江三角洲及香港特别行政区有 NPC 高发家族的报告。

诊断要点：

NPC 原发于鼻咽，但可上行侵及颅底颅内，下行转移至颈淋巴结或经血行转移至骨、肝、肺等组织器官，临床症状复杂多变。NPC 的诊断除了根据临床表现外，尚需借助于影像学、内镜，甚至血清学的检查，但最后的确诊依据是组织病理学诊断。

1.临床症状有鼻堵、血涕、耳聋、耳鸣、头痛、面麻及复视。

2.查体可发现鼻咽部肿物、颈部肿块和颅神经麻痹。

3.鼻咽镜检查包括间接鼻咽镜和纤维鼻咽镜可见到鼻咽顶后壁、侧壁、后鼻孔、鼻腔后部、咽鼓管及软腭的背面等。

4.影像学检查，包括 X 线照片、CT 及 MRI 检查。X 线照片常用鼻咽侧位片和颅底片可以了解肿瘤的范围和颅底骨破坏情况。CT 检查除了显示鼻咽腔内肿瘤部位外还可以显示鼻咽腔外侵犯及颈部淋巴结转移的情况。MRI 由于能清楚地显示头颅各层次，可以显示肿瘤与周围组织的关系，确定肿瘤的界线较 CT 清楚和准确，并可了解脑损伤的情况。

5.组织病理学诊断，NPC 的活组织采集可以经口腔或鼻腔咬取活检，亦可以对颈部淋巴结及其他表浅肿块切除活检。近年来有采用细针穿刺做细胞学检查。

6.血清 EB 病毒抗体检测可作为一种辅助诊断方法。

【病理分类】

NPC 绝大多数起源于被覆上皮，少数来源于腺体上皮。95% 以上是鳞状细胞癌，按分化程度分为高、中和低，低分化差的占 85% 以上。未分化癌是指分化程度极低的癌，常需与恶性淋巴瘤鉴别。尚有少数是腺癌、囊腺癌、粘液表皮样癌或恶性混合瘤等。

NPC 的形态一般分为四种类型：①结节型：肿瘤呈结节状或肿块状，是最常见的类型。②菜花型：肿瘤呈菜花状，血管丰富而易出血。③溃疡型：肿瘤边缘隆起、中央常坏死。④粘膜下浸润型：肿瘤向腔内突起，但表面常有正常的粘膜组织覆盖。

【临床分期】

1.NPC 临床分期

T—原发肿瘤

T_0　未见原发癌

T_1　肿瘤局限于鼻咽一个壁或两个壁交界处的局限性病灶

T_2　肿瘤侵犯两个壁以上，但未超过腔

T_3　原发癌超过腔、有脑神经损害或颅底骨破坏之一者

T_4　有 T_3 的两项以上者

N—淋巴结转移

N_0　未摸到颈淋巴结

N_1　颈深上组有活动的肿大淋巴结，小于 3cm×3cm

N_2　自颈深上部向下到下颈部有淋巴结肿大，或淋巴结活动受限制或固定

N_3　颈淋巴结转移大于 8cm×8cm，或锁骨上窝有转移

M—远处转移

M_0　没有远处转移

M_1　有客观指标证实远处转移

临床分期

Ⅰ期　$T_1 N_0 M_0$

Ⅱ期　$T_2 N_0 M_0$，$T_{0\sim2} N_1 M_0$

Ⅲ期　$T_3 N_0 M_0$，$T_3 N_1 M_0$，$T_{0\sim3} N_2 M_0$

Ⅳ期　$T_4 N_0 M_0$，$T_4 N_1 M_0$，$T_4 N_2 M_0$，$T_{0\sim4} N_3 M_0$，M_1

2.TNM 分期（UICC）

T—原发肿瘤

T_1　肿瘤局限于一个部位

T_2　肿瘤侵犯超过一个部位

T_3　肿瘤侵犯鼻腔和（或）口咽

T_4　肿瘤侵犯颅底和（或）脑神经

N—颈部淋巴结

N_0　无颈淋巴结转移

N_1　同侧颈淋巴结单个转移，最大直径 3cm 以下

N_{2a}　同侧单个颈淋巴结转移，最大直径超过 3cm，但不超过 6cm

N_{2b}　同侧多个颈淋巴结转移，最大不超过 6cm

N_{2c}　两侧或对侧颈淋巴结转移，直径小于 6cm

N_3　淋巴结转移大于 6cm

M—远处转移

M_0　无远处转移

M_1　有远处转移

临床分期

Ⅰ期　$T_0 N_0 M_0$

Ⅱ期　$T_2 N_0 M_0$

Ⅲ期　$T_3 N_0 M_0$，$T_1 N_1 M_0$，$T_2 N_1 M_0$，$T_3 N_1 M_0$

Ⅳ期　$T_4 N_{0\sim 1} M_0$，$T_{1\sim 4} N_{2\sim 3} M_0$，$T_{1\sim 4} N_{1\sim 3} M_1$

【治疗原则】

　　放射治疗是鼻咽癌最有效的治疗方法，只要没有多发远处转移的初治患者都应首选放疗，或放疗＋化疗。NPC 的放射治疗一般可分为根治性放射治疗和姑息性放射治疗。前者适用于病变比较局限，无锁骨以下的转移，颈淋巴结转移灶小于 8cm 的患者。后者适用于止痛、止血或解除梗阻等减状放疗，有单个远处转移或颈淋巴结转移大于 8cm 者亦可作姑息性放疗。放疗后残存或复发病例可给予手术治疗。晚期病人特别是已有多发远处转移者应给予全身化疗。近来报道 PTX、GEM、NVB 等新抗癌药对 NPC 亦有一定疗效。

【单药化疗】

　　许多对头颈部癌有效的抗癌药单一用药对 NPC 都有一定的疗效。由于 NPC 大多数为低分化鳞癌和未分化癌，恶性程度高、生长快，较其他头颈部癌对化疗敏感，可取得较好的近期疗效。

　　对 NPC 有效的单一药物有 MTX、BLM、PYM、PLM、CTX、5-FU、HU、MMC、ADM、THP、VCR、VLB、VDS、DDP、CBP、HN_2、TSPA。其中以 DDP、CBP、5-FU、MTX、CTX、BLM 等的疗效较好，应用较多，缓解率 30％左右，中位缓解期 3～6 个月。有学者报道单一采用大剂量 DDP 或 5-FU 连续输注取得明显的疗效。如 Shiu 等用 DDP 100mg/m^2 静脉滴注治疗晚期初治 NPC，RR 79％。5-FU 连续输注 120 小时在 15 例晚期 NPC 中 14 例取得 PR。某肿瘤医院用 HN_2 单药半身阻断化疗治疗 1164 例 NPC，RR 36.61％。

【联合化疗】

　　多种化疗药物联合治疗疗效优于单一用药，近期有效率可达 30％～90％，目前临床上多采用含 DDP 的联合化疗。某肿瘤医院以常规剂量 DDP 联合化疗治疗复发、转移的 NPC，RR 66.7％。学者报告 RR 为 30％～66.7％。下面是 NPC 常用的几个联合化疗方案。

　　1.PF 方案（DDP＋5-FU）　DDP 与 5-FU 单一用药对 NPC 有较好的疗效，大剂量 DDP 和 5-FU 连续输注均明显的提高疗效。常用的剂量为 DDP 100mg/m^2 静脉滴注，第 1 日；5-FU 每日 1000mg/m^2，第 2～6 日连续输注，21～28 日为一周期。Martin 等多位作者报道用 PF 方案治疗 NPC 121 例，RR 74.1％～100％、CR 16.7％～82.1％。PF 方案已成为近年来治疗 NPC 的常规联合化疗方案。CF 作为 5-FU 的生化调节剂能使 5-FU 的细胞毒性大大增强，产生协同作用。已证明 CF＋5-FU 在结肠癌、胃癌取得较好的疗效。有学者在 NPC 的 PF 方案中增加 CF 组成 DDP＋5-FU＋CF 方案，以求提高疗效。某肿瘤医院用此方案治疗转移、复发或晚期 NPC27 例,在可评价疗效的 23 例中,CR2 例、PR14 例、RR 69.6％,中位缓解期 4 个月(1～11 个月),11 例因 NPC 骨转移引起的骨痛,化疗后疼痛缓解率达 100％。14 例曾用多种联合化疗方案,其中 8 例为 DDP＋5-FU 方案治疗失败者,仍获得 PR 50％(7/14)。毒性反应主要是Ⅰ～Ⅱ级白细胞下降、口腔粘膜炎和恶心呕吐,发生率分别为 92.6％、70.4％和 70.4％。作者认为 DDP＋5-FU＋CF 方案在常规 PF 无效时仍有部分病人有效,是治疗晚期复发转移 NPC 有效方案之一。用 CBP 300mg/m^2 代替方案中 DDP 取得同样的效果。

2.PFB 方案(DDP＋5-FU＋BLM) Boussen 等报告用 DDP 100mg/m^2 静脉输注,第 1日,5-FU 每日 650mg/m^2 静脉连续输注,第 1～5 日;BLM 15mg 静脉注入,第 1 日,BLM 每日 16mg/m^2 静脉连续输注,第 2～6 日,治疗晚期 NPC 45 例、CR 9 例、PR 30 例、RR 86％。学者报告用 PFB 方案治疗初治 NPC 30 例、RR 90％(27/30),放疗后局部复发和远处转移 35 例,RR 51.43％(18/35),用 CBP 代替 PFB 方案中的 DDP,方案治疗初治 NPC 22 例,RR 68.18％(15/22)。PFB 和 CFB 两组的缓解率和毒性反应发生率无统计学差异(P＞0.05)。

3.PMB 方案(DDP＋MTX＋BLM) Tannock 等用 DDP 60mg/m^2 静脉输注,第 1 日;BLM 20U/m^2 静脉注入,第 1 日,BLM 每日 20U/m^2,静脉连续输注,第 2～4 日;MTX 100mg/m^2 静脉输注,第 1 日 3 小时 1 次共 3 次;CF 15mg/m^2 静脉注入于首剂 MTX 后 24 小时开始,6 小时 1 次共 4 次(解救作用),治疗 36 例晚期 NPC,CR 8 例、PR 19 例、RR 75％。

4.其他不含铂类抗癌药的联合化疗方案 有 CF(CTX＋5-FU)、CAO(CTX＋ADM＋VCR)、CAB(CTX＋ADM＋BLM)、CBF(CTX＋BLM＋5-FU)等方案。常用的剂量为 CTX 400～600mg/m^2,静脉注射,每周 1 次;5-FU 300～600mg/m^2 静脉注射,每周 2 次;ADM 30～40mg/m^2 静脉注射,3 周 1 次;VCR 1.4mg/m^2 静脉注射,每周 1 次;BLM 6mg/m^2 肌肉或静脉注射,每周 2 次。RR 34.8％～80％。

【综合治疗】

放射治疗是治疗 NPC 的主要方法,但 5 年生存率仅 50％左右,大多死于远处转移,主要是骨、肝、肺。提示放化疗综合治疗的必要性。放疗前、放疗中或放疗后加用辅助化疗可以加强局部控制,减少可能存在的微小转移灶,改善预后。

1.诱导化疗或新辅助化疗 这是指放疗前的化疗,由于没有放疗造成的纤维化,局部血供良好,保证肿瘤局部的药物浓度,此外作为首次治疗,病人的营养及免疫功能状态较好,从而增加了病人对化疗的敏感性和耐受性。化疗作为一种全身治疗,在局部治疗前能有效的减少远处转移的可能性,但在许多随机临床研究中对诱导化疗在 NPC 治疗中的作用尤其是对生存的影响至今尚无明确的定论。

对于颈淋巴结转移病灶巨大的病例,诱导化疗可使 60％～70％的肿瘤缩小,不仅有利于放疗的进行,同时还可缩小放射野减轻放疗反应。肿瘤缩小后改善血供,减少乏氧细胞数目,提高放疗的敏感性。某肿瘤医院采用 CBP 单一用药(350mg/m^2,每 3 周重复)和 CBF 联合化疗(CBP 300mg/m^2 第 1 日;PYM 7.5mg/m^2 第 1、5 日;5-FU 500mg/m^2 第 1～5 日,每 3 周重复)对 67 例局部晚期 NPC 初治病人进行诱导化疗,化疗后接受常规的放射治疗,同时采用配对方法选择同期单用放疗的病人作为对照组。放疗结束时,诱导化疗组与对照组颈淋巴结转移的 CR 率分别为 82.09％和 64.18％(P＜0.05),其中 N$_3$ 的 CR 率诱导化疗组明显的优于对照组(P<0.005)。作者认为放疗前加用诱导化疗能提高颈部淋巴结较大病人的局部控制作用,改善近期疗效,而不增加放疗的急性反应。

2.化疗与放疗联合治疗 放疗中加用化疗可使肿瘤缩小,改善血液供应情况,提高放疗敏感性,许多抗癌药如 DDP、MTX、5-FU、BLM、MMC、HU、PTX、GEM 等均有放疗增敏作用,某些药物如作用于细胞 DNA 合成期的 HU 有可能同步化的作用,使大部分肿瘤细胞停滞在 G1 期,提高放疗的敏感性。联合化放疗一般较单一放疗有效,国内学者采用 CTX 口服合并放疗治疗 NPC75 例,结果鼻咽肿瘤消退者占97.3%,颈部转移灶消退者占98%。有学者报告使用低剂量DDP(20～40mg/w)与放疗同时治疗Ⅲ、Ⅳ期 NPC 30 例,原发灶 CR 99.3%(29/30)、颈淋巴结转移灶 CR 33.3%(10/30)。Hirota 等用 DDP＋PLM 联合放疗治疗 37 例局部晚期 NPC,结果 CR 78.1%,5 年生存率 54.1%。Huang 等对 1206 例 NPC 采用不同的化疗与放疗联合治疗,使 5 年生存率从 50%左右提高到 70.6%。但国内有学者报告使用 DDP 及 DDP＋ADM 化疗联合放疗治疗 60 例晚期 NPC,经 7 年以上随诊,5 年生存率为 41.67%(25/60)、7 年生存率为 33.33%(20/60),与单纯放疗生存率相近,未能显示联合化放疗能提高远期生存。

3.辅助化疗 对于局部晚期及高危病人放疗后可作辅助化疗,以求通过全身治疗消灭微小残存肿瘤,减少远处转移。但对于 NPC 辅助化疗的确实作用,能否改善生存期,仍需大量病例前瞻性随机对照研究。辅助化疗多采用 PF、PFB 方案。

4.姑息化疗 对于局部治疗后失败、复发和(或)远处转移的 NPC,全身治疗是主要的治疗手段。一般都用含 PDD 的联合化疗方案,缓解率可达 30%～80%,但缓解期很短,3 个月左右,其姑息作用是有限的,尤其对肝、骨转移的疗效很差。

5.区域动脉内插管灌注化疗 一般选用颞浅动脉逆行插管,用于鼻咽部病灶放疗后顽固不消退或局部复发向咽旁及颅底侵犯,无法再放疗但尚无远处转移的患者。动脉内插管化疗后,有可能使肿瘤缩小,缓解症状、减轻痛苦。部分局部侵犯广泛很晚的病例,放疗前的区域内动脉灌注化疗有可能使肿瘤缩小,争取获得了放疗的机会。常用的药物有 DDP、CBP、5-FU、BLM,RR 15%～60%。

第二节 上颌窦癌

上颌窦癌来源于上颌窦腔黏膜组织,是较常见的头颈恶性肿瘤,占耳鼻喉科恶性肿瘤的第二位。好发年龄为 40～60 岁,男性多见。

【病因】

病因不明,可能与空气污染及上颌窦的长期慢性炎症刺激有关。此外,次硫酸镍及氧化镍被认为是主要的致癌因素。

【病理】

以中度分化的鳞状细胞癌为多,其他类型有淋巴上皮癌、腺癌、囊性腺样上皮癌、未分化癌。

【诊断】

（一）临床表现

1.症状　早期因肿瘤限于窦腔内,症状多不明显,待症状明显时多已属中晚期。常见症状如下:

(1)鼻腔血性分泌物。

(2)鼻塞:多由鼻侧壁受压所致。

(3)疼痛:包括面颊部疼痛,上齿槽疼痛以及偏头痛。

(4)眼球移位、突出或有复视。

(5)面部肿瘤:为肿瘤累及面前软组织表现。

(6)张口困难、上牙松动或脱落。

2.体征

(1)上颌肿块:多出现在尖牙窝上方,为边界不清的隆起,呈像皮样硬度、固定。亦可出现于牙槽突或硬腭。

(2)鼻腔肿物,触之易出血,并见有脓血性分泌物。

(3)眼球移位或突出,眶下壁隆起,饱满。

(4)齿槽或硬腭肿胀、牙齿松动或脱落。

(5)颈淋巴结肿大。

（二）特殊检查

1.影像学检查

(1)X线检查:鼻窦正侧位平片及断层片能见到上颌窦腔扩大及骨质破坏。

(2)CT检查:能显示组织密度的细微差别,尤其是可显示一般X线片难以发现的上颌窦后壁骨质破坏和累及范围,能确定病变与周围关系。

(3)MRI检查:有良好的软组织分辨效果,有助于鉴别病变性质,准确了解病变范围。

2.上颌窦纤维内镜检查。

3.细胞学检查　包括鼻腔脱落细胞学、上颌窦穿刺冲洗液细胞学及龈颊沟穿刺检查。

4.病理学检查　有上颌窦探查术活检及肿瘤穿破表面破溃处的直接活检。

（三）诊断与分期

1.诊断要点　上颌窦癌早期诊断困难。注意临床早期症状,如血涕或鼻腔异常分泌物、牙痛或局部知觉减退等具有早期诊断意义。因此,凡遇40岁以上原因不明的上牙痛、鼻塞、血涕或鼻腔分泌物增多等症,经对症处理无效时,均应详细检查,必要时行上颌窦探查术以排除本病。

2.分期

TNM分类

T　原发肿瘤

Tx　原发肿瘤不能评估

T_1　肿瘤限于上颌窦黏膜,骨质无侵蚀或破坏

T_2　肿瘤破坏骨质,包括侵犯至硬腭和(或)中鼻道,不包括侵犯上颌窦后壁和翼板

T_3　肿瘤侵及下列任一部位:上颌窦的后壁骨质、皮下组织、眼眶底壁或内侧壁、翼腭窝、筛窦

T_{4a}　病灶侵犯下列任一部位:眼眶内容物前部、颊部皮肤、翼板、颞下窝、筛板、蝶窦或额窦

T_{4b}　病灶侵犯下列任一部位:眶尖、硬脑膜、脑组织、中颅窝、脑神经(除外三叉神经上颌支)、鼻咽或斜坡

N_0　无区域淋巴结转移

N_1　同侧单个淋巴结转移,最大直径≤3cm

N_{2a}　同侧单个淋巴结转移,最大直径>3cm,≤6cm

N_{2b}　同侧多个淋巴结转移,但其中最大直径≤6cm

N_{2c}　双侧或对侧淋巴结转移,但其中最大直径≤6cm

N_3　转移淋巴结>6cm

M　远处转移

M_0　无远处转移

M_1　有远处转移

临床分期

0 期　Tis,N_0,M_0

Ⅰ期　T_1,N_0,M_0

Ⅱ期　T_2,N_0,M_0

Ⅲ期　T_3,N_0,M_0

　　　T_1,N_1,M_0

　　　T_2,N_1,M_0

　　　T_3,N_1,M_0

Ⅳa 期　T_{4a},N_0,M_0

　　　　T_{4a},N_1,M_0

　　　　T_1,N_2,M_0

　　　　T_2,N_2,M_0

　　　　T_3,N_2,M_0

　　　　T_{4a},N_2,M_0

Ⅳb 期　$T_{4b},$任何N,M_0

　　　　任何T,N_3,M_0

Ⅳc 期　任何$T,$任何N,M_1

(四)鉴别诊断

应与慢性化脓性上颌窦炎,鼻内翻乳头状瘤及上龈癌、筛窦癌等相鉴别。

【治疗】

(一)治疗原则

上颌窦癌的治疗方法有外科、放射、化疗等,但任何一种方法单独使用均难对此病变发挥

满意效果。对肿瘤进行完整完手术切除并行术后治疗是该肿瘤治疗的关键。

（二）治疗方法

1.手术治疗

（1）较早期病例采用上颌骨次全或全切除术。

（2）有眶下壁侵犯者采用上颌骨全切加眶底切除术。

（3）晚期病例则行扩大上颌骨切除术。

2.放射治疗

（1）单纯放射治疗：多采用上颌窦正、侧野照射，照射野范围主要根据肿瘤侵犯范围设立。为了使照射剂量均匀分布，需采用楔形滤过板照射方法。照射野开始时要大，当肿瘤量达40Gy后，缩小照射野，增加总量至70Gy以上。

（2）术前放疗：按上述方法设野，照射肿瘤量40Cy/4周，如果后壁有破坏，则单独设野至少照射至总量60Cy，休息2～3周后手术。

（3）术后放疗：一是术前已行放疗，但术中切除不彻底，有肿瘤残存，需补充剂量30～40Gy。二是未行术前放疗，有神经周围侵犯、切缘阳性或淋巴结包膜外侵犯等不良因素。先行大野照射40Cy，然后缩野至残存部位，增加肿瘤剂量至70～90Gy。

【预后】

上颌窦癌的预后，取决于肿瘤的性质与范围大小，也取决于治疗是否及时与得当。5年生存率报道差别较大，为39%～64%。

【随诊】

上颌窦癌治疗后应长时间的定期随诊，以观察有否局部复发或远处转移。随诊内容包括局部以及颌淋巴结的检查、上颌窦影像学检查等。

第三节　扁桃体癌

扁桃体癌起源于扁桃体区，包括扁桃体、扁桃体窝、咽前后柱及舌扁桃体沟。本病是头颈部常见的恶性肿瘤之一，约占全身恶性肿瘤的1.3%～5%，占头颈部恶性肿瘤的3%～10%。男性多见，男女之比为2～3：1。发病年龄以50～70岁为高峰，占各年龄组的60%～69%。

【病因】

确切病因不明。可能与烟酒嗜好、慢性刺激与损伤有关。

【病理】

病理类型以鳞状细胞癌和恶性淋巴瘤为多见，占95%以上，其他类型少见。

【诊断】

（一）临床表现

1.症状　首发症状常是咽喉部一侧疼痛，并可放射至耳部，进食时加重。少数可有吞咽困难、呼吸困难、咽部出血等症状。

2.体征　①扁桃体肿物。为外生性肿物，表面常有溃疡或呈菜花状。②颈淋巴结肿大。

扁桃体癌易早期出现上颈淋巴结转移。

（二）特殊检查

1.影像学检查 包括常规 X 线、CT、MRI、骨放射性核素扫描检查。可观察肿物范围、有无下颌骨破坏等。

2.病理组织学检查是扁桃体癌的确诊依据。

（三）诊断与分期

1.诊断要点 凡病人主诉上述症状，检查发现扁桃体区内有外生性肿物，局部变硬、增大或发生溃疡时应即时取活体组织送病检，以明确诊断。

2.分期（UICC）

TNM 分类

T 原发肿瘤。

T_1 肿瘤最大直径在 2cm 以内。

T_2 肿瘤>2cm，<4cm。

T_3 肿瘤已超过 4cm。

T_{4a} 肿瘤侵犯喉、深层非固有舌肌、翼内肌、翼板、下颌骨，肿瘤可切除。

T_{4b} 肿瘤侵犯翼外肌、翼板、鼻咽侧壁或颅底骨或包饶颈内动脉，肿瘤不可切除。

N 颈部淋巴结。

N_0 临床检查颈部无转移淋巴结。

N_1 同侧单个转移的淋巴结，直径 3cm 以下。

N_{2a} 同侧单个转移的淋巴结，直径，3～6cm。

N_{2b} 同侧多个转移的淋巴结，直径 6cm 以下。

N_{2a} 双侧或对侧转移的淋巴结，直径 6cm 以下。

N_3 颈转移的淋巴结，最大直径 6cm 以上。

M 全身转移。

M_0 无全身转移。

M_1 有全身转移。

分期

0 期 $Tis，N_0，M_0$

Ⅰ期 $T_1，N_0，M_0$

Ⅱ期 $T_2，N_0，M_0$

Ⅲ期 $T_3，N_0，M_0；T_1，N_1，M_0；T_2，N_1，M_0；T_3，N_1，M_0$

Ⅳa 期 $T_{4a}，N_0，M_0；T_{4a}，N_1，M_0；T_1，N_2，M_0；T_2，N_2，M_0；T_3，N_2，M_0；T_{4a}，N_2，M_0$

Ⅳb 期 T_{4b}，任何 $N，M_0$；任何 $T，N_3，M_0$

Ⅳc 任何 T，任何 $N，M_1$

（四）鉴别诊断

1.扁桃体炎 为双侧性，有反复感染史，常见于青少年。

2.咽后脓肿 急性化脓性咽区脓肿只发生于幼儿。成年人为结核性冷脓肿。宜拍摄颈椎片帮助确诊。

【治疗】

(一)治疗原则

由于扁桃体癌的生物学行为和特征,根治性放疗无论对原发病灶或颈部转移淋巴结,均能获得良好结果,并可避免手术治疗的技术困难和手术后的并发症,因此,应首选放疗。1～2期病变单纯手术切除或根治性放疗均可。3～4期病变放疗＋手术的综合治疗是目前标准手段。晚期病变则采用同步放化疗＋手术挽救治疗。

(二)治疗方法

1.射线选择　应选用高能射线,如^{60}Co、直线加速 X 线等,辅以深部 X 线或电子束。

2.照射野及剂量　照射野的设计,需根据扁桃体肿瘤的大小、邻近结构受侵范围、肿瘤的病理类型,颈淋巴结转移等情况决定。照射野采用两侧面与颈平行相对野,射野包括原发灶、咽淋巴环及上颈淋巴结。照射总量至 36～40Gy 时,应避开脊髓,照射肿瘤总量达 66～76Gy。

颈部照射:扁桃体肿瘤分化差,有较高的颈部淋巴结转移率,下颈和锁骨上常规预防照射。预防性照射组织量为 50Gy,治疗剂量应给予 65Gy。

3.组织间插植近距离治疗　可有计划的与外照射结合进行,从技术上讲难度大,临床少用。

【预后】

扁桃体癌经放射治疗后的 5 年生存率在 32.4%～83%。临床 I、II 期病人放疗后的 5 年生存率可分别达 100%或 80%。影响预后的因素主要有原发灶期别、病理类型、治疗剂量以及治疗后有无原发灶及颈部转移灶残存等。治疗失败原因是局部未控或复发,常见肺转移。

【随诊】

扁桃体癌治疗后需长期随诊,治疗后第 1 年每年随诊 5～6 次,第 2 年 3～4 次,以后则每半年 1 次。

第四节　　口腔癌

【临床概述】

口腔由以下部分组成:颊黏膜、上下牙龈、磨牙后区、口底、硬腭和舌的前 2/3。此处淋巴循环丰富,淋巴引流首先至 I 区、II 区和 III 区淋巴结。

约 30%的患者就诊时存在区域淋巴结明显侵犯,但不同部位的风险有差异。例如,原发于牙龈和硬腭的肿瘤较少侵犯颈部,但在舌前肿瘤患者的隐匿性颈部转移却很常见(50%～60%)。总体来说,所有患者都要行单侧或双侧的选择性颈淋巴结清扫术;对于 $T_{1～2}$,N_0 的患者,如果首选放射治疗,颈部高危淋巴引流区至少给予 50Gy。

【检查/分期】

影像学检查可评估上颌骨受侵犯的情况,除了体格检查、活检和胸部影像,仔细的口腔科评估(如有指征,包括拍摄口腔全景 X 线片)对于口腔肿瘤的分期和治疗方案的制订也很重要。采用 AJCC 唇癌和口腔癌 TNM 分期系统,未包括非上皮性肿瘤,如淋巴组织、软组织、骨和软骨的肿瘤。

原发肿瘤(T)

T_x:原发肿瘤不能评估

T_0:无原发肿瘤证据

T_{is}:原位癌

T_1:肿瘤最大径$\leqslant$2cm

T_2:肿瘤最大径$>$2cm 且$\leqslant$4cm

T_3:肿瘤最大径$>$4cm

T_{4a}:中等晚期局部疾病[*]

(唇)肿瘤侵犯骨皮质、下牙槽神经、口底或面部皮肤(如颏或鼻),(口腔)肿瘤侵犯邻近结构[如穿透骨皮质(下颌骨或上颌骨)至舌的深部(外部)肌肉(颏舌肌、舌骨舌肌、舌腭肌和茎突舌肌),上颌窦,面部皮肤]

T_{4b}:非常晚期局部疾病

肿瘤侵犯咀嚼肌间隙、翼板或颅底和(或)包绕颈内动脉

注:原发齿龈的肿瘤仅侵犯浅表的骨/牙槽窝不足以分为 T_4

区域淋巴结(N)

N_x:区域淋巴结不能评估

N_0:无区域淋巴结转移

N_1:同侧单个淋巴结转移,最大径$\leqslant$3cm

N_2:同侧单个淋巴结转移,最大径$>$3cm 且$\leqslant$6cm;或同侧多个淋巴结转移,最大径$\leqslant$6cm;或双侧或对侧淋巴结转移,最大径$\leqslant$6cm

N_{2a}:同侧单个淋巴结转移,最大径$>$3cm 且$\leqslant$6cm

N_{2b}:同侧多个淋巴结转移,最大径$\leqslant$6cm

N_{2c}:双侧或对侧淋巴结转移,最大径$\leqslant$6cm

N_3:转移淋巴结最大径$>$6cm

远处转移(M)

M_0:无远处转移

M_1:有远处转移

解剖分期/预后分组

0 期:$T_{is}N_0M_0$

Ⅰ 期:$T_1N_0M_0$

Ⅱ 期:$T_2N_0M_0$

Ⅲ 期:$T_3N_0M_0$

　　　$T_1N_1M_0$

　　　$T_2N_1M_0$

　　　$T_3N_1M_0$

ⅣA 期：$T_{4a}N_0M_0$

　　　　　$T_{4a}N_1M_0$

　　　　　$T_1N_2M_0$

　　　　　$T_2N_2M_0$

　　　　　$T_3N_2M_0$

　　　　　$T_{4a}N_2M_0$

ⅣB 期：任何 TN_3M_0

　　　　　T_{4b}任何 NM_0

ⅣC 期：任何 T 任何 NM_1

组织学分级（G）

Gx：级别无法评估

G_1：高分化

G_2：中分化

G_3：低分化

G_4：未分化

【治疗原则】

　　手术治疗和放疗是早期和局部晚期可切除口腔病变的标准治疗。详细的治疗方案根据TN 分期以及淋巴结受侵的危险性来制订。多学科联合治疗对于口腔肿瘤特别重要,因为咀嚼、吞咽和构音等重要的生理功能都可能受到影响。大多数专家组成员选择手术治疗可切除的口腔肿瘤。微血管技术在术后重建中的应用使得局部晚期肿瘤患者较好地保留了功能。

　　对于所有手术可切除的口腔肿瘤,存在淋巴结包膜外受侵和(或)切缘阳性的病理不良预后因素,推荐行术后化疗/放疗。对于其他不良预后因素:如原发肿瘤 pT_3 或 pT_4、淋巴结 N_2或 N_3 转移、Ⅳ区或Ⅴ区肿大淋巴结、神经周围侵犯、血管内瘤栓,应根据临床评判考虑是否单独行放疗或在放疗基础上增加化疗。目前尚无针对将化疗应用于局部晚期可切除性肿瘤的最初治疗以保存器官的概念而进行的临床试验。

【随访/监测】

　　对经过治疗的口腔肿瘤患者进行随访包括定期体格检查,如有指征行胸部影像检查,有过颈部照射的患者每 6～12 个月查促甲状腺素(TSH)。言语、听力、吞咽功能评估和康复治疗对患者可能有帮助。建议戒烟、口腔科随访。

第二章　胸部肿瘤

第一节　非小细胞肺癌

原发性肺癌起源于支气管黏膜上皮、支气管腺体、细支气管上皮和肺泡上皮,称为支气管肺癌(简称为"肺癌")。肺癌中非小细胞肺癌(NSCLC)约占 85%。随着肿瘤学研究的不断深入,肺癌不再被认为是单一的疾病,治疗模式已经从单一的以病期为主要依据,转变到以病期、病理类型和分子遗传学特征为主要变量的综合处理。

一、病理诊断

(一)分类和分型

病理诊断旨在对肺癌进行分类和分型,确定肿瘤侵犯范围和手术切缘情况,鉴别原发性肺癌和转移性肺癌,以及进行分子遗传学诊断以确定是否存在某些基因突变而指导治疗。

1.鳞癌　主要发生在段支气管或叶支气管,约 2/3 为中央型,因此易侵犯支气管,易在痰中找到癌细胞。鳞癌包括 4 种亚型:乳头状鳞癌、透明细胞鳞癌、小细胞鳞癌和基底细胞样鳞癌。小细胞鳞癌和小细胞癌有相似之处,恶性程度较高,预后较差;基底细胞样鳞癌与皮肤的基底细胞癌的病理表现类似,但生物学行为却大相径庭,恶性程度高,易发生远处转移,预后差,首诊时多为Ⅲ、Ⅳ期,即便是Ⅰ期和Ⅱ期患者,术后的生存期也仅为 22 个月。鳞癌在 20 世纪 70 年代前是肺癌中最常见的类型,但目前腺癌的发生率已经超过了鳞癌。法国肺癌生物标志物数据库截至 2012 年的 10000 例患者中,腺癌占 76.1%。有学者报道的上海市 2002—2004 年肺癌为:男、女性腺癌分别占 47.85%、86.18%,鳞癌分别占 45.30%、11.07%,男、女性合计腺癌、鳞癌分别占 59.20%、35.16%。

2.腺癌　可发生于各级支气管,但以小支气管为多,故多表现为周围型。女性患者腺癌发生率明显高于男性,支气管肺泡癌更是男性的 2～4 倍。腺癌还可再分为 6 型。其中,乳头状腺癌常发生于老年人群,多数为吸烟患者,生存期较短(有报道Ⅰ期患者的生存期为 3.4 年);变异型中的胎儿型腺癌单独手术就可以取得较好的预后。临床最常见的是混合型,尤其是肿块较大者常属于此类。

3.大细胞癌　主要发生在段支气管和叶支气管,恶性程度高。1999 年和 2004 年 WHO

分类中,大细胞癌的亚型分类基本相同,均分为 5 个亚型。大细胞内分泌癌具有神经内分泌肿瘤的特点,分化差,恶性程度极高,可伴有副瘤综合征。其诊断需排除鳞状细胞癌、腺癌和小细胞癌。如果伴有腺癌、鳞状细胞癌、巨细胞癌和/或梭形细胞癌成分,则称为复合型大细胞神经内分泌癌。

4.腺鳞癌　　同时存在腺癌成分和鳞癌成分,其中任何一种成分必须超过 5%。

5.类癌　　源于支气管和支气管黏膜上皮中的神经内分泌细胞,恶性程度较低,部分患者可伴有肿瘤综合征。它可以分为典型类癌和非典型类癌,典型类癌发生淋巴结转移、远处转移的比例较非典型类癌低。微瘤型类癌是直径<0.5cm 的神经内分泌细胞增生性病变,具有典型类癌的病理特征和免疫表型,可能是典型类癌发生的早期阶段。

1999 年 WHO 分类将原来的变型、梭形细胞鳞癌归入癌伴多形性、肉瘤样或肉瘤成分一类中,但 2004 年 WHO 分类又将此分类改名为肉瘤样癌。此外,肺癌类型中还有涎腺型癌。

(二)分子标志物

已经明确,相当多的肺癌有分子标志物的异常,有关检测对诊断和治疗有重要影响。法国肺癌生物标志物项目研究自 2010 年开始前瞻性检测肺癌患者表皮生长因子受体(EGFR)基因、间变性淋巴瘤激酶(ALK)基因、K-ras 基因、HER2、BRAF 及 PIK3CA 基因,在已有的10000 例患者中,K-ras 基因突变 27.0%,EGFR 基因活化突变 9.5%,ALK 基因融合 3.7%,PIK3CA 突变 2.6%,BRAF 基因突变 1.7%,HER2 基因突变 0.9%。分子标志物与基因突变有关,不同人种间常有明显差异,在实际使用中必须加以分析。

按照分子标记物的临床意义,可以将其分为预后和预测分子标记物。前者是肿瘤固有的侵袭性指标,可以预测患者生存(与所接受的治疗无关),包括 K-ras 基因、切除修复交叉互补基因 1(ERCC1)、核糖核酸还原酶的调节亚基 M1(RRM1)等;后者能预示疗效,包括 EGFR基因、棘皮动物微管相关样蛋白 4-间变淋巴激酶融合基因(EML4-ALK)、ERCC1 等。

1.EGFR 基因突变　　最常见的 EGFR 基因突变为外显子 19 的缺失突变(del 19),约占突变总数的 45%;其次是外显子 21 的替换突变(L858R),约占突变总数的 40%;其他有 G719S、L861Q 等不常见的突变。约 10% 的白种人和 50% 的中国及亚洲患者有 EGFR 基因突变。携带这些突变基因的患者对酪氨酸激酶抑制剂(TKIs)的反应明显较佳。不吸烟者、女性、腺癌患者中,EGFR 基因及 ALK 基因突变比例很高,有支气管肺泡癌(BAC)特征的非黏液性腺癌、有乳头状和/或微小乳头状的腺癌中更常见,鳞癌却很低。因此,美国国家综合癌症网(NCCN)和欧洲肿瘤内科学会(ESMO)认为,腺癌、大细胞癌患者均需检测 EGFR 基因突变、ALK 融合基因;鳞癌患者则不必常规检测,除非既往从不或者轻微吸烟(<15 包/年),我国的共识对此未置可否。ASCO 认为无论何种病理类型都应检测。

2.EML4-ALK 融合基因　　主要发生于腺癌,在肺癌的检出率为 3%~10%,也见于间变性大细胞淋巴瘤、炎性成肌纤维细胞瘤、成神经细胞瘤等。EML4-ALK 突变是由于染色体 2p 的倒位,造成 EML4 基因的 N-端与 ALK 基因的激酶区融合产生一个融合基因,导致具有催化活性的激酶融合蛋白变异体的表达。EML4-ALK 突变者的临床特征和 EGFR 基因突变相似(即为腺癌、不吸烟或轻度吸烟患者),但 EGFR 基因突变和 EML4-ALK 融合基因通常不会同时存在。

3.K-ras 基因突变　　兼有预后和预测价值。20%～30%的肺癌患者中有该基因突变,非亚洲人群、吸烟者、鳞癌以及黏液性腺癌患者中最常见。K-ras 基因突变和 EGFR 基因突变相互排斥,突变者生存期短于 K-ras 基因野生型,不能从 TKIs 治疗中获益,对化疗的敏感性较野生型患者差。

4.ERCC1　　兼有预后和预测价值。ERCC1 过表达可使停滞在 G2/M 期细胞的损伤 DNA 得到迅速修复,导致其对顺铂耐药;且 ERCC1 能使顺铂诱导的 DNA 加合物的清除增加,降低了顺铂的疗效。ERCC1 高表达的患者的生存期显著长于低表达患者,表达低的患者可以从以顺铂为主的化疗中获益,但和吉西他滨为主的化疗效果负相关。

5.RRM1　　是 DNA 合成通路中的限速酶,可以阻断 G_2 期细胞增殖,引起细胞凋亡和 DNA 损伤修复。RRM1 属于抑癌基因,高表达预示生存结果更好,但对含吉西他滨方案的疗效不佳。

(三)TNM 分期

既往使用的肺癌分期系统是 2002 年 AJCC 第 6 版,它继续沿用了 1997 年第 5 版。随着肺癌诊治水平及治疗模式的变化,旧的分期标准暴露出一些问题,所以国际肺癌研究会(IASLC)和国际抗癌联盟(UICC)依据不同临床和病理 TNM 分期的肺癌患者的生存曲线、中位生存期及 5 年生存率推出了肺癌分期系统第 7 版,并于 2010 年 1 月 1 日开始施行。

肺癌的病理分期和临床分期的标准相同,可手术者 T(原发肿瘤)和 N(区域淋巴结)以病理分期为准,但大多数情况下 M(远处转移)的确定还得借助于临床检查。对于各种原因不能手术的患者,只能取决于临床分期。

2010 年 AJCC 第 7 版与第 6 版比较,变更的内容主要有:在 T 分期中,将 T_1 分为 T_{1a} ($\leqslant$2cm)及 T_{1b} (>2cm,$\leqslant$3cm),T_2 分为 T_{2a} (>3cm,$\leqslant$5cm)及 T_2b (>5cm,$\leqslant$7cm),肿瘤>7cm 由原来的 T_2 归为 T_3,同一肺叶的其他癌结节由原来的 T_4 归为 T_3,同侧肺不同肺叶的癌结节由原来的 M_1 归为 T_4;在 M 中,胸膜播散(恶性胸腔积液、心包积液或胸膜结节)归为 M_1,M_1 分为 M_{1a}(胸膜播散以及对侧肺叶癌结节)及 M1b(远处转移);在 TNM 分期中,$T_{2b}N_0M_0$ 由ⅠB 期改为ⅡA 期,$T_{2a}N_1M_0$ 由ⅡB 期改为ⅡA 期,$T_4N_{0\sim1}M_0$ 由ⅢB 期改为ⅢA 期。

需要指出的是,TNM 分期很大程度上是为手术指征而定的。T_1 与 T_2 以肿瘤大小为标准(以 3cm 为界),但 T_3 与 T_4 期的划分则以手术切除难易程度为标准。<3cm 的肿瘤位于外周肺组织为 T_1,位于主支气管距离隆突不足 2cm 时为 T_3,位于隆突则为 T_4。这种划分对于放疗意义并不大,因为放疗基本不受解剖位置影响。在放疗中,肿瘤大小是局部控制和生存的独立预后因素,T 分期则不是。在 TKIs 等新靶点药物治疗中,期别也不是重要的因素,癌性浆膜腔积液、脑转移治疗有效者,预后可能优于治疗无效的Ⅲ期患者。

二、临床检查

肺癌无特异性症状,临床表现与肿瘤的位置、大小、是否转移以及转移灶的位置相关。原发肿瘤引起的表现常见为咳嗽、咳痰、痰血、胸闷、胸痛等;肿瘤胸内局部扩散和浸润周围组织可造成声带麻痹、上腔静脉综合征(SVSC)、霍纳综合征、潘科斯特综合征、胸腔积液、心包积液等;远处转移或副瘤综合征还可产生肺外症状,如内分泌和代谢状态异常、皮肤改变、肺源性骨关节病、神经系统症状等。随着经济水平和人民文化素质的提高以及诊断技术的发展,不少患者就诊时无明显症状,或因体检发现。但完全相反的情况,即先出现转移灶进而发现肺癌也有发生。肺癌最常转移的部位是锁骨上淋巴结、脑、骨、胸膜、肾上腺和心包,肝脏及腹腔淋巴结转移少见,癌性腹腔积液几乎不发生。

肺癌的检查包括定位和定性,所有患者治疗前评估必须包括完整的病史(包括严重合并症)、体格检查(包括体力状态和体重下降情况)、血生化检查。

(一)定位检查

1.CT　可以明确病变所在的部位、累及范围以及周围淋巴结情况,也可根据影像学表现大致区分其良、恶性。CT引导下经胸穿刺活检获取细胞学、组织学标本是重要的路径。CT对于较小的脑转移病灶和脑膜转移敏感性较差,不易发现小脑、脑干部位的病变。

2.MRI　诊断脑转移(包括小脑和脑干)和脑膜转移、椎体转移比CT有明显优势,确定肿块侵犯周围软组织如大血管、心包、胸廓、神经等(尤其是肺上沟瘤),区分肿块和肺不张、肿块放疗后复发还是纤维化也有重要价值。但MRI难以判断骨皮质是否被破坏。NCCN建议ⅠB期及其后患者应常规进行脑MRI检查。

3.X线　可以动态观察病灶状况,对骨转移患者的骨皮质破坏情况反映真实、直观。CT和MRI有众多优点,但不能完全取代X线检查。

4.超声　主要用于发现腹部重要器官以及腹腔、腹膜后淋巴结有无转移,也用于锁骨上及颈淋巴结的检查;对于邻近胸壁的肺内病变或胸壁病变,可鉴别其囊性、实性及引导穿刺活检;超声还常用于心包积液、胸腔积液的检查和定位。

5.ECT　用于骨转移的检查,常用的核素有^{99m}锝和^{67}镓,方法简便,可以对全身骨骼一次成像。其灵敏度高(62%～89%),当肿瘤有髓腔内浸润、尚未破坏骨皮质时检查即可呈阳性,比普通X线平片或CT早3～6个月。但它也存在缺点:①特异性较低(假阳性率为40%左右),骨折、骨髓炎、股骨头无菌性坏死、幼年性变形性骨软骨炎、骨代谢性疾病、原发性甲状旁腺亢进症、肺性肥大性骨关节病等均可引起假阳性;②空间分辨率低;③对周围软组织的情况无法显示。ECT阳性病灶需其他影像学或活检确认。

6.PET和PET-CT　两者都是根据^{18}F-脱氧葡萄糖(^{18}F-FDG)的标准摄取值(SUV)的高低大致鉴别病变性质,对转移灶的检出率高于CT和MRI等,借此可避免无意义的手术,帮助放疗靶区的精确定位。PET价格相对低廉,尽管其解剖结构显示和病灶的精细定位逊于PET-CT,但是反映FDG摄取的能力没有差别。有学者认为FDG的摄取程度能反映预后,SUV≤5.0者无瘤生存率明显优于SUV≥5.0者。

PET-CT对脑转移的检测效果劣于MRI,因为脑是葡萄糖高代谢器官。另外,受其空间分辨率所限,可能遗漏<1cm的肿瘤。代谢率低的肿瘤如支气管肺泡癌、类癌等可能被遗漏,代谢率高的良性疾病如结核、炎症、结节病、肺组织胞浆菌病、肺炎机化、隐球菌感染和寄生虫病均可能有较高的SUV值而被误判。

NCCN建议ⅠA期及其后的患者,术前应常规进行PET-CT检查,这在我国尚不现实。随访检查不常规推荐PET或PET-CT,因其花费较大,且患者出现转移或复发症状时其他检查往往可以明确。

（二）定性检查

1.纤支镜　包括直视下刷检、活检以及支气管灌洗。适应证包括：X线胸片和/或CT检查提示肺部块影、肺不张、肺门和/或纵隔淋巴结肿大；不明原因的咯血，尤其是40岁以上患者持续1周以上的咯血或痰中带血；不明原因的慢性咳嗽、局限性哮鸣音、声音嘶哑；痰中发现癌细胞或可疑癌细胞。有活动性大咯血、严重心肺功能障碍、严重心律失常、全身情况极度衰竭、不能纠正的凝血功能障碍、严重的上腔静脉阻塞综合征、新近发生心肌梗死或有不稳定心绞痛、疑有主动脉瘤、气管狭窄估计纤支镜不易通过，纤支镜检查应慎重权衡利弊。尿毒症和严重的肺动脉高压，活检时可能发生严重的出血。

2.经胸壁穿刺活检术　经胸壁穿刺活检术（TTNA）可以在CT或超声引导下进行，适合于周围型肺部病灶。主要的并发症为气胸或血气胸，肺压缩少于20%时可以自行吸收，大于20%时需进行胸腔抽气或闭式引流。

3.浅表淋巴结活检　有浅表淋巴结肿大，可进行浅表淋巴结穿刺或手术活检，应尽可能获得足够的组织以供组织病理学诊断。

4.支气管内超声引导下经支气管针吸活检　支气管内超声引导下经支气管针吸活检（EBUS-TBNA）对肺门、前纵隔和上纵隔淋巴结价值较高，有助于支气管源性囊肿、肉芽肿、结节病、恶性淋巴瘤、胸腺肿瘤、纵隔甲状腺肿等的鉴别诊断。但诊断下纵隔和后纵隔的病变有困难。与纵隔镜相比，EBUS-TBNA操作相对简单，在局麻下即可完成，因此被美国胸科医师协会认可为纵隔淋巴结分期的手段之一，但在我国尚未普遍开展，卫生部未将其作为常规推荐。EBUSTBNA有一定的假阴性率，必要时仍需考虑纵隔镜检查。检查的并发症有窒息、器械损伤、出血、心血管意外。

5.纵隔镜　检查获取标本更为直观，所取标本量丰富，并可以在术中行冰冻病理检查，快速了解诊断结果，是肺癌纵隔淋巴结分期的"金标准"。$T_2 \sim T_3$病变患者即使胸部PETCT未提示纵隔淋巴结受累，也适宜纵隔镜检查。病灶在肺野外1/3的$T_{1a,b}$患者淋巴结受累可能性低，不建议常规进行纵隔镜检查。

纵隔镜检查的常见并发症有出血、气胸、喉返神经或膈神经损伤、感染（切口感染或纵隔炎）等，罕见并发症包括气管和支气管损伤、食管穿孔等。但只要解剖部位清楚，小心操作，发生率很低。据国外大宗临床资料统计，纵隔镜手术严重并发症的发生率为1%，死亡率低于0.5%。纵隔镜检查的禁忌证为：主动脉瘤、SVCS、心肺功能不全、严重贫血或出血倾向等。

6.脱落细胞学检查　有胸腔积液和/或心包积液时，应进行相应部位的积液细胞学检查。胸腔积液和/或心包积液如为渗出性或血性，且没有非肿瘤性病因，则无论细胞学检查结果如何，均可认为是恶性。

连续3天留取清晨深咳后的痰液进行痰细胞学涂片检查，对无确切病灶或由于各种原因不能进行有创检查的患者可能有帮助。该检查的缺点是：①假阳性和假阴性率较高；②很多肺癌患者症状为刺激性干咳，该检查不适用；③很难做出病理分型。

（三）其他检查

需要酌情选择的检查有：术前肺功能检查；邻近脊柱或锁骨下血管的肺上沟瘤，或有相应临床症状者行脊柱＋胸廓入口 MRI；肺原发病灶为早期，单发肾上腺占位病灶应由病理学证实其是否为转移病灶。血碱性磷酸酶或血钙升高，提示骨转移可能；碱性磷酸酶、谷草转氨酶、乳酸脱氢酶或胆红素升高考虑肝转移的可能。肿瘤标志物不作为常规检查项目，但有人认为癌胚抗原（CEA）可用于治疗过程中的监测。

三、鉴别诊断

1.肺内孤立性结节　最常见的可能是：小细胞肺癌、转移癌、结核球、错构瘤、硬化性血管瘤、支气管肺囊肿、巨大淋巴结增生、炎性肌母细胞瘤、腺瘤、炎症、结节病。设法获得组织标本予以病理确认十分重要，PET-CT 的鉴别多半是一种概率事件，并不十分可靠。

2.肺内弥漫性病灶　文献报道其病因超过 150 种，其中有 20 种左右经常出现，如：转移癌、癌性淋巴管炎、矽肺、尘肺、粟粒样肺结核、肉芽肿、真菌感染、特发性间质纤维化、弥漫性肺炎等。支气管肺泡癌属于肺癌，多表现为弥漫性病灶，但其治疗与预后和肺癌有很多不同，有必要予以鉴别。

肺淋巴管肌瘤病（PLAM）的影像学表现多变，可以是毛玻璃样、弥散结节样，也可以是网格状线条状阴影，病灶还可以累及肺外淋巴组织，可出现纵隔、腹膜后淋巴结肿大，肾脏占位，胸腔、腹腔积液等，因此极易与支气管肺泡癌或转移性肺癌混淆。

一些少见的疾病也容易和肿瘤混淆。如：肺出血肾炎综合征或特发性肺含铁血黄素沉着症患者可表现为肺内弥散性结节病灶伴有咯血，但此类疾病往往伴有相关的全身症状。

3.胸膜病灶、胸腔积液和/或心包积液　肺癌在出现胸膜病变伴或不伴胸腔积液时，可能需要与胸膜间皮瘤等相鉴别。在肺腺癌中阳性而在恶性胸膜间皮瘤中阴性的免疫组化指标是 CEA、B72.3、Ber-EP4、MOC31，在胸膜间皮瘤中敏感而特异的指标是 WT-1、钙结合蛋白、D2-40 和细胞角蛋白 5/6。

胸腔积液和/或心包积液患者首先要确定积液是否是恶性的。即使是恶性肿瘤，积液内查到癌细胞的概率也只有 50％～60％。如无法用细胞学判定性质，而常规和生化检查提示为渗出性时，需排除结缔组织病、结核、病毒或其他感染、巨大淋巴结增生症、PLAM、卵巢良性肿瘤、瓦尔登斯特伦巨球蛋白血症等良性疾病。如能确定为恶性肿瘤，还要明确原发病灶。易发生恶性胸腔积液、心包积液的肿瘤除了肺癌以外还有乳腺癌、胃癌、头颈部肿瘤、恶性淋巴瘤等，在肺部没有明确病灶的情况下，需要相关的病史、影像学检查、肿瘤标志物，甚至是 PET-CT 协助诊断。少量胸腔积液且无法判定积液性质的患者也可观察随访。

4.骨病灶　尽管肺癌骨转移十分常见，但在溶骨或成骨病灶、肺内病灶均无病理诊断的情况下，诊断需要慎重。

5.纵隔占位　可通过 CT 或 MRI 或 PET-CT 大致判断疾病性质，但确诊仍需借助于 EBUS-TBNA 或纵隔镜或手术获得病理诊断。

6.颅内占位　首先发现脑转移进而发现肺癌者临床并不少见。但在颅内占位，特别是孤立性占位，由于各种原因不能手术而肺部无确切病灶或肺部病灶无法获得病理检查时，诊断常有困难。

7.仅有肿瘤标志物升高　体检发现相关肿瘤标志物升高,但无影像学证据和相关症状不能作为诊断依据,此时应定期随访检查。临床上高度怀疑为肺癌患者,反复痰细胞学检查或可协助诊断。

8.虽经病理检查病灶性质不明或虽为恶性但具体类型难定　要考虑到肺及胸膜肿瘤的各种可能。有时,肺原发癌与转移癌靠影像学及病理形态学难以区分,免疫组化可能有帮助。原发性肺腺癌常常是 CK 阳性、CK20 阴性,借此可以区分细胞角蛋白-7(CK7)阴性、CK20 阳性的结直肠癌肺转移。CDX2 是肠道来源腺癌的一个高度敏感和特异的标志物,能区分原发性肺癌和胃肠道肿瘤肺转移。大部分原发性肺腺癌都是甲状腺转录因子-1(TTF-1)阳性,而肺的转移性腺癌(如乳腺癌肺转移)常常是 TTF-1 阴性。TTF-1 在甲状腺癌阳性,但甲状腺球蛋白在肺癌中是阴性的,可以配合检查。嗜铬粒蛋白 A、神经元特异性烯醇化酶、神经细胞黏附分子和突触素是小细胞肺癌和神经内分泌肿瘤的标志物,但约 10% 的肺癌至少有 1 个神经内分泌肿瘤标志物呈阳性表达。

四、治疗原则

手术仍是治愈肺癌的唯一手段,放疗、化疗及新靶点药物治疗是不能手术或术后辅助治疗的重要补充。病期是选择何种治疗的最重要的依据,病理类型、分子标志物、原发及转移部位、健康状况、年龄甚至性别等也是重要的变量。

(一)以分期为依据

1.0 期及隐匿性肺癌　0 期肺癌指 $TisN_0M_0$,隐匿性肺癌则指痰、支气管冲洗液找到癌细胞但影像学或气管镜没有可见肿瘤。它们的处理原则是:①观察,每 3 个月复查 1 次支气管镜,如有异常再予相应处理;②支气管内肿瘤消融术或手术切除,或近距离放疗,或光动力学治疗。

2.ⅠA 期($T_{1ab}N_0$)　有手术条件者首选根治手术,术后观察,不建议辅助化疗。

3.ⅠB 期($T_{2a}N_0$)、ⅡA 期($T_{2b}N_0$)　有手术条件者首选根治手术,R_0(镜下无残留)切除者仅在有病理不良因素时推荐化疗,不良因素包括:低分化癌(包括神经内分泌瘤)、脉管侵犯、楔形切除术、肿瘤>4cm、脏层胸膜受累和 Nx。

4.ⅡA 期($T_{1ab\sim2a}N_1$)、ⅡB 期(T_3N_0;$T_{2b}N_1$)　有手术条件者首选根治手术,术后应行以顺铂为主的辅助化疗。辅助放疗多数研究认为其不能提高生存率,但有持相反意见者。

5.ⅢA 期($T_{1\sim3}$,N_2)　N_2 能否选择手术治疗存在争议。有多项随机对照临床研究显示,手术不能改善患者的生存,但有很多专家提出对于只有一站纵隔淋巴结转移且直径<3cm 者,手术能使患者获益;多站纵隔淋巴结转移或直径>3cm、T_3(侵犯胸壁等)N_2 的患者手术价值不大,建议行诱导化疗或诱导同步放化疗后评价再行手术治疗。

6.ⅢA 期 $T_{3\sim4}$(位于胸壁、接近气道或纵隔受侵犯)N_1　首选外科切除。如切缘阴性,则仅接受化疗。切缘阳性,同步放化疗后序贯化疗或再次手术切除加化疗。其他治疗包括术前化疗或术前同步化放疗。

7.ⅢA 期 T_4(同侧肺不同肺叶一个或多个分散癌灶)$N_{0\sim1}$　AJCC 第 7 版将其降为ⅢA

期,该类患者的治疗原则与同一肺叶多个癌灶的患者相同。

8.ⅢB期（$T_{1\sim3}N_3$；$T_4N_{2\sim3}$）　均无法进行手术切除,推荐同步放化疗后序贯化疗。

9.Ⅳ期,M_{1a}（对侧肺出现1个或多个分散的转移灶）　如皆可切除,建议按双原发肺肿瘤治疗,即使两者的组织学类型相似。有报道显示若术前评估两结节的占位均为Ⅰ或Ⅱ期,则术后5年生存率可高达70.3%。对侧肺出现多个分散的结节,则按复发或转移给予治疗。

10.Ⅳ期,M_{1a}（癌性胸腔或心包积液）　无论胸腔积液是良性或恶性,不能手术者占95%。恶性胸腔积液或心包积液者的传统疗法是穿刺置管引流,在尽量引流的基础之上给予浆膜腔内注射细胞毒药物、微生物制剂、细胞因子、中药制剂、激素等。滑石粉作为胸膜固定术的硬化剂疗效早已被肯定,常见的副作用为发热和胸痛。肿瘤阻塞气管、胸腔内巨大肿块、积液包裹分隔,滑石粉不可能有效;明显气胸、气管向恶性胸腔积液一侧偏移、脏层胸膜明显增厚者,效果不佳。KPS评分低或积液出现到胸膜固定术的时间延迟是不利预后因素。

TKIs治疗癌性胸腔积液或心包积液可能有明显效果,尤其是在TKIs的优势人群。有效者胸腔积液或心包积液有可能完全消除并且较少有胸膜肥厚,许多患者此后不再需要其他的针对积液的治疗。

11.Ⅳ期,M_{1b}　45%的肺癌在初诊时即为晚期,除了极少数患者（脑或肾上腺单发转移灶且肺部原发病灶局限）尚有根治可能,绝大多数只能给予化疗或/和新靶点药物治疗以及姑息放疗,治疗更多地要根据身体状况和预期生存寿命而定。

EGFR基因野生型或突变状况未知的、PS 0～1,尽早开始含铂两药的化疗,4个周期的化疗均无效应停止化疗。不适合铂类治疗者,可考虑非铂类两药联合化疗。PS 2可单药化疗。有EGFR基因突变者,可一线使用TKIs,加入化疗是否提高疗效有不同见解。

贝伐珠单抗或西妥昔单抗十顺铂为主的两药化疗,均可持续使用直至疾病进展。一线化疗失败者,多西紫杉醇、培美曲塞以及新靶点药物可酌情作为二线治疗。

对分期可手术的患者,如切缘阳性可选择再次手术或放疗,但多数情况下患者难以接受再次手术。分期可手术的患者由于内科原因不能手术或不愿手术的可采取放疗±化疗,前者主要是:①有严重的内科合并症,多为心肺方面的,可能造成围手术期的高风险;②高龄预期生存寿命有限者。据报道,Ⅰ期病例放疗的5年局部控制率和5年生存率分别为92%和72%,Ⅱ期患者为73%和62%,效果不亚于手术。也有部分文献报道的生存率略低于以上数据。

（二）以分子标记物为依据

一般认为,复发或转移性肺癌如有EGFR基因突变,一线治疗即可选择TKls,二线及其后治疗则不依赖于EGFR基因突变状态。EGFR基因野生型或突变状况未知者一线治疗选择化疗。要注意的是,在西方人群中,不经EGFR基因检测的患者使用TKIs,有效率不到10%,但国人完全缓解占4.3%,部分缓解占39.1%,稳定占27%,即近半数的患者有客观疗效,近70%的人获益,应用于女性、腺癌患者（女性肺癌绝大多数是腺癌）、不吸烟者等TKIs的优势人群有效率更高。因此,西方的研究结果需要慎重对待。临床实践中,毕竟有许多患者无法获得病理标本,或身体状况已不适合化疗,或患者及其家属拒绝化疗,这时依据优势人群的特点谨慎给予TKIs应该可以接受。何况就单个患者而言,EGFR基因突变未必有效,反之亦然,此时重要的问题是TKIs何时起效、何时不能再用。有学者经验表明,治疗前有咳嗽、呼吸困难、癌性浆膜腔积液、肺部弥漫性病灶等症状和体征者，TKIs如果有效，症状多在1～10d（中位时间为8d）内改善。至于仅有肺部病灶无明显症状者，Lara-Guerra等报道，术前口服吉非替尼250mg/d，中位服药28d（27～30d）后手术，36例患者中35例可评价，PR占11%，肿瘤缩小占43%，肿瘤增大占43%。这些证据提示，在无EGFR基因检测的背景下，可以试用1个月TKIs，超过此时间再有效的可能性很小。

EML4-ALK融合基因阳性的肺癌已经被定义为NSCLC的一种特殊亚型。克唑替尼以ALK为靶点，通过阻断激酶蛋白来发挥作用。

应用贝伐珠单抗不需要分子标志物检查。

K-ras基因突变不能从TKIs治疗中获益。

有趣的是，在肺癌的辅助治疗中，EGFR基因及K-ras基因突变状态既无预后价值也无疗效预测价值。它们为什么在肺癌的不同阶段表现相悖，还缺少合理的解释。

有许多文献报道ERRC1、RRM1可预测化疗效果，但尚缺乏前瞻性Ⅲ期临床研究数据，且无证据表明基于分子标记物选择化疗药物可改善总生存（OS）。

（三）影响治疗方案的其他重要因素

除期别和分子标志物之外，健康状况、年龄甚至性别、预期寿命、病理类型、原发及转移部位经常影响肺癌个体化治疗方案的制订。

1.健康状况　一般认为，只有在PS≤2时化疗才有可能获益。TKIs在2010年之前仅推荐用于PS≤2的患者，现已证明PS 3～4分者同样安全有效，2011年及其后的NCCN指南中也做了推荐。但PS>2有时与肿瘤无关，例如外伤后骨折、神经系统疾病后遗症等原因导致的PS>2，化疗或许不应受到影响。相反，当与年龄相关或不相关的合并症尚在代偿期时，PS可能并不低，但对治疗的耐受性已大大下降，它影响治疗方案的制订，增加治疗相关毒性及死亡率（表2-1-1）。由于KPS、ZPS没有考虑非肿瘤因素对功能状况的影响，有必要应用能综合评价合并症部位、数目、严重程度以及营养状况、认知能力、情绪精神状态、社会家庭支持的工具。符合这一要求的是多维老年学评估（MGA）。其评估的参数不仅包括PS、日常生活自理能力（ADL、日常生活用具的使用能力（IADL）、躯体功能测试、合并症、情感状况、认知状况、老年综合征（包括痴呆、抑郁、谵妄、跌倒、骨质疏松症、忽视和虐待、发育迟缓、持续性眩晕）、合并用药、社会情况及家庭经济支持、营养状况等，还包括对疾病史、肿瘤分期和体格检查的评估。NCCN提出的老年综合评估（CGA），主要从功能状况、合并症、社会经济问题、老年综合征、复合用药、营养状况六方面进行评估。老年人疾病累计评分表（CIRS-G）、脆弱老年人量表-13（VES-13）相对简洁，可酌情选用。

表 2-1-1　影响老年癌症治疗的病理生理因素

影响治疗的因素	被限制使用的治疗措施
肺功能下降	手术
冠心病、心功能不全	紫杉类药物、蒽环类抗生素、手术
肝功能不全	化疗
肾功能不全	顺铂

续表

影响治疗的因素	被限制使用的治疗措施
胃肠功能下降	口服化疗
免疫功能下降	化疗
骨髓功能差	化疗
听力下降	顺铂
骨质疏松症	糖皮质激素、芳香化酶抑制剂
糖尿病	糖皮质激素
糖尿病性神经病变	长春碱类药物、奥沙利铂
贫血	放疗、手术、化疗
便秘	5-羟色胺受体阻断剂、长春碱类药物
顺应性差	口服化疗

MGA 及 CGA 将老年患者分成三种类型：①功能自主的患者（无 ADL 和 IADL 依赖，且没有合并症及老年综合征的患者），可以耐受同年轻患者一样的治疗；②功能部分受损的患者（存在 1 项或以上的 IADL 依赖，但无 ADL 依赖；有不威胁生命的合并症；轻度记忆力下降和抑郁；无老年综合征），可以在适当对症处理的背景下进行肿瘤治疗；③虚弱的患者（年龄≥85岁；存在 1 项或以上的 ADL 依赖；有 1 项或以上的老年综合征；存在 3 个或以上的 3 级合并症，或是 1 个 4 级合并症伴有持续存在的日常生活受限），只能接受支持治疗。

2.年龄　年龄不是化疗的限制性因素，PS 0～1 且脏器功能正常的老年患者同样首选以顺铂为基础的两药化疗，PS2 可单药化疗。在 75 岁以上的患者中，局限性肺癌的概率高于 45 岁以下者（25.4% vs 15.3%），相对不易发生远处转移的鳞癌更常见（53%），在另一个侧面上有利于积极治疗。

3.性别　女性肺癌绝大多数是腺癌，培美曲塞＋顺铂优于吉西他滨＋顺铂，鳞癌则相反。女性肺癌应用 TKIs 有效的可能性更大。

4.预期寿命　预期寿命≥1 年，可给予适当的抗肿瘤治疗，但要和患者及其家庭成员讨论这种治疗的目标、利弊以及对生活质量的可能影响，了解患者对这种治疗的意愿；预期寿命在数月至 1 年，谨慎应用抗肿瘤治疗；预期寿命在数月至数星期，多为合适的支持治疗；预期寿命在数星期至数天，停止抗肿瘤治疗。

5.病理类型　腺癌、鳞癌和支气管肺泡癌有不同的治疗模式。腺癌及大细胞癌一线治疗有效、EGFR 基因突变及 ALK 基因重排阴性或未知，维持治疗可用贝伐珠单抗、西妥昔单抗、培美曲塞、吉西他滨、多西紫杉醇或 TKIs。鳞癌则用西妥昔单抗、吉西他滨、多西紫杉醇或TKIs。EGFR 基因突变及 ALK 基因融合的复发转移性肺癌，可一线使用相应的新靶点药物。二线治疗不分病理类型，PS 为主要依据。

五、治疗方法

（一）手术

手术适应证：①Ⅰ、Ⅱ期和部分Ⅲa期（$T_3N_{1\sim2}M_0$，$T_{1\sim2}N_2M_0$，$T_4N_{0\sim1}M_0$可完全性切除）；②部分N_2期；③部分Ⅳ期，主要是单发脑或肾上腺转移。临床高度怀疑肺癌的肺内结节，经各种检查无法定性诊断，可考虑手术探查。

手术禁忌证：①隆突部位以及两侧主支气管广泛肿瘤侵犯。②右上肺叶癌侵犯气管范围较长，不能实施隆突全肺切除术。③部分N_2（如隆突下淋巴结阳性）或N_3患者。④胸膜转移结节或恶性浆膜腔积液。⑤心肺功能不佳的患者。传统的开胸手术对肺功能的要求如下：最大通气量≥70%，FEV_1/FEV≥50%，PaO_2≥80mmHg，$PaCO_2$≤40mmHg。心功能正常，无明显的心律失常。⑥有严重的帕金森病、老年痴呆、卒中后遗症等中枢神经系统疾病。⑦各种原因导致的肝肾功能衰竭，高血压且药物控制不佳者。⑧各种原因导致无法平卧不能配合手术体位的患者，如脊柱严重畸形等。⑨除肿瘤以外其他原因致预期寿命较短者，因宗教信仰等原因拒绝手术者。

常用的术式包括：①肺叶切除术；②袖状切除术；③全肺切除术；③肺段或楔形切除术。公认的手术方式为肺叶切除术加纵隔淋巴结清扫，该手术方式较全肺切除损伤小，后期并发症少；肺段或楔形切除局部复发比例较高，适合于肺功能储备差或合并其他重要器官疾病不能耐受肺叶切除者，或外周结节2cm并且组织学是纯粹支气管肺泡癌或影像学上倍增时间长（>400d）的肿瘤。如术中冰冻病理发现为R_1（镜下残留）或R_2（肉眼残留）时，应及时扩大手术的范围。淋巴结转移范围对于判断肺癌分期十分重要，术中应切除N_1和N_2淋巴结，淋巴结清扫或探查的范围应至少包括3组N_2淋巴结。如发现纵隔淋巴结阳性，应重新评估分期和肿瘤的可切除性，手术计划需做相应修改。

胸腔镜手术创伤小、出血少、恢复快，适合于<5cm、周围型肺癌、无纵隔淋巴结肿大、胸膜无粘连、肺叶发育较好的肿瘤。

射频消融（RFA）可以作为拒绝手术或因内科原因不能耐受手术的淋巴结阴性患者的治疗选择，最适合进行RFA的患者为<3cm的外周孤立病灶。RFA尚可用于既往照射过的肿瘤复发。

（二）化疗

1.辅助化疗　术后分期为ⅠA期的患者不行辅助化疗。ⅠB期患者是否应该行辅助化疗存在争议，CALGB 9633试验显示ⅠB期患者术后化疗并未提高生存率，NCCN推荐ⅠB期患者伴有病理不良因素时辅助化疗。Ⅱ、Ⅲ期患者须行辅助化疗，标准方案为3～4个周期的以顺铂为主的两药联合化疗，一般在术后3～4周开始。IALT研究显示这种辅助化疗将5年生存率提高了4%，1%的患者出现了化疗相关的死亡或治疗延迟。三药联合化疗并没有带来OS的获益。辅助化疗的患者须具备：PS≤2，器官功能无异常。

2.新辅助化疗和放化疗　获益尚不肯定，只有在病期较晚的肿瘤方予考虑。新辅助化疗不增加手术并发症，但如果化疗无效，可能延误手术时机。术前同步放化疗的疗效较为肯定，一项回顾性研究共分析了 216 例 NSCLC 患者的治疗情况,局部放疗平均剂量为 60Gy,其中 32.9% 的患者疗效评价为 CR,70% 的患者在放疗结束约 7 周后接受了手术治疗,所有患者 5 年生存率为 34%,其中纵隔淋巴结分期为 N_0 的患者 5 年生存率为 42%,N_2 患者为 38%,疗效评价为 CR 的患者中有 45% 的人 5 年仍生存。

放疗启动时间可以是化疗 2 周期后,也可以是初诊后即与化疗同时进行。放疗剂量 45～69.6Gy,何种化疗方案更优及化疗次数尚不明确。

3.姑息性化疗 有一线化疗和二、三线化疗之分,治疗目标在于延长生存时间,改善症状,提高生活质量。含顺铂化疗方案使患者中位生存期延长 6～12 周,1 年生存率提高了 10%～15%。顺铂或卡铂可与下列任一药物联合:紫杉醇、多西紫杉醇、吉西他滨、长春瑞滨、伊立替康、依托泊苷、长春花碱、培美曲塞。含铂联合方案具有相似的客观缓解率(25%～35%)和生存率。紫杉醇或多西紫杉醇十卡铂每周方案与每 3 周方案间无差异。治疗应在患者初诊后立即进行,等待症状出现再行治疗会降低治疗有效率。对于铂类有禁忌的患者可考虑其他替代药物,但疗效可能低于不含铂的方案。在铂类药物中,顺铂较卡铂疗效略高(30% vs 24%),OS 上无差异,顺铂的血液学毒性低于卡铂,非血液学毒性高于卡铂。一线化疗通常每 2 周期评价一次疗效,疾病进展改用二线治疗,疾病稳定、部分缓解一、完全缓解者原方案继续进行,共 4～6 个周期。

一线化疗后可能出现的情况有:①疾病进展;②发现了新病灶,但不能肯定为进展;③稳定、稍有缩小或难以精确测量;④部分或完全缓解;⑤化疗有效但因为医疗或非医疗的原因改变治疗。一线治疗失败或不能耐受后所进行的治疗称为二线或三线治疗,其总体疗效较一线治疗差,缓解率总体上不足 10%,更要综合考虑患者的 PS 状况、年龄、病理分型以及分子标志物状态、合并症、患者的意愿。二线或三线治疗所选择的药物及方案主要基于一线治疗内容,原则上要使用一线治疗中没有用过的药物及方案,如多西紫杉醇、培美曲塞或 TKIs 等,这与小细胞肺癌、卵巢癌和结肠癌的二线化疗有所不同。

化疗 2 周期后病变进展,化疗周期的休息期中疾病再度恶化,化疗不良反应达 3～4 级,应考虑更换至其他治疗模式。

4.维持化疗 4～6 个周期化疗之后疾病缓解或稳定的患者,继续原药或换药治疗称为维持化疗。原先认为,此后更多的维持化疗不能延长患者生存且有更多毒性,但培美曲塞在肺腺癌的研究结果部分地改变了这种看法:非鳞癌一线含铂方案化疗后培美曲塞维持较停药观察有更好的结果,无进展生存期(PFS)分别为 4.4 个月、1.8 个月,OS 分别为 15.5 个月、10.3 个月。卡铂+吉西他滨 4 个疗程后使用多西他赛维持化疗虽未提高 OS(12.5 个月),但提高了 PFS。鳞癌患者能否从维持化疗中获益还无定论。

维持化疗的最佳疗程和持续时间尚不清楚,可视疗效、毒副反应、健康状况、经济承受能力及患者意愿而定。

除化疗之外,可选的维持治疗药物还有 TKIs、贝伐珠单抗、西妥昔单抗,它们可以酌情在化疗前或化疗后使用。

5.化疗副作用的预处理 紫杉类等药物的副作用需要预处理,相关预处理方案混乱,FDA 也未给出具体预处理措施。紫杉醇和多西紫杉醇的预处理方案通常是:地塞米松,20mg,在化疗前约 12h 和 6h 各静注 1 次；西咪替丁 300mg（或雷尼替丁 50mg），于化疗前 30～60min 静注；苯海拉明 50mg，于化疗前 30～60min 口服。然而，过高的地塞米松可引起呃逆、兴奋和钠水潴留甚至血压升高，这对于老年患者尤其不合适。我们的经验表明，将地塞米松改为 4.5mg，口服，qd，化疗前 1 日、当日和次日，同样安全，副作用却明显减少。

6.化疗方案　常用的化疗方案如下：

长春瑞滨＋顺铂（NP）1：长春瑞滨，30～40mg/m²，静滴，d1、8、15、22；顺铂，100mg/m²，静滴，d1。每 4 周重复。

长春瑞滨＋顺铂（NP）2：长春瑞滨，25mg/m²，静滴，qw×16；顺铂，50mg/m²，静滴，d1、8。每 4 周重复。

长春瑞滨＋顺铂（NP）3：长春瑞滨，25mg/m²（最大 50mg），静滴 6～10min，d1；60mg/m²（最大 120mg），口服，d8、15、22；顺铂，100mg/m²，静滴，d1。每 4 周重复。

长春瑞滨＋异环磷酰胺＋顺铂 NIP（VIP）：长春瑞滨，25mg/m²，静注，d1、5 或 d1、8；异环磷酰胺，3000mg/m²，静滴 2h，d1（美司钠保护，IFO 剂量的 60%，于 IFO 后 0、4、8h 分 3 次静滴，d1）；顺铂，80mg/m²，静滴 1h，d1。每 3 周重复。

多西他赛 1：多西他赛，75mg/m²，静滴 1h，d1；顺铂，75mg/m²，静滴 1h，d1。每 3 周重复。

多西他赛 2，33.3～36mg/m²，静滴 30～60min，qw。连续 3 周，休息 1 周，或连续重复 6 周，休息 2 周。

多西他赛＋卡铂（TCb）：多西他赛，75mg/m²，静滴 1h，d1（多西他赛预处理：地塞米松 8mg，口服，bid 或 4.5mg，口服，qd，d1～3；西咪替丁 0.2，静滴，d1；苯海拉明 50mg，口服，qd，d1）；卡铂，AUC＝6，静滴，d1。每 3 周重复。

多西他赛＋顺铂（TP）：多西他赛，75mg/m²，静滴 1h，d1（多西他赛预处理同上）；顺铂，75mg/m²，静滴 1h，d1。每 3 周重复。

吉西他滨＋长春瑞滨：吉西他滨，900～1000mg/m²，静滴 30min，d1、8、15；长春瑞滨，25mg/m²，静滴 10min，d1、8、15。每 4 周重复，共 6 周期。

吉西他滨＋卡铂（GCb）：吉西他滨，1000mg/m² 或 1250mg/m²，静滴 30～60min，d1、8；卡铂，AUC＝5，静滴 30～60min，d1。每 3 周重复。

吉西他滨＋顺铂（GP）1：吉西他滨，1250mg/m²，静滴 30～60min，d1、8；顺铂，75～80mg/m²，静滴，d1。每 3 周重复。

吉西他滨＋异环磷酰胺＋长春瑞滨（GIN）：吉西他滨，1000mg/m²，静滴 2h，d1；800mg/m²，d4；异环磷酰胺，3000mg/m²，静滴 2h，d1（美司钠保护，IFO 剂量的 60%，于 IFO 后 0、4、8h 分 3 次静滴，d1）；长春瑞滨，25mg/m²，静推，d1；20mg/m²，静注，d4。每 3 周重复。

洛铂：洛铂，50mg/m²，静滴，d1。每 3 周重复。

洛铂＋长春瑞滨：洛铂，30mg/m²，静滴，d1；长春瑞滨，25mg/m²，静注，d1、8；每 3 周重复。

米托恩醌＋异环磷酰胺（MIC）：米托恩醌，6mg/m¹，静注，d1；异环磷酰胺，3000mg/m²，静滴 3h，d1（美司钠保护，IFO 剂量的 60%，于 IFO 后 0、4、8h 分 3 次静滴，d1）；顺铂，50mg/m²，静滴 1h，d1。每 3～4 周重复，最多 3～4 周期。

奈达铂＋紫杉醇：奈达铂，$80mg/m^2$，静滴，d1；紫杉醇，$90mg/m^2$，静滴，d1、8、15。每 4 周重复。

培美曲塞：培美曲塞，$500mg/m^2$，静滴 10min，d1（预处理：叶酸，$350\sim1000\mu g$，口服，qd，培美曲塞前 1 周开始并贯穿全疗程；维生素 B_{12}，$1000\mu g$，肌注，培美曲塞前 1 周开始并 9 周一次贯穿全疗程）。每 3 周重复。

培美曲塞＋顺铂：培美曲塞，$500mg/m^2$，静滴，d1（培美曲塞预处理同上）；顺铂，$75mg/m^2$，静滴，d1。每 3 周重复。

伊立替康＋顺铂（IP）：伊立替康，$80mg/m^2$，静滴 60min，d1、8；顺铂，$60mg/m^2$，静滴 30min，d1。每 3 周或 4 周重复。

伊立替康＋顺铂（IP）2：伊立替康 $60mg/m^2$，静滴 60min，d1、8、15；顺铂 $80mg/m^2$，静滴 30min，d1。每 3 周或 4 周重复。

紫杉醇＋吉西他滨：紫杉醇，$100mg/m^2$，静滴＞lh，d1、8；吉西他滨，$1000mg/m^2$，静滴＞30min，d1、8。每 3 周重复。

紫杉醇＋卡铂（TCb）：紫杉醇，$200\sim225mg/m^2$，静滴 3h，d1；卡铂，AUC＝6，静滴 $30\sim60min$，d1。每 3 周重复。

紫杉醇＋卡铂（TCb）2：紫杉醇，$75mg/m^2$，静滴，qw×12 次；卡铂，AUC＝6，静滴 $30\sim60min$，d1。每 3 周重复，共 4 个周期。

紫杉醇＋卡铂＋贝伐珠单抗：紫杉醇，$200mg/m^2$，静滴 3h，d1；卡铂，AUC＝6，静滴 $15\sim30min$，d1；贝伐珠单抗，$15mg/kg$，静滴 90min，d1。每 3 周重复，共 6 个周期。

紫杉醇＋顺铂（TP）c75〕：紫杉醇，$135mg/m^2$，静滴 24h，d1；顺铂，$75mg/m^2$，静滴 1h，d2。每 3 周重复。

（三）放疗

放疗可作为可手术切除肿瘤的辅助治疗，不可切除肿瘤的重要局部治疗，不可治愈者的重要姑息治疗。

1.放疗指征及具体实施

（1）根治性放疗：因内科疾病不能手术或拒绝手术的局限期肿瘤，放疗是其首选疗法，5 年生存率为 5％～42％。单纯放疗剂量 $60\sim74Gy/30\sim37f/6\sim7.5w$，同步放化疗放疗剂量 $60\sim70Gy/30\sim35f/6\sim7w$。大型Ⅲ期临床试验 RTOG 0617 纳入了 464 例Ⅲ期非小细胞肺癌（NSCLC）患者，比较了高剂量（74Gy）和标准剂量（60Gy）放疗，所有的患者也接受了紫杉醇和卡铂化疗，在中期分析发现标准剂量放疗组患者 1 年中位 OS 率为 81％，优于大剂量组 70.4％，对应的中位生存期分别为 21.7 和 20.7 个月。立体定向放疗（SBRT）与三维适形放疗相比能提高 5 年生存率。不可手术的＜5cm、淋巴结阴性的周围型病灶，或有限肺转移的患者可考虑接受 SBRT。SBRT 分割方案有单次到 3、4 和 5 次，但最佳剂量和分割方案尚未彻底明确，相关临床试验目前尚在进行中。同步放化疗缓解后巩固治疗的作用尚不能肯定。

有下列情况者，一般不做根治性放疗：①两肺或全身广泛转移；②胸膜广泛转移，有癌性浆膜腔积液；③癌性空洞或肿瘤巨大；④严重肺气肿；⑤心包或心肌有肿瘤侵犯；⑥伴有感染，抗炎治疗不能控制；⑦肝、肾功能严重受损。

（2）术前放疗：推荐剂量为 $45 \sim 50\text{Gy}$，每次分割剂量为 $1.8 \sim 2.0\text{Gy}$，过高的剂量会使手术难以进行。如果患者无手术可能，按照根治性放疗处理。

（3）术后放疗：已接受手术者，如果切缘阴性而纵隔淋巴结阳性（pN_2），除辅助化疗外，建议加用术后放疗。对于切缘阳性的 pN_2 肿瘤，放射野包括支气管残端以及高危引流淋巴区。如果患者身体许可，术后同步放化疗，且放疗应当尽早开始，否则局部复发率和远处转移率均会增加。这与乳腺癌不同，后者手术至复发的间隔时间较肺癌患者长，因此可在完成辅助化疗之后再进行放疗。仅 N_1 和 N_0 患者，术后放疗生存期无延长。术后放疗剂量主要依据切缘而定，R_0、R_1 和 R_2 切除后放疗剂量分别为 $50 \sim 54\text{Gy}$、$54 \sim 60\text{Gy}$ 和 $60 \sim 70\text{Gy}$，每次分割剂量为 $1.8 \sim 2.0\text{Gy}$。

选择性淋巴结照射（ENI）仍然存在较大争议。许多研究证实仅给予累积野照射而不给予 ENI 能够使肿瘤达到更高的放射剂量，且毒性较小，孤立淋巴结复发风险也无增加。

（4）姑息性放疗：有广泛转移的Ⅳ期肺癌患者，部分患者可以接受原发灶和转移灶的放疗以达到姑息减症的目的。预防性脑照射一般不推荐。

2.放疗并发症　肺癌放疗并发症主要有放射性肺炎、放射性食管炎、放射性心脏损伤和放射性脊髓炎。

（1）放射性肺炎：与肺接受到的放疗剂量、放疗体积、分割剂量、放化疗联合、肺部基础疾病和个体差异相关。典型的放射性肺炎多发生于放疗开始后 $1 \sim 3$ 个月，病变出现在放射野内，但三维适形等精确放疗可表现为弥漫性间质改变。急性放射性肺炎的症状和体征与一般肺炎无特殊区别，可能有刺激性咳嗽、咳少量白色黏液样痰、胸痛、气短等非特异性呼吸道症状。严重者有高热、胸闷、呼吸困难、不能平卧、剧烈咳嗽、咯血痰。更严重病例可并发急性呼吸窘迫综合征或急性心功能不全。胸部体征可有局部实变征、湿性啰音、胸膜摩擦音和胸腔积液。急性放射性肺炎持续时间相对较短，急性期过后临床症状减轻，但组织学改变将继续发展，逐渐进入纤维化期以及在此基础上并发的反复感染。病变范围广泛者可能出现杵状指和慢性肺心病体征。小部分患者可无急性放射性肺病的症状而由隐性肺损伤发展为放射性肺纤维化。

治疗应尽早使用激素，病情缓解后及时减少用量，必要时预防性使用抗生素。放射性纤维化一旦发生就不可逆转，因此预防更为重要，NCCN 推荐在常规分割下 $V_{20} < 37\%$，全肺平均剂量（MLD）$< 20\text{Gy}$。

（2）放射性食管炎：发生率仅次于放射性肺炎，使用三野等中心或适形放疗可以降低发生概率，但Ⅲ期患者由于其病变范围而不可避免。急性期表现为放射性黏膜炎，患者有进食疼痛或梗阻感，见于放疗后 $1 \sim 2$ 周。可给予甘露醇、激素、利多卡因合剂口服，或静脉使用激素、抗生素。远期并发症主要给予止血、营养支持等对症治疗。后期并发症通常发生在照射剂量达 $60 \sim 66\text{Gy}$ 时，表现为食管狭窄、溃疡、穿孔、出血，但不常见。NCCN 推荐在常规分割下 MLD $< 34\text{Gy}$。

（3）放射性心脏损伤：包括心肌和心包的损伤。主要表现为心肌缺血、心包积液，心电图上 ST 段改变，心脏超声检查可发现心肌收缩力下降。治疗主要给予扩血管、营养心肌、改善心包积液等对症处理。NCCN 推荐限制剂量为 $V_{40} < 100\%$，$V_{45} < 67\%$，$V_{60} < 33\%$，有心脏基础疾病尤其是冠心病者在制订放疗计划时需要限制心脏受量，但最佳的限制剂量尚不明确。

（4）放射性脊髓炎：多发生于分割次数少、治疗时间短、放射剂量大、脊髓照射长度过大，其中脊髓照射剂量及受照体积意义最大，临床表现为低头触电感。只要将脊髓受量限制在 45Gy 下，一般不会发生此并发症。

（四）新靶点药物治疗

目前用于肺癌治疗的新靶点药物可以分类为：①TKIs；②EML4-ALK 融合基因抑制剂；③单克隆抗体；④血管内皮生长因子受体酪氨酸激酶抑制剂（VEGFR-TKIs）；⑤多激酶抑制剂。预期还会有新的药物进入临床。

1.TKIs

（1）TKIs 应用的一般原则：治疗肺癌的 TKIs 包括吉非替尼、厄洛替尼、埃克替尼和阿法替尼，可应用于复发转移患者的一线、二线、三线以及维持治疗。在 EGRF 突变阳性的转移或复发患者，一线使用 TKIs 比化疗有中位 PFS 的明显提高，而非选择西方患者一线厄洛替尼治疗二线化疗（卡铂＋吉西他滨），OS 显著劣于一线化疗二线厄洛替尼。但化疗失败后的二、三线治疗，不论病理类型和 EGFR 基因状态，TKIs 均可选用。由于化疗有效者 TKIs 通常也有效，反之亦然，所以 TKIs 可考虑作为化疗有效者的维持治疗。

（2）TKIs 应用中的问题：TKIs 的疗程是应用至肿瘤再次进展，但再次进展的程度及部位没有被严格界定。肺部病灶持续有效却出现脑转移、骨转移的情况相当多见，即便是肺部病灶，也有缓慢进展和迅速进展之分。仅有脑转移、骨转移或肺部病灶缓慢进展的患者，继续使用吉非替尼配合必要的姑息治疗，可能在一定时间内无症状生存甚至能胜任一般体力活动及轻度工作，肺内病灶也仍可能保持相对的稳定。现已认识到，TKIs 治疗失败可根据疾病控制时间、肿瘤负荷及临床症状分成三种模式：快速进展型、缓慢进展型及局部进展型。缓慢及局部进展型的患者，可以继续使用 TKIs，酌情配合其他治疗；快速进展型患者应变换治疗策略，TKIs 酌情继续使用。有报道 TKIs 治疗有效后病情进展，加大剂量或换用另一种 TKIs 仍然可以取得效果。

TKIs 疗效起始评估时间尚无统一规定，治疗后 1 个月、2 个月进行初次评估的都有。评估起始时间上的差异会影响无进展生存、无病生存时间的计算，大多数研究认为治疗 4 周后即可评价疗效。部分患者可在治疗的 1 周内观察到症状的迅速而明显的改善和生活质量的显著提高，甚至胸腔积液、心包积液的完全消退和疼痛的完全缓解。新出现的胸腔积液可能是感染所致，TKIs 治疗过程中新出现或增加的胸腔积液，不能轻易地归结为病情进展，重新全面检查仍有必要。有浆膜腔积液的肺癌，即湿性肺癌，可能是 TKIs 疗效好的预测因素。

TKIs 对脑转移的效果很少严格设计的临床研究，有学者报道，吉非替尼治疗失败的原因首推肺部原发肿瘤进展（45％），其次是脑转移（39％）。文献中的脑转移患者大多数先后使用了放疗，影响疗效判断。对于同时脑转移患者，TKIs 合并放疗和单纯 TKIs 治疗的 OS 分别为 13.1 个月和 13.5 个月，未见明显差异，但脑转移的完全控制率可能优于单纯 TKIs。TKIs 治疗过程中发生的脑转移，是否视为治疗失败立即换用其他治疗，观点也不统一。我们使用吉非替尼的经验证明，只要肺部病灶控制良好，全身情况亦未见明显恶化，原有脑转移病灶进展或出现异时脑转移，放疗或谨慎的再程放疗对脑转移通常有较好疗效，继续坚持吉非替尼治疗并不影响患者的生存。鉴于吉非替尼治疗脑转移的疾病稳定率达 74％，但部分缓解率仅为

10%,疾病进展率为16%,疗效远不及放疗有效和可靠,同时或异时有症状的脑转移应以即时放疗为妥,无症状的患者仅予TKIs而不予放疗需要注意与患者的沟通,以免病情进展而产生不必要的医疗纠纷。

TKIs对骨转移的效果更缺乏有说服力的研究。在吴一龙等的研究中,骨转移是吉非替尼治疗失败的第3位原因(11%)。Yokouchi报道,吉非替尼对8例骨转移均无效,Zukawa则报道了2例骨转移的疼痛被有效缓解并且观察到转移部位有成骨表现,暗示吉非替尼治疗骨转移可能有效。这些不同的观点有可能受到评判手段的影响,骨转移检查方法有ECT、X平片、CT、MRI、PET-CT,每种检查方法的敏感性、特异性、准确性都有差别,且影像学的评定结果往往受到评判者的主观影响。著者认为,骨转移对TKIs不敏感,骨转移病灶不能作为TKIs疗效评价的依据,在肺部等病灶仍然可控的情况下,不能因骨转移的变化而轻易放弃TKIs,因为骨转移的相关症状可容易地被放疗或外科手段控制。但骨转移包括椎体转移相关的疼痛甚至骨旁软组织肿块,TKIs可能治疗有效,应注意及时停止止痛药的应用。骨转移不伴有疼痛约占NSCLC骨转移的1/3,是观察等待、定期复查还是立即给予其他干预需要个体化处理。

EGRF突变阴性或未知者不推荐一线首选TKIs,但著者认为这并不意味着禁止,因为:①EGRF基因的检测需要足够的病理组织,而多数患者在初诊时已无手术机会,各种方式的穿刺活检能够做出诊断但进行EGFR基因检测有困难。②EGFR基因检测结果受技术因素影响。不同的中心送检标本的保存条件不一,结果判读主观性较大,检测本身固有的缺陷,都会影响检测结果的准确性。③部分晚期患者伴有相关症状,并有可能危及生命,而EGFR基因突变检测需要时间,且有等待病理结果若干时间后还得重新取标本的情况,有可能因此延误病情并使患者焦躁。此外,即便是权威医疗中心出具的权威检测,EGFR基因突变者未必都有效,野生型未必都无效,这样的病例在临床上并非少见。EGFR基因野生型患者应用厄洛替尼有效已有报道,只是皮疹发生率更高(96%)。这正如同激素受体阴性的乳腺癌,内分泌治疗也有10%的有效可能,常规治疗失败没有内脏危机者应首先试用内分泌治疗。因此特定情况下可不必拘泥于EGFR基因突变检测结果,在患者充分知情同意后谨慎地直接给予试验性TKIs一线治疗,超过1个月无效者再停用不迟。

TKIs之间的换用。一种TKIs失败可否改换另一种TKIs经验很少。有文献报道吉非替尼失败后,厄洛替尼作为挽救性治疗可能有效,达到PR的患者占9%,35%的患者能维持病情稳定。

TKIs与其他治疗的联合。一般认为TKIs联合化疗不能明显增加疗效,但仍有人探索同时或在TKIs治疗失败后加用化疗的可行性。以TKIs作为初治手段并且有效者,进展后单纯化疗通常有效,TKIs同时或治疗失败后加用化疗的效果需要谨慎评价。TKIs与其他新靶点药物的联合有临床研究,但疗效多不显著且价格高昂。TKIs与放疗联合已被普遍接受,但在仅有肺部孤立病灶的背景下,两者合用是否优于单纯放疗还需要深入的对照研究。

(3)TKIs的副反应及其处理:TKIs的副反应主要为皮疹、腹泻、毛发改变、食欲减退,小部分患者出现甲沟炎等,长时间使用可引起间质性肺炎。

皮疹的发生比例最高,严重程度以厄洛替尼为最,埃克替尼最轻。发生机制并不明确,可能与皮肤EGFR基因高表达相关。以厄洛替尼为例,皮疹为丘疹脓疱性,表现为单形性红斑样斑丘疹、水疱或脓疱状病变,伴瘙痒/触痛。通常在治疗后 0～1 周出现皮肤红斑及水肿伴感觉障碍;1～3 周出现丘疹脓疱样皮疹,局部破溃,有不同程度的瘙痒,严重者可能因此减量或中止治疗。BR.21 研究中 12% 的患者因皮疹被迫减量,14% 的患者因皮疹中止治疗;3～5 周后皮疹开始出现结痂,瘙痒和皮肤破溃症状略减轻,5～8 周出现局部红斑,多遗留有毛细血管扩张症。皮疹消退后可再次出现,时有反复者很常见,与药物说明书"一般见于服药后的第 1 个月内,通常是可逆性的"的描述不完全相同。研究显示皮疹程度与 OS、PFS 和疾病控制率显著相关,故皮疹的对症处理十分重要。一般 Ⅰ～Ⅱ 级皮疹可用常规的抗过敏药物外用或内服,更严重的加用抗生素:米诺环素 0.11 次(首次剂量加倍),bid,1 周内多可缓解症状;强力霉素、克林霉素、红霉素、甲硝唑也可选用。必要时考虑糖皮质激素静脉使用。

腹泻是仅次于皮疹的毒副反应,发生率为 5%～17%,腹泻多为 Ⅰ～Ⅱ 级,贯穿于用药全过程,没有规律可言;个别Ⅲ、Ⅳ级的腹泻者停药若干天即可完全缓解,也可用止泻药物对症处理,如蒙脱石散剂,严重者用洛哌丁胺(易蒙停)。

其他副作用:①恶心、食欲减退并不少见,同样是厄罗替尼相对多见,埃克替尼少见。症状轻微者可不予特殊处理,较重者使用亮菌口服液 10ml/次,3 次/d,多有较好效果。激素如地塞米松等也可试用。②甲沟炎及甲裂,可伴红斑、肿胀,处理不当可导致拔甲,治疗可参考皮疹的处理。③毛发改变及皮肤干燥:可有脱发以及头皮和四肢毛发更加卷曲、易碎,睫毛粗长和卷曲以及面部多毛。无特效处理。④皮肤干燥,可能有弥漫性脱皮,可对症治疗。⑤间质性肺炎发生率为 4.5% 左右,但可致命,死亡率约为 1.5%。其发生机制尚不清楚,可能与伴发感染或吸烟相关,TKIs 对 EGFR 的抑制作用可能妨碍了肺部损伤的修复。如发生应立即停药,并给予大剂量激素冲击治疗。⑥长期使用 TKIs 可能有反应迟缓、语言缓慢等认知功能障碍。⑦难以解释的日渐衰竭。可发生在肿瘤控制良好、饮食没有明显变化的女性患者,机制不明。

(4)常用的 TKIs

1)吉非替尼:ISEL 研究未发现吉非替尼作为二、三线治疗肺癌在 OS 上优于安慰剂,但在亚组分析中却发现:亚裔人种、不吸烟、腺癌患者的疗效和中位生存期有明显优势,因此 NCCN 中国版认可吉非替尼,而英文版中则不包括。IDEAL 研究报道,250mg/d 和 500mg/d 在疗效上无明显差异,后者副反应的发生率却明显提高。

2)厄洛替尼:BR.21 研究入组 731 名未检测 EGFR 基因突变的ⅢB 或Ⅳ期化疗失败的肺癌患者,厄洛替尼和安慰剂组的有效率分别为 8.9% 和不足 1%,中位缓解时间分别为 7.9 和 3.7 个月,OS 为 6.7 和 4.7 个月,1 年生存率分别为 31% 和 22%。有 5% 的患者因毒性反应停用厄洛替尼。亚组分析表明有效率和患者的既往治疗、一般情况无关,女性、腺癌、不吸烟者疗效更好。厄洛替尼的常用剂量为 150mg/d,如患者存在严重副反应可以将剂量减低至 100mg/d,有报道显示 50～75mg/d 仍然可以使病灶保持稳定。2013 NCCN 指南认为,厄洛替尼治疗失败的突变患者可继续使用原药配合其他治疗。

3)埃克替尼:Ⅰ/Ⅱa 期临床研究结果显示,其效果与吉非替尼疗效相当但安全性更优。常用剂量为 50mg/次,tid。

4)阿法替尼:系苯胺奎那唑啉化合物,是 EGFR 和 HER2 酪氨酸激酶的不可逆抑制剂。与安慰剂十最佳支持治疗相比,阿法替尼＋最佳支持治疗治疗既往一、二线化疗及 EGFR-

TKI 治疗失败的肺癌患者,PFS 显著改善,ORR 和 8 周疾病控制率提高,但 OS 未改善。有 EGFR 基因突变者用阿法替尼首治,61% 有客观疗效。常用剂量为 40mg/d。最常见的不良反应是疲劳、腹泻、厌食、口腔炎、皮疹、神经炎、无症状的 QT 间期延长和蛋白尿。

2.EMIA-ALK 融合基因抑制剂　克唑替尼是其代表药物,对于 EML4-ALK 突变的晚期肺癌有较好效果,文献中报道的 ALK 阳性患者的客观缓解率在 55%～65%,客观反应开始出现在治疗 8 周以内,疗效明显优于化疗。常用剂量为 250mg,bid。副作用多为一过性视觉障碍、胃肠道反应、窦性心动过缓、转氨酶异常、治疗相关性肺炎,大多为 Ⅰ～Ⅱ 级,如副反应严重可减少为 250mg,qd。

3.单克隆抗体

(1)西妥昔单抗:经免疫组化证实的 EGFR 阳性的肿瘤患者,西妥昔单抗可联合化疗用于一线治疗。有研究比较了顺铂＋长春瑞滨±西妥昔单抗用于晚期肺癌的效果,西妥昔单抗的加入略微延长了 OS(11.3 个月 vs 10.1 个月)。Hanna 等还报道了西妥昔单抗单药治疗复治肺癌患者的结果:有效率 4.5%,疾病控制率 35%,实验组与对照组的中位生存期分别为 9.6 个月和 6 个月,1 年生存率分别为 64% 和 39%。NCCN 推荐 4～6 个周期的含铂两药联合＋西妥昔单抗治疗之后,可以使用西妥昔单抗作为维持治疗。

(2)贝伐珠单抗:Ⅱ 期随机研究比较了紫杉醇＋顺铂(PC)和紫杉醇＋顺铂＋贝伐珠单抗(PCB)的疗效。共有 99 例患者入组,结果发现贝伐珠单抗与 PC 方案同时使用可以增加 PC 方案的疗效,但亚组分析发现鳞癌、有肿瘤坏死空洞、肿瘤邻近大血管者中发生咯血造成的死亡风险明显增加,所以贝伐珠单抗的使用指征为 PS 0～1、非鳞癌、无咯血病史。贝伐珠单抗的用法为 15mg/kg,每 3 周 1 次,与化疗合用。有效者可维持治疗至疾病进展。由于贝伐珠单抗可用于脑胶质瘤,对肺癌脑转移是否有效值得观察。

4.其他

(1)重组人血管内皮抑制素:恩度通过抑制形成血管的内皮细胞的迁移而阻止肿瘤新生血管的生成,阻断肿瘤细胞供应,达到抑制肿瘤增殖或转移的目的。恩度同样需要与化疗联合,但最佳治疗方案和给药途径仍需要进一步探索。

(2)沙利度胺:也属于抗血管生成药,单药治疗晚期肺癌的试验并不多见,联合化疗是否能提高疗效也具有争议。对于无其他治疗可选择的患者可以试用,剂量上没有明确的标准供参考,可从 100mg/d 开始逐步加量至 150～200mg/d 或更大(分 2～3 次口服),视患者的嗜睡和疲劳程度而定。用药期间应监测有无血栓形成,同时使用阿司匹林 50～100mg/d,或可减少血栓发生率。既往有血栓病史、合并高凝状态或有其他深静脉血栓高危因素者要谨慎使用。

(3)多激酶抑制剂:索拉非尼和舒尼替尼治疗晚期肺癌的研究少且规模小,有客观缓解的患者数量不多,但有个案报道舒尼替尼治疗半年病灶仍然处于部分缓解状态,相关症状完全消失。

(五)远处转移或复发的局部处理

远处转移的患者需要根据转移的部位以及转移病灶的数目选择治疗模式。

1.脑转移　①单个转移灶可手术,手术切除后的 5 年生存率为 10%～20%,中位生存期可达 40 周。术后全脑放疗±立体定向放射外科(SRS)治疗。手术无法切除者,可考虑 SRS＋全脑放疗。经过以上治疗后,再次对肿瘤分期后选择相应方案。②多发脑转移可行全脑放疗。放疗的总剂量和分割剂量没有明确规定,一般选择 40Gy/20f、30Gy/10f 等,后者可以迅速控制症状,但远期脑损伤发生率高。预计生存期较短的患者则不必过多考虑副反应。

SRS 包括 γ 刀、X 刀、陀螺刀、赛博刀等,其基本特点是应用现代影像技术和计算机技术,实现多个小野经非共面集束定向照射到肿瘤部位,使受照部位剂量分布集中,而周围正常组织处剂量呈陡峭下降,从而提供局部控制率、减少副作用。γ 刀和X 刀适合于球形或近似球形的小病灶(γ 刀≤3cm,X 刀≤5cm),病灶的数目最佳是单个,最多不能多于 3～4 个病灶。颅内高压未得到有效控制或瘤体内有活动性出血等情况禁忌使用。赛博刀是将 SRS 和图像引导的放射治疗(IGRT)相结合,治疗精度或更高。

针对脑转移的细胞毒药物包括亚硝脲类药物、鬼臼噻酚苷、替莫唑胺等。TKIs 治疗单发和多发脑转移、同时或异时脑转移疗效是否有差异尚不明确。

2.肾上腺转移　只有同时存在的肺部病变可切除,切除肾上腺才有意义。术后重新分期选择相应治疗,部分患者可能获得长期生存。尸检发现约 33％的患者有肾上腺转移,但在临床上肾上腺肿块并非都是恶性的,活检排除良性疾病仍属必要。

3.骨转移　细胞毒药物和新靶点药物很少能观察到对骨转移的客观效果,缓解症状的方法和药物包括放疗、脱水剂、激素、双磷酸盐和地诺单抗。肺癌骨转移的好发部位,文献报道不一致,通常的顺序是椎体、肋骨、骨盆骨、股骨、肱骨,极少累及肢体远端。肺癌骨转移后 6 个月、1 年和 2 年的累积生存率分别为 72.4％、25.8％和 8％,诊断骨转移后的中位生存时间为 6.7 个月。椎体、肋骨或骨盆骨的骨转移患者预后要好于四肢骨转移患者。仅骨而无其他脏器转移者,和多脏器转移者相比有较好的预后。诊断至转移的时间越长,预后越好。TKIs 治疗有效并且能长期生存的患者,骨科手术干预并非必须。

4.其他部位转移　皮下、肝脏、腹腔淋巴结等转移不常见,如发生预后恶劣,治疗主要是细胞毒药物或新靶点药物。完全性切除术后 6 个月复发或孤立性肺转移者,在排除肺外远处转移的情况下,可行复发侧余肺切除或肺转移病灶切除。气管腔内阻塞的患者特别是生命受到严重威胁的患者,可选择放疗、激光治疗和支架植入。

(六)最佳支持治疗

最佳支持治疗是为了最大限度地提高患者生活质量而进行的治疗,包括抗生素、止痛药、止吐药、胸腔穿刺、输血、营养支持及为控制疼痛、咳嗽、呼吸困难、咳血等症状而进行的姑息放疗。中医中药治疗在我国有独特优势,可以尝试。

最佳支持治疗还应注重患者的非躯体症状,如精神心理情况、个人预期目标(主要是抗肿瘤治疗和生活质量的期望目标)、教育和获得信息方面的需求以及文化宗教信仰。

六、预后及随访

(一)预后

肺癌患者的预后大致受三类因素影响,即①肿瘤相关因素:包括肿瘤分期、胸内淋巴结转移数目、病理类型、分化程度、分子生物学指标以及肿瘤标志物等。肿瘤分期无疑是影响预后最主要的因素，Ⅰ、Ⅱ、Ⅲ、Ⅳ期的 5 年生存率分别为 58%～73%、36%～46%、9%～24% 和 13%。原发灶≤4cm 预后优于原发灶＞4cm。胸内淋巴结转移数目也是独立预后因素，有文献报道 N_2 单个淋巴结转移生存期好于 N_2 多个淋巴结阳性。就病理类型而言，早期鳞癌患者的远期预后优于非鳞癌患者。有研究显示，K-ras 基因突变型患者的生存期短于 K-ras 基因野生型患者，而 ERCCI、RRM1 高水平表达预示生存期更长。②个体相关因素：包括患者的性别、年龄、健康状态等。有报道女性肺癌患者的生存优于男性，并且是独立的预后因素。由于女性肺癌患者对 TKIs 反应优于男性，性别有可能成为晚期肺癌的预后因素。健康状况是重要的预后指标，PS＞2 者许多抗肿瘤治疗无法进行，预后较差应在预料之中。肿瘤相关的体重减轻＞10%，也提示预后不良。③治疗相关因素，包括手术切除的范围和术后辅助治疗等。对于行根治术的患者，手术范围（肺叶切除、双叶切除或一侧全肺切除）对预后的影响无统计学意义，但有报道纵隔淋巴结清扫站数＞3 站者预后优于＜3 站者。

（二）随访

①病史和体格检查＋胸部增强 CT，每 4～6 个月 1 次，持续 2 年；随后每年 1 次病史和体格检查＋胸部非增强 CT。②PET 或脑 MRI 不用于常规随访，有相关症状者酌情使用。③肿瘤标志物如 CEA、细胞角蛋白片段 21-1（CYFRA21-1）、鳞状细胞癌抗原（SCC）等可以作为监测肿瘤复发的指标，尤其是 CEA 对于 TKIs 的疗效评估、随访有重要意义。④非小细胞肺癌较少出现肝脏转移，但容易出现肾上腺的转移，可定期行腹部超声检查。

七、特殊类型肺癌

（一）支气管肺泡癌

BAC 也称为"细支气管肺泡癌"，起源于终末细支气管的 Clara 细胞和Ⅱ型肺泡细胞。它是肺腺癌的一个亚型，占全部 NSCLC 的 2%～5%。2004 年 WHO 肺癌组织学分类中对 BAC 进行了更加严格的定义：所有肿瘤细胞都有鳞屑样生长，肺泡结构完整，而且特别强调肿瘤细胞没有侵犯间质、血管和胸膜。含 BAC 成分的混合性腺癌不属于 BAC，而是诊断为腺癌含 BAC 成分，它占 NSCLC 的 20%～30%。很多病理学家认为 BAC 本质即是原位癌，非典型腺瘤样增生是非黏液型 BAC 的癌前期病变，而黏液型未发现有癌前期病变。

BAC 分为三型：非黏液型、黏液型以及非黏液与黏液混合型。非黏液型 BAC 表达甲状腺转录因子 1（TTF-1）和 CK7，不表达 CK20。黏液型 BAC 表达 CK20 和 CK7，但缺乏 TTF-1 的表达。非黏液型占 BAC 的绝大多数（接近 90%），预后好于黏液型。与肺癌相比，BAC 对病理标本要求更为严格，手术完全切除的标本最佳，小块切取、穿刺活检或细胞学标本不足以确诊 BAC。

BAC 好发于年轻的不吸烟女性，生长相对缓慢，易通过支气管播散和淋巴血行转移。影像学表现与病理大体形态学相对应，非黏液型 BAC 最常表现为孤立结节影，黏液型 BAC 最常见多发性结节病灶或肺炎型改变。PET-CT 对 BAC 不敏感，基本是假阴性。

手术同样是早中期 BAC 的标准治疗，根治术后不需要进一步化疗。如果诊断时已经病变弥漫分散，手术则难以进行。化疗对 BAC 的疗效不佳，紫杉醇 96h 持续静滴治疗晚期 BAC 的客观缓解率仅为 14％,OS 约 12 个月。

非黏液型 BAC 的 EGFR 基因突变高达 77％,K-ras 基因突变率很低,对 TKIs 靶向治疗反应敏感并优于其他类型的 NSCLC,故应作为首选。黏液型 BAC 的 K-ras 基因突变多见,EGFR 基因突变少见,对各种治疗反应相对较差。

相对于其他 NSCLC 而言,无论何种类型的 BAC 均具有相对长的生存期、较高的胸内病灶复发率、较少的淋巴结和远处转移。Zell 等报道 BAC 的 OS 为 42 个月,非 BAC 的 NSCLC 为 9 个月,1 年生存率分别为 69.6％和 42.4％,2 年生存率分别为 58.1％和 27.3％,5 年生存率分别为 41.4％和 14.5％。

(二)肺黏液性腺癌

肺黏液性腺癌(MPA)也是肺腺癌的一种特殊亚型,其组织学特点是肿瘤内含有丰富的黏液。

MPA 的亚型有肺原发性印戒细胞癌(SRCC)、原发性肺腺癌伴黏液分泌(SA)、原发性肺黏液性细支气管肺泡癌(M+BAC)、原发性肺黏液(胶样)腺癌(MCA)等。

MPA 的男女发病比例无明显差异,主要的影像学表现有结节影、肺实变影、多囊腔影、空洞影、毛玻璃影、气泡样透亮影、支气管充气征、小叶间隙增宽等。PET-CT 诊断 MPA 同样有困难,CT 明显优于 PET-CT。

MPA 的组织学特征与转移性胃肠道腺癌极为相似,病理形态学上鉴别困难,需要结合免疫组化检测免疫表型以鉴别。TTF-1、CK7、CK20 有助于两者的鉴别。MPA 部分表达 TTF-1,各亚型间阳性率差异明显,在 SRCC 和 SA 中高表达,而在 M-BAC 和 MCA 中呈低表达甚至出现阴性表达,而转移性胃肠道腺癌往往阴性表达。CK7 主要标记腺上皮和移行上皮,在肺呈阳性表达,而在胃肠道常呈阴性。

SRCC 占肺腺癌的 0.14％～1.9％,更倾向于年轻患者,恶性度高,易转移。CT 上多表现为结节团块影。SA 约占肺腺癌的 4.8％,影像学及生物学表现与 SRCC 相似。M-BAC 属于 BAC 的特殊类型,约占全部 BAC 的 1/4,占肺腺癌的 1％～5％。多表现为边缘不清的低密度灶,并且呈多灶性,常累及整个肺叶,常伴有支气管充气征和毛玻璃影。与普通型肺腺癌相比,淋巴结转移率少,但肺内转移率更高,预后也更差,但相对好于 SRCC 和 SA。MCA 约占肺部肿瘤的 0.24％,多表现为边界清楚、密度略低的结节状团块影。

MPA 的治疗原则与肺癌相似,单肺多结节者以手术为主。整体预后较其他类型肺腺癌差,但 MCA 恶性度较低,手术效果较好。

(三)肺上沟瘤

肺上沟瘤又称"潘科斯特综合征""肺尖肿瘤"。由于肿瘤位于肺尖,可压迫臂丛神经引起同侧肩关节、上肢内侧持续性剧烈疼痛,侵蚀及破坏第 1、2 肋骨时则引起局部压痛,往往需要镇痛剂才能得以缓解。臂丛神经受压还可表现为同侧上肢麻痹,手部肌肉尤其是大小鱼际萎缩;交感神经受压可致同侧霍纳综合征,即瞳孔缩小、眼球内陷、上眼睑下垂、额部汗少。

肺上沟瘤有 T_3(侵犯胸壁)$N_{0\sim1}$ 和 T_4(侵犯心脏)$N_{0\sim1}$ 两种情况,它们均属于ⅢA 期。

T_3(侵犯胸壁)$N_{0\sim1}$ 的治疗原则是同步放化疗后手术,推荐放疗剂量为 DT 45～50/1.8～2Gy。该放射剂量发生放射性心脏炎和肺炎的比例较小,手术并发症比例也较小。大于 60Gy

的术前放疗也被认为是安全的,并且可以获得更好的生存结果,但是这种放疗计划只能由经验丰富的团队在拥有三维适形或调强适形技术时实施,并不常规推荐。此后如能切除,则行手术＋辅助化疗,2013 版 NCCN 中建议辅助化疗为 4 个疗程,如术前同步放化疗中未使用足量化疗,术后应补足。

T_4(侵犯心脏)$N_{0\sim1}$ 的治疗原则是:潜在可切除者治疗原则同 $T_3N_{0\sim1}$,不能切除则行根治性放疗(DT 0～70/1.8～2Gy)＋化疗。

肺上沟瘤手术加术后放疗±同步化疗的 5 年生存率约 40%,术前同步化放疗加手术的 2 年生存率为 50%～70%。

八、静脉综合征

SVCS 不是一个独立的疾病,但 80%～85%系恶性肿瘤所致,后者又有 75%为小细胞肺癌和非小细胞肺癌。

SVCS 多有急性或亚急性面颈肿胀,患侧上肢淤血,胸腹壁静脉显露并呈向心端回流障碍,如未及时处理,可出现呼吸困难、口唇发绀、睑结膜充血。如肿瘤压迫周围器官、神经可出现咳嗽、进食不畅、声音嘶哑及霍纳综合征。影像学检查可见上纵隔、右肺上叶、上腔静脉周围有占位病灶。有经验的肿瘤医生诊断本病不难,但有可能与非肿瘤性疾病如胸骨后甲状腺肿瘤、胸腺瘤、支气管囊肿、特发性硬化性纵隔炎、纵隔纤维化等误诊。

利尿剂及地塞米松多能缓解症状。放化疗为经典治疗方法,大分割放疗能迅速缓解症状,药物治疗需根据病理类型确定。侵袭性的血管支架或其他手术只在以下情况考虑使用:①阻塞症状发展过快,特别是伴有呼吸困难以及颅内压增高时;②对放疗及药物治疗不敏感。

第二节　食管癌

食管癌是指原发于食管上皮的癌肿,是全球第九大恶性疾病,在全球许多地区流行,特别是在发展中国家。食管癌是发病率差异最大的疾病之一。高发地区和低发地区的发病率相差达 100 倍。"食管癌发病带"从中国东北部延伸至中东地区,其中包括伊朗的里海地区、中国北部的河南省和苏联的许多加盟共和国,南非特兰斯凯地区也是高发区。在美国食管癌少见,仅仅占所有恶性疾病的 1.5%和所有消化道肿瘤的 7%,发病率达到每年每 3.5/10 万人,2004 年预计大约有 14250 例新病例和 13300 例死亡病例。尽管在食管癌高发区鳞癌最常见;但是在食管癌非高发区,腺癌却是最常见的食管癌,如北美洲和许多西欧国家。食管鳞癌男性多于女性,并且与吸烟、饮酒有一定关系。食管鳞癌的患者常常有头和颈部癌肿病史。诊断为腺癌的患者多数是白人(比鳞癌的患者多),并且与吸烟、饮酒的关系不大。Barrett 食管、胃食管反流、食管裂孔疝常常与腺癌有关。

我国是食管癌的高发国家,高发区主要位于河南、河北、山西三省交界地区。我国也是食管癌病死率最高的国家,1990～1992 年抽样报道食管癌死亡率为 17.38/10 万。由于在食管癌高发区进行防癌普查,早期病例的检出率增加,使治疗效果有了明显地提高。

一、病因

食管癌的发病为综合因素引起,与下列因素有关:①亚硝酸胺类化合物:它是一种很强的致癌物,用亚硝酸胺类化合物喂养老鼠,结果老鼠食管癌的发生率很高。河南林县食管癌发病率高,可能与食用的酸菜内含亚硝酸胺类化合物高有关。②真菌食物:食管癌高发区居民食用的酸菜中有白地霉菌等生长。③饮食习惯:长期热饮食、粗饮食、饮酒和吸烟等。④维生素和微量元素不足。⑤饮酒、吸烟可能增加 DNA 的损伤。⑥食管慢性炎症。⑦家族聚集性和遗传性。

二、病理

1.病理类型　最常见为鳞状细胞癌占 90%,腺癌次之,见于下段食管。少见者为未分化癌、腺鳞癌、淋巴瘤和肉瘤。

2.临床病理类型　早期分为隐伏型、糜烂型、斑块型、乳头型。中晚期分为:①髓质型:食管造影见均匀性钡剂充盈缺损,无扭曲,或有中度黏膜破坏或龛影。标本可见肿瘤组织主要在食管壁内扩散、浸润,使食管壁明显增厚。②蕈伞型:癌组织常呈卵圆形并突向食管腔内类似蘑菇状。病变并不累及食管全周,仅侵犯食管大部或一部分。造影剂通过较慢,病变上下缘呈弧形,边缘清晰锐利,病变中部有浅而宽的龛影。③溃疡型:癌组织累及食管壁的一部分,癌组织很薄,在食管腔内形成一较深的溃疡。管造影主要表现为边缘不规则、较深、较大的溃疡。④缩窄型:癌组织呈明显的狭窄或梗阻,局部食管壁常常缩短,病变累及食管壁全周。食管造影可见较短但显著的向心性狭窄,钡剂通过困难,病变上部食管扩张明显。⑤腔内型:肿瘤突向食管腔内呈圆形或卵圆形,与食管壁相连。一般认为蕈伞型和腔内型对放射线敏感,缩窄型抗拒。

三、诊断

1.临床表现　食管癌的主要症状随着病变的发展而加重。

(1)早期症状:①吞咽食物有哽噎感;②胸骨后不适;③食管内有异物感;④咽喉部干燥或紧缩感;⑤食物通过缓慢。

(2)中晚期症状:①进行性吞咽困难;②前胸后背持续性疼痛,下咽疼痛;③营养不良、消瘦、脱水。

(3)转移性症状或体征:声嘶及触及颈部肿大淋巴结,食管出血,食管穿孔(食管气管瘘、大出血)。

2.特殊检查

(1)食管钡餐 X 线片:可见食管狭窄,管壁不光滑,黏膜破坏。

（2）CT:主要了解肿瘤外侵（纵隔）程度,确定纵隔是否有转移病变。

（3）纤维胃镜或食管镜检查:可见到食管内黏膜破坏、溃疡、菜花状新生物。

（4）细胞学检查:食网法收集食管脱落细胞镜检,阳性率各家报道不一,可高达90％。用于普查,大大提高食管癌的早期发现。如出现颈部淋巴结肿大,可行肿块穿刺细胞学检查。

（5）组织学检查:纤维胃镜检查取组织送病理检查,可得到明确的病理诊断。

3.诊断与分期

（1）诊断要点:有上述早期或中晚期症状者,食管钡餐检查见食管病变,在纤维胃镜下行活检。

（2）分期

1）TNM标准（NCCN,2002）

T—原发肿瘤。

Tx　原发肿瘤不能评价。

Tis　原位癌。

T_0　无原发肿瘤证据。

T_1　肿瘤只侵及黏膜固有层或黏膜下层。

T_2　肿瘤侵及肌层。

T_3　肿瘤侵及食管纤维膜。

T_4　肿瘤侵及邻近器官。

N—区域性淋巴结。

Nx　区域性淋巴结不能测定。

N_0　无区域性淋巴结转移。

N_1　区域性淋巴结转移。

食管癌区域性淋巴结的定义:颈段食管癌包括颈部淋巴结和锁骨上淋巴结;胸段食管癌包括纵隔及胃周围淋巴结,不包括腹主动脉旁淋巴结。

M—远处转移。

M_0　无远处转移。

M_1　有远处转移（区域以外的淋巴结或器官转移）。

2）食管癌临床分期

0 期　　　　　　Tis,N_0,M_0

Ⅰ期　　　　　　T_1,N_0,M_0

Ⅱa 期　　　　　T_2,N_0,M_0;T_3,N_0,M_0

Ⅱb 期　　　　　T_1,N_1,M_0;T_2,N_1,M_0

Ⅲ期　　　　　　T_3,N_1,M_0;T_4,N_1,M_0

Ⅳ期　　　　　　任何 T,任何 N,M_1

4.鉴别诊断

（1）食管良性肿瘤:以食管平滑肌瘤占多数,一般病程较长,咽下困难多为间歇性。食管吞钡检查显示食管有圆形、卵圆形或分Ⅱ＋状充盈缺损,边缘整齐,周围黏膜纹理正常。内镜检查显示食管腔内有隆起肿物,黏膜完整无溃疡。

(2)食管良性狭窄:各种原因所致的瘢痕收缩。详细询问病史和吞钡检查或内镜检查可以鉴别。

(3)食管痉挛:可表现为吞咽困难和消瘦。食管吞钡检查可见食管狭窄,边缘光滑,黏膜完整。用解痉药治疗可收到良好效果。

(4)食管憩室或憩室炎:可因食物进入憩室内储留与刺激而继发炎症、溃疡,甚至发生出血。食管憩室行 X 线检查和食管镜检查可明确诊断。

(5)食管受压病变:纵隔肿瘤、先天性纵隔血管畸形、主动脉瘤、纵隔肿大淋巴结有时压迫食管,引起吞咽困难。吞钡检查见食管为外来性压迫改变,边缘光滑,黏膜正常。

四、治疗

1.治疗原则　食管癌仍以手术治疗为主,当手术有困难时应争取放射治疗。Ⅰ、Ⅱ期患者做手术切除,Ⅲ期患者综合治疗(放疗＋化疗＋手术,放疗＋手术,化疗＋手术,手术＋放疗)。

2.治疗方法

(1)放射治疗

1)术前放疗:术前放疗目的:使原发肿瘤缩小,提高手术切除率,降低淋巴结转移率,不增加吻合口瘘发生率和手术死亡率,减少吻合口残端癌的发生率,提高远期生存率。

照射方法:颈段和上颈段食管癌建议包括双锁骨上区和中上纵隔,下段食管癌则重点考虑下纵隔和胃左贲门旁淋巴结。采用前后对穿野照射,每天照射 200cGy,每周照射 5 次,总剂量颈段或上段 5000cGy,中下段 4000cGy,休息 2～4 周手术。

2)术后放疗:术后放疗主要适用于:①根治术后淋巴结阳性;②手术后有病理或肉眼残留;③与邻近组织器官紧密粘连。照射方法采用前后对穿野和(或)斜野照射,按治疗计划系统设计最佳照射方案。肿瘤量 6000cGy/6 周,有肉眼残留 7000cGy/7 周,保证脊髓剂量不超过 4000cGy。术后放疗可提高患者远期生存率。

3)根治性放射治疗:适应证:患者一般情况在中等以上,病变长度不超过 8cm,没有穿孔或瘘管形成,可以进半流质或普食,无远处转移,病变部位应位于食管中、上段。禁忌证:食管穿孔、恶病质或已有明显症状且有远处转移。

照射方法:照射长度应超过病变两端至少各 3cm,宽度 5～7cm,使用 3 野照射。精确的方法是胸部 CT 扫描并做 TPS 计划,模拟机下定位。上段食管癌采用:①两前斜野加楔形板。②"T"形野前后对穿照射,到 3600cGy 后分野。中下段食管癌等中心照射一般用一前二后斜野。照射剂量 Dt 6000～7000cGy/6～7 周。

4)姑息性放疗:适应证:患者一般情况较差,病变长度超过 8cm,有锁骨上淋巴结转移或颈淋巴结转移,声带麻痹,减轻症状治疗。照射方法:设野基本同根治性放疗设野,常规放疗,总剂量 4000cGy 左右。

(2)化学治疗

1)适应证:①不宜手术或放疗的各期患者;②晚期及广泛转移的患者,只要手术情况尚好,骨髓及肝、肾、心、肺功能基本正常,能进半流质以上饮食;③手术或放疗后以化疗作为巩固治疗,手术或放疗后复发的患者。

2)禁忌证:①年老体衰或恶病质患者;②心、肺、肾功能严重障碍,有感染发热,食管出血或穿孔者;③白细胞低于 3.0×10^9/L 或血小板低于 50.0×10^9/L。

3)常用化疗方案

①FP 方案:DDP 25mg/m² 静脉滴注,第 1～3 天;5-FU 800mg/m² 静脉滴注,第 1～5 天;每 4 周重复。

②Taxol+DDP 方案:Taxol 200mg/m² 静脉滴注,第 1 天;DDP 75mg/m² 静脉滴注,第 2 天;每 3 周重复。

③Gem+DDP 方案:Gem 1250mg/m² 静脉滴注,第 1、8 天;DDP 75mg/m² 静脉滴注,第 1 天;每 3 周重复。

五、预后

影响预后的因素有分期、淋巴结转移情况、治疗方式、对放射性的敏感性等。

六、随诊

食管癌治疗后在头 5 年内要定期到医院复查,前 2 年每 3 个月复查 1 次为好,从第 3 年开始可每年复查 1 次。复查的主要内容包括患者主诉和详细体检,要定期食管钡餐检查和腹部 B 超检查,必要时行胸部 CT 检查。

第三节　纵膈肿瘤

一、胸腺瘤

胸腺瘤是成年人中最常见的纵隔肿瘤,特别是在前纵隔的肿瘤绝大部分为胸腺瘤。胸腺瘤约占纵隔肿瘤的 20%,男女发病基本相同,50～60 岁为好发年龄,儿童少见。

1.病理　胸腺瘤多呈膨胀性生长,包膜完整,与周围组织无粘连易完整切除,这一类型称为非浸润型(良性)胸腺瘤。若肿瘤包膜有侵犯或肿瘤侵犯肺、心包或周围组织则称为浸润型(恶性)胸腺瘤。组织学上有四种类型:来源于内胚层的上皮细胞型、来源于骨髓的淋巴细胞型、梭形细胞型、淋巴细胞与上皮细胞混合型。

2.诊断

(1)临床表现

1)症状:由于生长缓慢,40%左右无症状。其症状主要是由于伴随疾病造成的。严重患者有咳嗽、胸骨后痛、呼吸困难及声嘶。少数患者出现重症肌无力(发生率为 15%～25%)。

2)体征:当肿瘤小时可没有任何体征。当病情发展后可出现心包积液、胸腔积液、上腔静脉压迫征、重症肌无力的表现及锁骨上淋巴结肿大。

(2)特殊检查

1)胸部影像学检查

①胸部 X 线:肿瘤多位于心基部,偏于纵隔一侧,偶尔可突向双侧。多呈长圆形、扁圆形或不规则形,密度均匀,边缘清楚。

②CT:可显示肿块全貌,是判断肿瘤位置、范围及与周围组织结构关系的最佳方法。

③MRI:T_1 加权像上为均匀的肌肉等信号或中等信号肿块,T_2 加权像上信号增高。恶性胸腺瘤表现为 T_1 加权像上肿瘤侵入纵隔脂肪。

2)纵隔镜检查:在纵隔镜下可直观胸腺病变,可取材送病理检查。

3)细胞学检查:出现锁骨上淋巴结肿大,则可行穿刺细胞学检查。

4)病理检查:纵隔镜下取材送病理检查或切除标本送病理检查。

(3)诊断与分期

1)诊断要点:临床上出现咳嗽、胸骨后疼痛、呼吸困难。胸片和 CT 提示前上纵隔肿块,基本上可诊断为胸腺瘤。如有可能,尽量争取病理学诊断。

2)分期

Ⅰ期:肉眼所见,完整的包膜,显微镜下,包膜未受侵。

Ⅱ期:肉眼所见,周围脂肪组织或纵隔胸膜受侵或显微镜下见包膜。

Ⅲ期:肉眼所见,邻近器官受侵(如心包、大血管或肺)。

Ⅳa 期:胸膜或心包受侵。

Ⅳb 期:淋巴系统或血行转移

(4)鉴别诊断

1)纵隔恶性淋巴瘤:病程较短,症状进展快,常有上腔静脉压迫征。X 线片见肿块呈分叶状,向两侧纵隔扩展。

2)纵隔神经源性肿瘤:CT 见肿瘤位于后纵隔,多呈圆形、椭圆形或纺锤形,附近骨质常受压缺损。

3)纵隔畸胎瘤:好发于前、中纵隔,X 线显示肿块多呈圆形、边缘光滑,密度不均匀,可见骨化及钙化。

4)纵隔转移性肿瘤:很多肿瘤都可发生纵隔转移,此类病例中多数原发灶是明确的,转移灶是多发的。

3.治疗

(1)治疗原则:应以手术为主的综合治疗。对于浸润性胸腺瘤即使外科医师认为已完整切除,术后也要给予根治疗性放疗。对晚期患者只要情况允许,不要轻易放弃治疗,应积极放疗或化疗,仍有可能获得长期生存。

(2)治疗方法

1)放射治疗

①非浸润性胸腺瘤术后复发率低,不主张常规术后治疗。但需严密观察,一旦复发,争取

手术加术后治疗。

②恶性胸腺瘤（浸润性胸腺瘤）术后主张放疗。

照射范围：瘤边缘外 1cm，对已有明确心包转移或心包积液的，应先给予全纵隔、全心包放疗。如有胸膜或肺转移结节的，可先给予半胸或全胸放疗。

照射方法：采用两前野加楔形板和一正中后野等中心照射，剂量分配为后野是两前野剂量的 1/4 或 1/3。

照射剂量：淋巴细胞为主型给予 50Gy/5 周，上皮细胞为主型或混合型给予60～70Gy/6～7 周。如全纵隔、全心包放疗，给予 30～35Gy/3～3.5 周后局部瘤床加量。如半胸或全胸放疗，给予肿瘤吸收剂量15～20Gy/2～3 周后，局部瘤床和转移结节加量。

2）化学治疗：淋巴细胞为主型，以含 ADM 为主的联合化疗；上皮细胞为主型，以含 DDP 为主的联合化疗。常用的化疗方案如下。

①ADOC 方案：ADM 40mg/m² 静脉注射，第 1 天；DDP 50mg/m² 静脉注射，第 1 天；VCR 0.6mg/m² 静脉注射，第 3 天；CTX 700mg/m² 静脉注射，第 4 天；每 3 周重复。

②PAC 方案：DDP 50mg/m² 静脉注射，第 1 天；ADM 50mg/m² 静脉注射，第 1 天；CTX 500mg/m² 静脉注射，第 1 天；每 3 周重复。

③PE 方案：DDP 60mg/m² 静脉注射，第 1 天；VP-16 120mg/m² 静脉注射，第 1～3 天；每 3 周重复。

④CAPP 方案：CTX 500mg/m² 静脉注射，第 1 天；ADM 20mg/m² 静脉注射（持续滴注），第 1～3 天；DDP 30mg/m² 静脉注射，第 1～3 天；PRD 100mg/d 口服，第 1～5 天；每 3～4 周重复。

生殖细胞性胸腺癌化疗用以顺铂为基础的方案，例如 BEP 方案。

4.预后　影响预后的因素有：肿瘤的浸润性、手术切除的完整度、有无肌无力、病理类型。非浸润型和浸润型胸腺瘤 5 年生存率分别为 85%～100% 和 33%～55%。恶性胸腺瘤单纯放疗 5 年生存率为31%～60%。

二、恶性间皮瘤

起源于胸膜或腹膜间皮的恶性肿瘤称恶性间皮瘤。恶性间皮瘤发病率非常低，但近年发病率有增加的趋势。男性发病比女性高，男：女＞3：1。高发年龄为 40～60 岁。

1.病因　石棉是导致恶性间皮瘤的主要病因。约 75% 以上患者有石棉接触史，接触年龄越小发病越早。放射线也可能成为恶性间皮瘤的诱因之一。

2.病理　恶性间皮瘤可分为上皮来源的上皮型、肉瘤型和混合型。上皮型多见，占 50%～60%，预后较好。

（1）临床表现

1）症状：主要症状为胸痛、呼吸困难和咳嗽，其次为乏力、消瘦、软弱、贫血等。如胸腔积液量多时可有胸闷、呼吸困难、胸背部疼痛。

2）体征：局限性良性间皮瘤可无明显体征，恶性间皮瘤体检时常可发现胸腔积液、胸膜增厚的体征。

（2）特殊检查

1）影像学检查：CT 比常规 X 线技术能较早地发现胸膜异常，少量胸腔积液和以胸膜为基底的小的肿瘤结节易于在 CT 片上显示。但对于区分是否为转移病变仍有困难，PET 对此比 CT 有优势。

2）诊断性胸腔穿刺：胸膜间皮瘤所致胸腔积液往往为血性，胸腔积液中 LDH 值达血中 LDH 60％以上或 LDH 大于 200UoCEA 阳性率不高。

3）肿物穿刺活检或胸腔镜下活检：可得到明确病理诊断。

（3）诊断与分期

1）诊断要点：胸痛、呼吸困难和咳嗽患者，体检时有胸腔积液和胸膜增厚体征，结合胸部 CT、诊断性穿刺和胸腔镜活检可明确诊断。

2）分期

T　原发肿瘤。

Tx　原发肿瘤无法评估。

T_0　无原发肿瘤的证据。

T_1　肿瘤限于同侧壁层和（或）脏层胸膜。

T_2　肿瘤侵犯以下任何部位：同侧肺、胸内筋膜、膈肌、心包。

T_3　肿瘤侵犯以下任何部位：同侧胸壁肌肉，肋骨、纵隔器官或组织。

T_4　肿瘤直接扩展、侵犯以下任何部位：对侧胸膜、对侧肺、腹膜、腹内器官、颈部组织。

N　区域淋巴结。

Nx　区域淋巴结无法评估。

N_0　无区域淋巴结转移。

N_1　同侧支气管周围和（或）同侧肺门淋巴结转移，包括直接扩展、侵犯。

N_2　同侧纵隔和（或）隆突下淋巴结转移。

N_3　对侧纵隔、对侧肺门、同侧或对侧斜角肌，或锁骨上淋巴结转移。

M　远处转移。

M_0　无远处转移。

M_1　远处转移。

（4）鉴别诊断

1）肺癌：周围型肺癌与胸膜间皮瘤可产生相类似的呼吸道症状，胸部 X 线平片难以区分肺周围结节与胸膜病变。CT 区分以上病变能有较大价值。

2）胸膜转移性病变：胸膜转移性病变和胸膜间皮瘤均可产生胸腔积液。胸膜转移性病变主要来自肺癌、乳腺癌、淋巴瘤、肾癌、卵巢癌等。一般来讲在出现胸腔积液前原发灶已表现清楚，鉴别诊断并不困难。当原发灶不清楚时，会给诊断带来一定困难，必需行胸膜活检才能鉴别。

3）胸膜炎：胸膜炎所致胸腔积液只占整个胸腔积液的 8％。疑有恶性或感染性胸腔积液的患者应做胸腔穿刺，对抽出的胸腔积液做常规评价，包括比重、pH、细菌及真菌染色和培养、细胞学检查等。通过以上检查,约 2/3 的患者可确定恶性胸腔积液的诊断。确定恶性胸腔积液的患者再确定是癌性胸腔积液或间皮瘤所致胸腔积液。

3.治疗

(1)治疗原则:良性胸膜间皮瘤以手术治疗为主。恶性胸膜间皮瘤放射治疗、化学治疗或手术治疗效果均差,被认为是对以上治疗抗拒的肿瘤,以综合治疗为主。

(2)治疗方法

1)放射治疗:常作为术后的辅助治疗。常规放疗难度大,不易避开胸内正常器官,三维适形和调强放疗有剂量学优势被广泛应用。根治性放射治疗的剂量为 50Gy,分 25 次完成;姑息性放疗可用 20Gy,分 10 次完成。

2)化学治疗:化学治疗的主要目的是控制胸腔积液,常用有效化疗药物为 ADM 和 DDP。近年来用于恶性间皮瘤的新药包括吉西他滨和培美曲塞。

①AP 方案:ADM $60mg/m^2$ 静脉注射,第 1 天;DDP $60mg/m^2$ 静脉注射,第 1 天;每 3～4 周重复。

②GP 方案:GEM $1000mg/m^2$ 静脉注射,第 1、8、15 天;DDP $100mg/m^2$ 静脉注射,第 1 天;每 4 周重复。

③表柔比星单药:EPI $110mg/m^2$ 静脉注射,第 1 天;每 3 周重复。

④培美曲塞单药:Pemetrexed $500mg/m^2$ 静脉注射(需叶酸和维生素 B_{12} 预处理),每 3 周重复。

4.预后　恶性胸膜间皮瘤预后差。其预后与病变范围、手术是否根治及组织学类型有关。中位生存率仅为 17～24 个月。

第三章　腹部肿瘤

第一节　胃癌

一、胃癌的诊断和分期

（一）胃癌的诊断方法

胃癌一般早期无或仅有轻微症状，表现为上腹部不适，食欲不振，体重减轻。随病情的发展症状可增多，但不典型，常出现类似胃炎或胃溃疡症状，大多数患者体征不明显，40.1％进展期胃癌可有贫血，24％可扪及腹部包块。由于胃癌的症状体征不典型，所以早期诊断极为不易，据统计，中国早期胃癌仅占 10％左右，极大影响了胃癌的生存率。目前胃癌的诊断主要根据临床表现、体格检查及特殊检查包括胃镜，影像学检查如 X 线钡餐、B 超、CT、MR、PET/CT，腹腔镜探查和分子诊断等。

1.无症状人群筛查　据统计，日本 1975 年早期胃癌占所有接受治疗胃癌病例的 20.9％，1990 年迅速升至 43.4％，2004 年以来在日本早期胃癌检诊协会所属医疗机构中，检出的胃癌中超过 70％为早期胃癌，如此高的早期胃癌检出率得益于对无症状的日本人群进行的胃癌筛查。日本癌症研究医院统计该院 44 年期间治疗的 3000 例早期胃癌中，47.6％的患者是在无任何症状的情况下检出的。显然，中国仅在症状性患者中提高门诊筛选早期胃癌的水平是远远不够的，大量的早期胃癌患者因无症状而未能及时就诊，因此必须全社会关心这项工作，努力开展无症状人群的早期胃癌筛查。胃癌的癌前状态包括癌前疾病和癌前病变两类，国内外大量事实证明，患有重度萎缩性胃炎、残胃、恶性贫血等癌前疾病和上皮内瘤变等癌前病变的患者发生胃癌的几率明显高于普通人群，因此必须定期随访复查，许多患者有望在早期胃癌阶段被检出。

2.定性诊断　普通电子内镜是目前诊断胃癌最常用、最有效的方法，目前，电子内镜已广泛应用于国内外临床，它可以直接观察胃内形态变化，了解病变的部位并可以取病变组织活检病理检查确诊胃癌。内镜诊断胃癌的准确率较高，Bustamante 等在研究中报道，内镜加活组织检查诊断胃癌的敏感性为 82％，特异性为 95％。但是，由于内镜检查前制酸剂的使用、患者就诊时间的延迟、早期胃癌的内镜表现缺乏特征性、内镜医师对早期胃癌在普通内镜下的表现缺乏认识等原因,仍有一小部分早期胃癌患者在初次内镜检查的时候被漏诊。

传统内镜仍然是最主要的检查方法,但是有一定的漏诊率。超声内镜以及超声内镜下细针抽吸活组织检查,是目前发展很快、技术很全面的检查方法,在早期胃癌诊断和术前分期中具有重要价值。色素内镜常常和放大内镜技术结合,从而明显提高早期胃癌诊断的敏感性和特异性,有广泛的临床应用前景,将来有可能在胃癌及其他胃黏膜病变的诊断中成为常规的检查方法。荧光内镜诊断早期胃癌有一定的优越性,但是技术尚不完善,特异性不高,临床应用有一定的局限性。红外电子内镜由于能够对胃黏膜下血管进行观察,在早期胃癌诊断以及肿瘤的浸润程度确定中有独特的作用。窄谱成像技术结合放大内镜能够观察消化道黏膜上皮结构和黏膜表面的微血管形态,有希望在内镜下得到早期胃癌的病理学诊断,但是目前还不能取代传统的病理活组织检查。共聚焦激光显微内镜能够显示消化道黏膜及黏膜下的组织结构,对胃癌及癌前病变做出在体的即时诊断,但是目前还在研究阶段,广泛应用于临床还需要进一步研究。

X 线钡餐检查仍是目前诊断胃癌的主要方法之一,可以鉴别胃的良恶性病变、病变部位及范围,用以胃癌诊断及指导手术范围。气钡双重对比方法改进了传统上消化道造影法,明显提高了早期胃癌的诊断率。当我们在 X 线检查中疑为早期胃癌时也可和胃镜细胞学等方面的检查结合起来,以提高早期胃癌的诊断率。

(二)胃癌的分期

目前国际上比较通用的胃癌分期系统有两种,包括国际抗癌联盟(UICC)的 TNM 分期系统和日本胃癌协会(JGCA)的分期系统,这两者均是在不断地继承和革新中建立和完善起来的。2009 年以前,两种分期系统的最新版本为 2002 年 UICC 第 6 版胃癌 TNM 分期(简称国际分期)和日本胃癌规约 13 版 TNM 分期(简称日本分期)。这两个分期系统有相似之处,都依赖于原发肿瘤生长情况(T)、淋巴结受累的范围(N)和是否存在远处转移(M)。但是,这两个系统存在一些根本的不同,最明显的区别在于对区域淋巴结扩散的分级。UICC/TNM 分期系统以转移淋巴结的数目为基础,而日本分期法强调受累淋巴结的解剖位置。目前日本分期常用于术前分期及指导手术治疗,而国际分期常用于术后分期及预后评估。2009 年,随着 UICC 第 7 版胃癌 TNM 分期和日本胃癌规约 14 版 TNM 分期更新后,两种分期系统首次达到了高度共识。详见表 3-1-1。

表 3-1-1 UICC 第 7 版胃癌 TNM 分期及日本胃癌规约第 14 版 TNM 分期

分期	T	N	M
I A	T_1	N_0	M_0
I B	T_2	N_0	M_0
	T_1	N_1	M_0
II A	T_3	N_0	M_0
	T_2	N_1	M_0
	T_1	N_2	M_0

分期	T	N	M
ⅡB	T_{4a}	N_0	M_0
	T_3	N_1	M_0
	T_2	N_2	M_0
	T_1	N_3	M_0
ⅢA	T_{4a}	N_1	M_0
	T_3	N_2	M_0
	T_2	N_3	M_0
ⅢB	T_{4b}	N_0	M_0
	T_{4b}	N_1	M_0
	T_{4ba}	N_2	M_0
	T_3	N_3	M_0
ⅢC	T_{4b}	N_2	M_0
	T_{4b}	N_3	M_0
	T_{4a}	N_3	M_0
Ⅳ	Any T	Any N	M_1

1.术前分期　准确的术前分期是治疗胃癌的关键。目前胃癌的术前分期主要依赖于影像学检查包括体表超声、CT 检查、MRI 检查、PET/CT 检查、超声内镜等,近年来又有腹腔镜探查,各有优缺点。

体表超声不但能显示肿瘤受累的程度,肿瘤向腔外生长,还能显示肿瘤侵犯周围和远处转移的情况。B 超对胃癌浸润深度判定失误的主要原因是由于癌旁组织的纤维化及炎症细胞的浸润。

多层螺旋 CT 的空间分辨率和密度分辨率高,图像清晰,大体解剖显示好,尤其是对胃壁厚度、胃周情况、远处转移尤其是肝转移等的判断具有相当的优势,且应用普遍,是目前使用最广泛的胃癌术前分期手段,对 T_4、N、M 分期均有相当的诊断优势。

MRI 对胃癌 T 分期的总体诊断准确率为 $73\%\sim88\%$,N_1 分期为 $52\%\sim65\%$,对胃癌肝转移具有很高的病灶检出率和敏感性,是较好的术前分期手段。

超声内镜既可以用内镜直接观察腔内情况,同时又可以进行实时超声扫描,显示出胃壁的各层解剖结构及胃周围淋巴结情况,是目前对胃癌 T 分期和 N 分期判断准确率最高的胃癌术前分期手段。

PET/CT 有敏感性高、特异性强等优点,在癌症领域得到越来越广泛的应用,目前最常用的是 [18]氟脱氧葡萄糖(FDG)PET/CT。有研究表明,未/低分化腺癌、黏液腺癌等癌细胞对 ^{18}F-DG 的摄取有限,在 ^{18}F-DG-PET/CT 检查上常表现为假阴性,而中国胃癌中上述病理类型不在少数,加之昂贵的价格,因此, ^{18}F-DG-PET/CT 检查目前不应常规应用于胃癌,主要用于发现那些普通影像学检查不能发现的远处转移。

腹腔镜对腹腔的直视检查可鉴别其他影像学方法难以检出的较小的网膜及腹膜种植灶，缺点是淋巴结转移识别准确率低，需要麻醉和有一定创伤性等。腹腔镜超声检查综合了腹腔镜和超声内镜的优点，对肿瘤 T 分期的判断接近于超声内镜，并可检出直径仅为 3mm 的转移淋巴结，能对所有 16 组淋巴结做出较准确的评估，准确率达 89%，同时，腹腔镜超声检查可检出腹腔镜检查漏诊的肝脏转移灶。

2.术后分期　对于胃癌的术后分期，目前国内外都是主要结合术前影像学检查、术中探查、术后手术标本病理学检查结果最后确定。近年来，国际上广泛应用的胃癌分期是 AJCC/UICC 第 6 版（2002）TNM 分期系统，2010 年 1 月，AJCC 正式发布了更新的第 7 版胃癌分期，主要改变是 T 分期和 N 分期的细化以及Ⅳ期分组的变化。在 T 分期中，第 7 版分期将第 6 版中的 4 个亚组细分为 5 个亚组，强调了肿瘤浸润深度（T 分期）在患者预后中可能存在的差异；在 N 分期中，第 7 版分期针对转移淋巴结数目做了新的修订，以期更好地提示预后；针对Ⅳ期患者，第 7 版分期仅保留 M_1 作为Ⅳ期，而将第 6 版中 T_4N+M_0 及 $TanyN_3M_0$ 降期为Ⅱ、Ⅲ期。

就预后预测而言，有关第 6 版 TNM 分期系统与预后关系的报道较多。国内福建医科大学张祥福等报道 1972—2000 年 2613 例胃癌手术切除患者，其中ⅠA、ⅠB、Ⅱ、ⅢA、ⅢB 及Ⅳ期患者术后 5 年生存率分别为 91.1%、86.7%、51.1%、34.5%、29.1% 及 5.9%。中山大学肿瘤防治中心詹友庆等总结 1964—2004 年 1950 例行胃癌切除手术患者的预后资料显示，Ⅰ、Ⅱ、Ⅲ及Ⅳ期患者术后 5 年生存率分别为 86.8%、58.7%、28.4% 及 7.6%。两组资料在同一 TNM 分期内的 5 年生存率类似。国外 IGCSG 报道了 191 例ⅠA、ⅠB、Ⅱ、ⅢA、ⅢB 及Ⅳ期胃癌患者 D_2 根治术后的 5 年生存率，按第 6 版分期分析，分别为 92.5%、87.5%、60.0%、40.0%、20.0% 及 2.5%。荷兰一项比较 D_1、D_2 清扫术的多中心前瞻性临床研究的长期随访结果显示，380 例行 D_1 清扫术的ⅠA、ⅠB、Ⅱ、ⅢA、ⅢB 及Ⅳ期患者术后 5 年生存率分别为 41%、36%、15%、3%、0%、0%，而 331 例行 D_2 清扫术的ⅠA、ⅠB、Ⅱ、ⅢA、ⅢB 及Ⅳ期患者术后 5 年生存率分别为 53%、27%、33%、19%、10%、3%，两者生存虽有差异，然而尚未达到统计学意义。同时，该研究也表明，在同一分期内，不同的治疗方式是其预后不同的主要原因。

目前，有关对第 7 版分期系统在预后预测方面的报道较少，只有少数文献分析了新的胃癌分期系统与预后的关系。譬如，按第 7 版分期，美国 SEER 数据库 1991—2000 年 10601 例手术切除的胃癌患者的数据显示：ⅠA、ⅠB、ⅡA、ⅡB、ⅢA、ⅢB、ⅢC 及Ⅳ期患者术后 5 年生存率分别为 70.8%、57.4%、45.5%、32.8%、19.8%、14.0%、9.2% 及 4.0%。韩国 Ahn 等报道首尔国立大学医学院 1986—2006 年间行根治性切除的 9998 例胃癌患者预后资料，结果显示ⅠA、ⅠB、ⅡA、ⅡB、ⅢA、ⅢB 及ⅢC 期患者术后 5 年生存率分别为 95.1%、88.4%、84.0%、71.7%、58.4%、41.3% 及 26.1%，进一步分析表明，与第 6 版分期相比，新分期系统能更好地预测胃癌患者的术后生存情况，更好的体现分期与预后的一致性，从而为临床医师针对不同分期采取个体化治疗和提高胃癌疗效提供临床参考依据。中山大学肿瘤防治中心周志伟等学者通过统计 1994—2006 年 1503 例胃癌患者资料，分析了分期与预后的关系。按照第 7 版分期，ⅠA、ⅠB、ⅡA、ⅡB、ⅢA、ⅢB、ⅢC 及Ⅳ期患者术后 5 年生存率分别为 96.0%、82.4%、

79.0%、76.8%、54.2%、39.2%、26.6%及5.6%。其中 T 分期各亚组 5 年生存率分别为 T_1 96.6%、T_2 74.9%、T_3 62.6%、T_{4a} 39.6%、T_{4b} 23.4%，N 分期各亚组 5 年生存率分别为 N_0 75.3%、N_1 53.6%、N_2 39.9%、N_3 26.1%，M 分期各亚组 5 年生存率分别为 M_0 55.9%、M_1 5.6%。

通过对新旧分期进行对比，可以发现，在预测胃癌患者术后生存方面第 7 版分期较第 6 版更有意义，表现在：①第 7 版分期将第 6 版分期 6 个亚组（ⅠA、ⅠB、Ⅱ、ⅢA、ⅢB、Ⅳ期）细分为 8 个亚组（ⅠA、ⅠB、ⅡA、ⅡB、ⅢA、ⅢB、ⅢC、Ⅳ期）后，不同分期患者术后生存的差异性更为明显。②第 6 版分期中部分Ⅳ期（T_4N+M_0 及 $TanyN_3M_0$）患者比 Ml 患者预后更好，因此，第 7 版分期将该部分患者降期为ⅡB、ⅢA、ⅢB 及ⅢC 期，更能体现分期的均衡性。

由于 TNM 分期系统中 T 分期源于解剖学概念，M 分期亦具有明确的定义，故文献报道对 T 及 M 分期对于预后的影响意义分歧较少。在第 6 版 UICCT 分期中，T_2 分为 T_{2a}（肿瘤侵犯固有肌层）及 T_{2b}（肿瘤侵犯浆膜下层），然而在综合分期中，T_{2a} 及 T_{2b} 均按照 T_2 进行分组，如 $T_{2a}N_1$ 及 $T_{2b}N_1$ 均属于Ⅱ期。Wang 等学者分析了 2322 例行胃癌根治性切除病例资料，其中 T_2 期肿瘤 325 例，结果发现肿瘤浸润至 T_{2a} 者的预后优于浸润至 T_{2b} 者（$P=0.001$）。对至今年，第 7 版 UICC TNM 分期已应用于临床，其中对于 T 分期的定义就做了新的调整，将第 6 版中的 T_2 细分为 T_2 及 T_3，从而更好地预测患者预后。

近几年来，TNM 分期系统对于胃癌患者预后预测意义方面的研究焦点主要集中在 N 分期上。由于全球对于胃癌手术方式及淋巴结清扫方式尚不统一，如 D_1 清扫术、D_2 清扫术、D_2 ＋清扫术等，同时由于手术医师或病理医师对于淋巴结检出数目的差异等原因，其结果直接影响术后淋巴结检出数目及转移淋巴结的数目，从而导致"分期偏倚"现象。因此，近几年来关于淋巴结检出数目、转移淋巴结的数目以及淋巴结转移率（转移淋巴结数目/淋巴结检出数目）对胃癌患者预后影响意义文献报道较多。

有学者通过对 456 例根治性切除的胃癌患者的预后资料进行分析探讨淋巴结检出数目和转移淋巴结数目对胃癌患者预后影响，结果显示阴性淋巴结数目在 0～9 枚组、10～14 枚组及≥15 枚组术后 5 年生存率分别为 4.1%、30.7%及 74.8%，预后具有显著差异，提示阴性淋巴结数目在提高预测胃癌患者术后生存准确性方面具有重要意义。比较该组患者按第 5/6 版、第 7 版 UICC N 分期及第 13 版日本胃癌委员会（JGCA）N 分期后的预后情况，结果显示按第 5/6 版 UICC N 分期，N0、1、2、3 期患者术后 5 年生存率分别为 87.3%、58.6%、4.7%及 4.9%，按第 7 版 UICC N 分期，N0、1、2、3 期患者术后 5 年生存率分别为 87.3%、71.1%、44.1%及 4.7%，按 JGCA N 分期，N0、1、2、3 期患者术后 5 年生存率分别为 87.3%、39.7%、9.7%及 21.7%，多因素分析显示，三者中仅第 7 版 UICC N 分期为独立预后因素。此外，作者还将第 7 版 UICC N 分期中阳性淋巴结个数细分为 5 组，分别为 0 枚、1～2 枚、3～6 枚、7～8 枚及≥9 枚，各组患者术后 5 年生存率分别为 87.3%、71.1%、44.1%、10.0%及 3.9%，并认为该分类方法能更好地体现患者的预后情况。

关于淋巴结转移率，目前已有较多文献报道其与第 6 版 UICC N 分期对于患者预后准确性的比较。多数学者认为，相比第 6 版 UICC N 分期，淋巴结转移率更好地反映患者的预后及减少分期的偏倚。譬如，中山大学肿瘤防治中心詹友庆等总结了 906 例行胃癌 D_2 根治术的患者预后资料,并按照患者预后情况将淋巴结转移率分为 rN_0 0、rN_1 1%～9%、rN_2 10%～25% 及 rN_3>25% 四组,并比较该组患者按第 6 版 UICC N 分期及淋巴结转移率(rN)分期后的预后情况,结果发现对于检出淋巴结数目>15 及≤15 枚的患者,多因素分析显示 rN 分期(而非第 6 版 UICCN 分期)可作为独立预后因素,同时,当将淋巴结检出数目≤15 枚的患者按照淋巴结检出数目再细分为 1～3 枚、4～7 枚、8～11 枚及 12～15 枚四组并按照 rN 分期统计患者术后 5 年生存率时,发现该四组患者术后 5 年生存率无明显统计学差异,从而显示 rN 分期能从一定程度上降低分期偏倚,尤其对于那些淋巴结检出数目≤15 枚的患者。同样,Sun 等分析了 2159 例行胃癌 D_2 根治术的患者预后资料,按照患者预后情况将淋巴结转移率分为 rN_0 0、rN_1 1%～20%、rN_2 21%～50% 及 rN_3>50% 四组,并比较该组患者按第 6 版 UICC N 分期、JGCA N 分期及淋巴结转移率(rN)分期后的预后情况,结果发现:对于检出淋巴结数目>15 及≤15 枚的患者,按照第 6 版 UICC N 分期及 JGCA N 分期后的预后差异具有显著统计学意义,而在 rN 分期中两者差异无统计学意义,因此作者认为 rN 分期在淋巴结清扫数目或级别不充分的情况下能够起到降低分期偏倚的作用。同样,在主要行胃癌 D_1 根治术的国家如美国及部分西方国家,亦有报道认为淋巴结转移率分期能够降低胃癌 D_1 根治术后的分期偏倚现象,如 Maduekwe 等报道了 257 例行 D_1 根治术胃癌患者的预后资料,并比较了 rN 及第 6 版 UICC N 分期用于预测预后的准确性,结果同样发现对于检出淋巴结数目>15 及≤15 枚的患者,两组术后 5 年生存率在 rN 分期系统中无明显统计学差异,而在第 6 版 UICC N 分期系统中差异显著,同时多因素分析亦显示 rN 分期(而非第 6 版 UICC N 分期)可作为独立预后因素,从而表明淋巴结转移率分期同样能够降低胃癌 D_1 根治术后的分期偏倚现象。不过,目前关于比较 rN 分期及第 7 版 UICC N 分期用于预测胃癌患者预后的文献尚比较少见,中山大学肿瘤防治中心周志伟等总结分析了 1343 例行胃癌 D_2 根治术的患者资料,按照患者预后情况将淋巴结转移率(LNR)分别定为 0、1%～30%、31%～60% 及>60% 四组,并比较该组患者按第 7 版 UICC N 分期及 LNR 分期后的预后情况,结果发现 LNR 分期能更好地提示胃癌患者根治性切除术后生存情况;同时,基于浸润深度、淋巴结转移率及转移情况设计了一种肿瘤-比率-转移(TRM)分期系统,以此与第 7 版 UICC TNM 分期进行比较,结果发现相比第 7 版 AJCC/UICC TNM 分期,TRM 分期在各亚组组内同质性、各亚组组间差异性及各亚组斜度单调性方面更具优势。

当然,现行的 UICC TNM 分期系统仍有较多不足之处,如不能从生物学角度上反映肿瘤的特性。虽然 TNM 系统的基础理论已相当成熟,但相对于大多数肿瘤生物学特性来说过于简单。若将 TNM 分期的基本要素以及影响预后的重要因素相结合,将成为影响癌症患者的整体生存期的关键。众所周知,预后因素的定义是作为一个变量,可以解释与一种疾病预期的过程和结果相关的异质性。这一预后因素在预测特定癌症病人的未来中将起到重要作用。因此目前 TNM 分期面临的重要挑战是如何将目前正在使用或研究的非解剖性预后因素纳入其中,如病理类型、肿瘤大小、肿瘤部位、脉管癌栓、根治程度、梗阻、穿孔、结外浸润程度等,甚至可以考虑将肿瘤某些生物学特征如 CEA 等肿瘤标志物、微卫星不稳定、杂合性缺失、P53、DNA 拷贝数、VEGF 表达情况等等纳入分期系统中。

分期策略涉及原发肿瘤、患者、甚至环境因素等,涉及患者早期治疗和后续治疗的机会,因此,目前更新、更特殊的与分子诊断研究相关的预后因素正被引入到分期策略中。将来,传统的解剖分期将与分子标记物密切相关。T、N 和 M 连同其他预后因素将成为各种各样肿瘤列线图的初始数据,这些数据将被上传至互联网,帮助医生为患者提供正确的治疗方法。所有这些数据整合起来组成预后蓝本,与传统的解剖概念或多或少会有差别。该分期方法的前途取决于引入病理评估的新的诊断方法,尤其是术前临床和影像学方法。传统的 cTNM 和 pTNM 二分法必须融合成一个统一体,并且两者应该相辅相成,而所有这一切都将取决于能够改善医疗信息数据收集的科学方法。

人工智能的引进、概念结构内列线图的统一无疑将有助于改进人类对癌症的认识,并将给医生、患者和其他医疗工作者提供更准确的信息。肿瘤的生物学特性目前仍然是相对不确定的和难以捉摸的。我们还需通过研究肿瘤生物学特性来获得最终的预后信息。

二、胃癌的综合治疗原则

胃癌早期治疗以手术为主,这些年尽管外科手术仍然是胃癌治疗的主要手段,但总体的治疗模式已经发生了明显的改变:已经从一般的胃大部切除术进入以清除淋巴结为目的的根治术;从解剖学为基础的手术走向以解剖学、肿瘤生物学及免疫学为基础的手术;从只重视手术的安全性到根治性、安全性及功能性统一;从只重视切除肿瘤到以切除原发肿瘤及受侵器官,彻底清除区域淋巴结及杀灭腹腔脱落癌细胞的外科治疗;从单一的手术进入以围术期治疗加规范化手术的新的治疗模式。近年来,胃癌治疗最大的进展即是通过围术期治疗和辅助放化疗的综合治疗模式明显改善患者的生存。目前与胃癌分期变化相对应的治疗策略的制定更为细致、谨慎,然而由于缺乏足够的个体化治疗的相关数据,治疗策略调整值得进一步探讨。

(一)早期胃癌合理治疗的选择

日本胃肠内镜协会于 1962 年首先提出了早期胃癌(EGC)的概念,目的是为了早期发现并提高胃癌术后的 5 年生存率。早期胃癌系指癌组织局限于胃黏膜和黏膜下层,不论其面积大小,也不考虑其有无淋巴结转移。我国早期胃癌约占胃癌的 10% 左右,韩国为 30% 左右,日本则高达 50%～70%,这主要得益于早期诊断水平的提高及对高危人群普查的结果。一般认为胃癌早期亦可发生淋巴结转移,因此 D_2 根治术一直被作为早期胃癌的标准手术方式在国内外都取得非常良好的效果。随着早期胃癌分子生物学及临床病理学的深入研究,对早期胃癌淋巴结转移规律及生物学行为有了一定的认识。尤其是国际上很多中心报道早期胃癌术后患者 5 年生存期接近 90%,早期胃癌的治疗发生了很大的变化,即提出缩小胃切除和淋巴结清扫范围的手术,包括经内镜下黏膜切除术(EMR)、镜下黏膜下层切除(ESD)、腹腔镜下楔型切除术(LWR)和腹腔镜下胃内黏膜切除术(IGMR)、腹腔镜下胃癌根治术等。2010 年版的 NCCN 指南指出对于原位癌或局限于黏膜层(T_{1a})的 T_1 期胃癌可以考虑内镜下黏膜切除术,但要在有经验的治疗中心进行。

(二)进展期胃癌的综合治疗

在我国,早期胃癌患者比例仅占 10%,多数病人在确诊时就已属进展期。2010 年,NCCN 指南对可手术胃癌的治疗原则做出明确规定:对身体状况良好,有切除可能的胃癌患者,首选多学科评估,根据其临床分期,来决定是否需要行新辅助化疗或新辅助放化疗或直接手术治疗。因此,进展期胃癌的多学科综合治疗(MDT)是一种必然趋势。

MDT是以病人为中心的多学科治疗模式,它是由包括外科、化疗科、放疗科、影像科室、病理科、介入科、内镜科室等多个相关科室相互协作,通过集体讨论的形式来制定最佳治疗方案。

胃癌的多学科综合治疗中,目前最突出的问题亦即重点问题是新辅助治疗。对于新辅助治疗方案的选择,一般遵循以下3个原则:①尽可能选择有效率高的方案;②药物毒性小,减少对手术的干扰;③术前化疗时间不能太长,一般为2~4个疗程。新辅助化疗后如果多学科综合会诊后认为适合手术的患者:先由外科医生进行手术治疗,再根据病理学结果确定术后分期,进而决定后续的综合治疗方案;不宜手术的患者,先进行化疗,定期复查并评估疗效。如果肿瘤缩小再进行多学科会诊,若判断可行手术则转手术治疗,若化疗2~3个疗程后仍然不能手术,则继续接受化疗。

1.手术 进展期胃癌患者5年生存率不到30%。对于进展期胃癌较为统一的认识是根治性切除术要求切除2/3以上胃及D_2淋巴结清扫术。淋巴结清扫范围要求至少检查15个或更多淋巴结。

2.围术期治疗

(1)围术期化疗:进展期胃癌即便是行根治性手术,其局部复发率也可达50%以上。化疗是进展期胃癌综合治疗的重要手段之一。包括新辅助化疗和术后辅助化疗。

1)新辅助化疗:新辅助化疗的作用:①缩小肿瘤达到降期以提高手术切除率。②消除潜在的微小转移灶,降低术后转移复发的可能。③剔除不宜手术治疗的患者,比如部分生物学行为差的胃癌,肿瘤进展迅速,辅助治疗期间即可出现局部广泛浸润和远处转移,这类患者即便行手术切除也很快复发。④体内药敏试验,判断肿瘤对化疗药物的敏感程度,作为术后化疗方案选择的依据。目前认为的胃癌新辅助化疗应用原则为:对于可能根治性切除的局部进展期癌,目的在于控制复发风险较高人群的微小转移灶。具体的适应条件为临床分期Ⅱ~ⅢC期($cT_{3\sim4}$,$cN_{1\sim2}$),推荐方案包括ECF(Epirubicin+CDDP+5FU)及ECF的改良方案。

2)辅助化疗:辅助化疗是指根治性切除术后为防止微小残留癌灶造成的复发或转移而进行的辅助化疗。美国的INT0116试验与英国的MAGIC研究分别证明了术后5FU/LV联合放疗以及ECF方案用于术前/术后辅助化疗的有效性,但二者的疗效均低于日本报告的总体疗效。2007年日本报道的胃癌TS-1辅助化疗试验(ACTS-GC)证实胃癌患者D_2术后接受S1辅助化疗可降低死亡风险。2011ASCO年会上报道了CLASSIC研究的结果,显示与术后观察组相比,Ⅱ、Ⅲa或Ⅲb期胃癌患者术后接受XELOX方案(卡培他滨+奥沙利铂)化疗,3年无病生存期(DFS)提高14%,提示XELOX方案可以作为胃癌D_2术后辅助化疗的标准方案。

(2)围术期放疗:胃癌是一种对放射线并不敏感的肿瘤,而胃的邻近器官肝、胰、肾等对放射线较敏感,因而限制了放射治疗在胃癌中的应用。作为综合治疗的手段之一,放疗可配合手术提高根治率,有助于消灭术野中的亚临床转移灶,以及残留或复发胃癌的姑息治疗。术前诱导化疗继以化放疗可以产生明显的病理缓解,使患者的生存时间延长。INT0116试验观察了556例胃癌患者分别进行单纯手术对比术后联合放化疗(5-FU/LV+45Gy放疗)的疗效,结果显示术后放化疗可延长患者生存,此后,术后放化疗方案在美国一直成为标准治疗。但从 INT0116 研究的 10 年随访结果来看,除低分化腺癌患者以外的其他亚组疗效有限。韩国 Kim 等人将 INT-0116 的试验在韩国进行了重复,并进行了分层分析,证明对于术后病理分期为 $T_{1\sim2}N_0$ 者行辅助放化疗无意义,仅对 $T_{3\sim4}N_0$ 或者 $T_{1\sim4}N$ 阳性者方可延长生存和减少局部复发。亚洲国家 D_2 根治术的比例远远高于欧美国家,这可能是术后放疗在我国没有得到普及的原因。

"手术＋围术期治疗"这一新的治疗模式已经登上胃癌治疗的大舞台。是进展期胃癌的主要治疗方式。随着医疗技术的发展,新的技术逐渐应用于临床,只有积极运用循证医学的方法,结合各种治疗方法的长处对胃癌病例进行综合治疗,才能最终达到改善患者预后及提高生活质量的目的。

(三)复发或转移性胃癌患者的姑息治疗

最近的几项 meta 分析比较了化疗和最佳支持治疗对晚期胃癌患者的疗效,结果显示化疗可以提高 1 年生存率,并改善生存质量。AIO 的一项 III 期随机临床研究,对伊立替康和最佳支持治疗用于晚期胃癌二线治疗进行比较,结果显示伊立替康较最佳支持治疗显著延长总生存期,123 天 vs.72.5 天。姑息治疗包括化疗、临床试验或最佳支持治疗。如果患者 KPS 评分＜60,或 ECOG 评分＞3 分,可只给予最佳支持治疗。如果体力状况较好(KPS≥60 分或 ECOG 评分＜2 分),则可选择最佳支持治疗联合化疗或参加临床试验。

V325 试验证实了以多西他赛为基础的三药联合方案用于转移性胃癌中的疗效,但三药联合的毒副作用较大,一系列改良方案的研究包括两药联合方案,周剂量给药方法以及以紫杉醇为基础的联合方案,均显示了更好的安全性和类似的疗效。ML17032、REAI2 等试验证实了卡培他滨联合顺铂、ECF 及其改良方案的疗效和安全性。其他临床试验对奥沙利铂联合氟尿嘧啶类药物、伊立替康联合顺铂以及氟尿嘧啶类口服单药的方案也进行了评价,在晚期胃癌中均有一定疗效,均可用于治疗转移性或局部晚期或复发性胃癌。总体上来说,ECF 或其改良方案以及 DCF 方案为 I 类推荐方案,对于经标准方法确定为 HER-2 阳性的晚期胃或胃食管结合部腺癌患者,顺铂加卡培他滨或 5-氟尿嘧啶进一步联合曲妥珠单抗为 2A 类推荐。DCF 改良方案及其他方案为 2B 类推荐。

(四)随诊制度

胃癌患者治疗结束后应接受系统的随访,第 1～3 年每隔 3～6 个月复查 1 次,第 3～5 年每半年复查一次,以后每年复查一次。随访内容包括全面的病史询问和体格检查。同时根据临床情况进行血常规、生化常规、肿瘤指标、影像学或内镜检查。对于接受全胃切除的患者应常规服用叶酸和维生素 B_{12}。

所有胃癌根治术后患者或 T_{1a}/Tis 期患者行 EMR 或 ESD 治疗后,均应常规检测幽门螺杆菌(HP)感染情况。如检测结果为阳性,无论患者有无相关症状,均应接受清除 HP 的治疗。

(五)总结

目前唯一有可能治愈胃癌的方法是胃癌根治性切除术,但大部分患者发现时已经是进展期,对于进展期胃癌和有淋巴结转移的早期胃癌单靠外科手术不能获得最好的疗效。因此,胃癌总的治疗原则应采取以手术为主的综合治疗模式。对于能手术的早期胃癌患者,若无淋巴结转移者,根治术后不做辅助治疗,有淋巴结转移者,需辅以化疗;对于进展期胃癌患者,评价若可切除者可直接手术,或为提高 R0 切除率可以考虑术前化疗,进展期胃癌术后均应做辅助化疗或(和)放疗;对于不能接受手术或肿瘤未能切除的局部晚期或远处转移或术后复发者,视患者全身状况选用联合化疗,辅以对症支持治疗,治疗后肿瘤缩小,患者一般状况好转,经多学科会诊若能手术还能考虑手术。

三、胃癌的辅助和新辅助治疗

(一)胃癌辅助治疗

手术是目前胃癌唯一可能治愈的手段。但 Ⅱ 期或 Ⅲ 期患者即使接受根治术后仍有 60% 的机会复发。Ⅰ 期胃癌的 5 年生存率约为 58%~78%,Ⅱ 期大约 34%,全部胃癌患者的 5 年生存率大约 20%~30%。因此,在过去的半个世纪里,人们进行了大量的临床试验,试图通过术后辅助治疗来提高胃癌的远期生存。

1.丝裂霉素(MMC)的研究 在 20 世纪 60 年代,日本学者即开始了对胃癌术后辅助化疗的研究。Imanaga 等在 1977 年率先报告了 MMC 对 528 例胃癌的研究结果。单纯手术观察组 283 例,术后接受 MMC 单药化疗组 242 例。辅助化疗组的 5 年与 8 年生存率分别为 67.8% 和 63.6%,均明显高于单纯手术组的 54.3% 和 53.9%。从此直至 20 世纪末,MMC 一直作为胃癌术后辅助化疗的主要药物之一,对单药 MMC 或含 MMC 的联合方案进行了大量的研究。

1991 年 Estape 等报告了西班牙采用单药 MMC 作为胃癌术后辅助化疗的 10 年随访结果,辅助化疗组 33 例,术后给予 MMC $20mg/m^2$,每 6 周 1 次,共 4 次,对照组 37 例,结果显示两组的 5 年生存率分别为 76% 和 30%($P<0.001$)。

Ochiai 等采用 MMC/FU/Ara-C + tegafur 联合化疗与单纯手术治疗进行比较,5 年生存率分别为 36% 和 31%($P=0.05$)。Maehara 等采用 MMC/FU/PSK(蛋白多糖,一种免疫增强药物)作为术后辅助化疗,5 年生存率为 56.9%,显著高于单纯手术组的 45.7%($P=0.03$),提示将 MMC 与氟尿嘧啶类药物联合应用较单药 MMC 具有一定的优势。

Coombes 等 1990 年报告了国际协作癌症组(ICCG)的研究成果。共 315 例患者入组,对其中 281 例进行了分析。患者术后 6 周随机给予 FAM 方案(5-氟尿嘧啶+多柔比星+丝裂霉素)化疗或观察。中位随访 68 个月,复发率分别为 56% 和 61%,5 年生存率分别为 45.7% 和 35.4%,未显示出统计学差异。亚组分析发现,对 T_3、T_4 患者,辅助化疗显示出一定的生存受益($P=0.04$)。随后欧洲癌症研究和治疗机构(EORTC)和西南肿瘤组(SWOG)的研究结果也显示胃癌根治术后给予 FAM 方案辅助化疗未能获得明显的生存优势。

2002 年韩国学者 Chang 等对 416 例 Ⅰ B~Ⅲ B 的胃癌根治术后患者随机给以 FAM 方案、5-FU/MMC 方案和单药 5-FU,术后 5 周开始化疗,结果 5 年生存率和无复发生存率在 3 个治疗组中类似,提示与单药 5-FU 相比,5-FU 联合 MMC 或(和)ADM 并无显著意义。

尽管若干研究的结果存在一定的争议性,但 MMC+氟尿嘧啶类药物还是受到人们的关注。日本癌症研究会在 1994 年对 10 个既往辅助化疗的随机研究进行了 meta 分析,显示以

MMC 联合氟尿嘧啶类药物可显著提高胃癌患者术后的生存期（OR0.63,95％CI0.51～0.79,P<0.01），因此，在此后的 10 多年间，该方案成为许多亚洲国家的术后标准辅助化疗方案。

2.5-FU＋DDP 的研究　在一项非随机对照的研究中，给以 DDP 20mg/m²，连续 5 天，同时给以 5-FU 800mg/m² 连续 5 天，VP-16 100mg/m² 第 1、3、5 天，21 天为 1 个周期，共 3 个周期。50 例 Ⅱ～ⅢB 期的胃癌患者，中位无复发生存期为 48 个月，中位生存期为 62 个月，5 年生存率 54％，主要毒性为轻度的白细胞下降、恶性、呕吐和脱发，研究结果提示该方案具有一定的应用前景。

一项Ⅲ期随机临床研究纳入 205 例患者，其中单纯手术组为 104 例，101 例给以术后 FUP方案（5-FU/DDP/LV），两组患者的 5 年生存率均为 39％，但在这个研究中，54％的患者因为不良反应未能完成预期的 9 个化疗周期。因此，尚不能得出肯定结论。

Macdonald 等于 2001 年报告了一项多中心、随机Ⅲ期临床研究（INT0116 研究）。该研究的人组对象为 T_3、T_4 和（或）淋巴结阳性的胃或胃食管结合部腺癌患者，在接受了切缘阴性的手术切除后，603 例患者随机分为观察组和联合化放疗组，化放疗组治疗方案：首先给以 5-FU 425mg/m²，d1～d5；LV 20mg/m²，d1～d5，然后局部放疗 5 周，共 4500cGY，放射野包括肿瘤原发部位、区域淋巴结和距切缘 2cm 的范围，放疗结束后继续化疗 2 个周期。结果显示以局部复发为首次复发的比例在联合化放疗组明显降低（19％ vs. 29％），中位生存期明显延长（36 个月 vs. 27 个月），3 年无复发生存率（48％ vs. 31％）和总生存率（50％ vs. 41％，P＝0.005）显著提高。中位随访时间超过 10 年时，接受术后同步放化疗的 ⅠB～Ⅳ期（M_0）胃癌患者仍然存在生存获益，且没有观察到远期毒性的增加。尽管该研究获得了重要成果，但仍有许多方面受到人们的质疑，主要包括：①手术方式，缺乏对手术质量的严格控制。在本研究中，54％的病例接受 D_0 手术，36％为 D_1 手术，只有 10％患者接受 D_2 切除，提示手术的非彻底性严重影响了术后的生存状态，也对术后辅助治疗效果的判定产生负面的影响。D_2 根治术与 D_0/D_1 术后复发和转移模式不同，美国报道常规施行 D_0/D_1 胃癌根治术后残胃及手术野淋巴结复发率高达 72％之多；荷兰报道 D_1 根治术后术野局部复发导致的病死率高达 36％，而 D_2 根治术则降至 27％。日本、韩国和中国的临床随访资料中 D_2 根治术后残胃或区域性淋巴结复发仅占 25％左右，而且以腹膜播散及淋巴结转移为主，这些临床观察结果说明，D_2 根治术后局部复发并非主要的远期生存影响因素，术后放化疗是否会改善 D_2 根治术后患者的远期生存仍有待探索。但对于 D_0/D_1 术后患者，仍应采用术后放化疗。②5-FU 的用药方式。目前持续性静脉滴注 5-FU 无论在疗效提高还是不良反应的下降方面均具有明显的优势性，已经获得共识，但该方案则是采用静脉推注方式，不符合 5-FU 的主流用药方式。③辅助治疗方案的可行性。只有 66％的患者完成了预定治疗计划，提示该方案的依从性尚需进一步完善。④放疗技术和放射野的设定。在 INT0116 研究中，较少采用 CT 规划进行更准确的放射靶区定位，而且采用了传统的平行对穿模拟照射方式，与目前的新技术有很大的差异性。因此，尽管美国关于胃癌术后辅助治疗的决策主要根据 INT0116 的研究结果确定，并将该方案作为美国标准的胃癌术后治疗方案，但其他国家的学者仍持谨慎的态度。

2005 年 Bouche 等报告了法国一个多中心Ⅲ期随机临床研究，比较了 FP 方案对 278 例Ⅱ～Ⅳ期（无远处转移Ⅳ期）胃癌患者术后辅助化疗的价值。术后辅助化疗分为 2 个阶段：第 1

阶段在术后 14 天开始,每天给予 5-FU 800mg/m²,持续滴注 5 天;如果未发生 4 度不良反应则进入第 2 阶段,给以 4 个周期的 FP 方案,包括每天 5-FU 1000mg/m²,持续 5 天输注,DDP 100mg/m²(>1 小时),第 2 天。单纯手术组 133 例,化疗组 127 例,化疗组中ⅢA~Ⅳ期患者的比例明显高于单纯手术组(P=0.01)。中位随访 97.8 个月,结果显示化疗组和单纯手术组的 MST、DSF 以及五年生存率分别为 44.8 个月 vs. 42.1 个月,46.6% vs. 41.9%,36.4 个月 vs. 28.5 个月,均有提高的趋势,但未能产生统计学意义,可能原因是化疗组患者的临床分期明显比手术组晚,因此术后辅助化疗的价值或许并未充分显示出来。根据多因素 Cox 分析,与手术组相比辅助化疗可使总生存和无病生存期的风险分别下降 26% 和 30%,进一步分层分析显示,受侵淋巴结与切除淋巴结数量之比与患者的预后以及术后辅助化疗的受益密切相关,比值≤0.3 者,预后明显优于>0.3 的患者,而比值>0.3 的患者,辅助化疗受益最大。

Ⅲ期临床研究(ARTIST)对胃癌 D2 术后分别进行辅助放化疗(卡培他滨、顺铂联合放疗)和辅助化疗(卡培他滨联合顺铂),研究终点为 3 年无病生存率,结果显示在卡倍他滨-顺铂基础上联合放疗,未进一步改善患者的无疾病生存期。

3.5-FU+DDP+蒽环类药物的研究　　在 20 世纪 90 年代,5-FU 持续滴注(CIV)的用药方式引入晚期胃癌的治疗,其中 ECF 方案的问世受到人们极大的重视。ECF 方案的组成为:EPI 50mg/m²,DDP 60mg/m² 均每 3 周 1 次静脉注射,同时给予 5-FU 200mg/(m²·d)CIV 连续 3 周应用。对晚期胃癌的Ⅱ期研究获得了令人鼓舞的疗效,成为目前英国和一些欧洲国家晚期胃癌的标准化疗方案。

对于 ECF 方案在胃癌辅助治疗中的价值也引起学者的极大关注。2003 年 Allum 等报告了 ECF 方案作为胃癌术后辅助化疗研究(MAGIC 研究)的中期结果,503 例胃癌患者随机分为两组,一组进行围术期化疗和手术(治疗组,250 例),先给以 3 周期 ECF 化疗然后手术,术后再行 3 周期 ECF 化疗,另一组单用手术治疗(观察组,253 例)。每组患者中,74% 为胃癌,14% 为低位食管癌,11% 为胃食管结合部癌。88% 的患者完成了术前化疗,56% 进入术后化疗,40% 完成了预计的全部 6 周期化疗。围术期化疗组 T_1 和 T_2 期患者比例较高,为 51.7%,而单纯手术组为 36.8%。围术期化疗组患者的 5 年生存率为 36%,单纯手术组为 23%。DFS 的 HR 为 0.70(95% CI=0.56~0.88,P=0.002),OS 的 HR 为 0.08(95% CI=0.63~1.01,P=0.06)。化疗组手术根治率 79%,观察组为 69%(P=0.02)。术后并发症均为 46%,术后 30 天内死亡率分别为 6% 和 7%。提示以 ECF 方案为围术期化疗可以显著改善可切除胃癌和低位食管癌患者的无进展生存和总生存。2005 年对该研究的追踪报告显示,治疗组和观察组的 MST 分别为 24 和 20 个月(HR=0.75,95% CI=0.60~0.93,P=0.009),PFS 也显著延长(HR=0.66,95% CI=0.53~0.81,P=0.0001)。基于以上研究,NCCN 指南推荐对于术前进行了 ECF 方案(或其改良方案)新辅助化疗的患者,术后推荐按照 MAGIC 研究流程进行 3 个周期 ECF(或其改良方案)辅助化疗。但对于术前未接受 ECF 或其改良方案新辅助化疗的患者,术后是否应该接受辅助化疗,则长期存在争议。

2007 年 DeVita 等报告了应用 ELFE 方案(EPI/LV/5-FU/VP-16)在胃癌辅助治疗中的状况。南意大利 6 个中心共入组 228 例,手术组 113 例,化疗组 112 例。术后给以 EPI 60mg/m²,第 1 天;5-FU 375mg/m²,第 1~5 天;LV 100mg/m²,第 1~5 天;VP-16 80mg/m²,第 1~

3 天。3 周重复，共 6 周期。中位随访 60 个月，手术组 5 年生存率 43.5%，化疗组 48%，DFS 分别为 39% 和 44%，均无显著差异。分层分析显示，淋巴结阳性者辅助化疗可能会获得较大受益，5 年生存率化疗组为 41%，对照组为 34%，相对风险下降 16%，但未能达到统计学意义（HR 0.84，95% CI：0.69～1.01，P＝0.068），5 年 DFS 分别为 39% 和 31%，相对风险下降 14%，具有较弱的统计学意义（HR 0.88，95% CI：0.78～0.91，P＝0.051）。

2007 年 Cascinu 等报告了采用 PELFw 方案（DDP/EPI/5-FU/LV）在胃癌辅助治疗中的一个多中心、前瞻性随机对照研究的Ⅲ期结果。共入组 397 例，对照组 196 例，术后给以 5-FU 375mg/m²，IV，第 1～5 天；LV 20mg/m²，IV，第 1～5 天，每 28 天重复，共 6 周期。治疗组 201 例，给以 DDP 40mg/m²（30 分钟），5-FU 500mg/m²（15 分钟），LV 20mg/m²，EPI 35mg/m²，均每周 1 次静脉注射，共 8 周。对照组有 77% 完成预期计划，治疗组为 72%。中位随访 54 个月，结果无论生存率还是 DFS，两组均无显著差异，而且两组复发、转移类型也类似。

4.口服氟尿嘧啶类药物的尝试　在 20 世纪 80 年代末期，日本临床肿瘤组（JCOG）开始对口服氟尿嘧啶类药物在胃癌辅助化疗中的价值进行研究，目的是探索常规静脉化疗后给予口服氟尿嘧啶类药物是否会提高胃癌患者术后的生存。其中 2 项重要的研究分别为 JCOG8801 和 JCOG9206 研究。

在 JCOG8801 研究中，目的是观察对原发病灶为 T_1、T_2，浆膜阴性患者术后辅助化疗的意义。对照组 288 例，化疗组 285 例。化疗方案为 MMC 1.4mg/m²＋5-FU 166.7mg/m²，每周 2 次静脉注射，连续应用 3 周；然后口服 UFT 300mg/天，连续 18 个月。平均随访 72 个月，化疗组与对照组相比，总的 5 年生存率分别为 85.8% 和 82.9%（P＝0.17），对 T_1 和 T_2 患者进行分层分析也没有发现生存获益。因此作者认为对胃癌术后 T_1、T_2 患者，辅助化疗无意义，同时建议在今后的研究中不宜再纳入 T_1 患者。

JCOG9206 研究包括 252 例患者，入组条件与 JCOG8801 类似，化疗方案为 MMC 与 5-FU，用法和剂量与 JCOG8801 基本相同，但加入 Ara-C 13.3mg/m²，每周 2 次静脉注射，连续使用 3 周；然后口服 5-FU 134mg/d，连续 18 个月。研究证实，长期口服 5-FU 对复发率和生存率均无显著影响。

S-1 是替加氟（5-FU 的前体药物）、5-氟-2,4-二羟基吡啶（CDHP）和氧嗪酸的复合物，是一种新型口服氟尿嘧啶类药物。日本一项大型随机Ⅲ期临床试验（ACTS-GC）评价了扩大淋巴结清扫（D_2 切除）的胃癌切除（R_0 切除）术后用 S-1 进行辅助化疗治疗Ⅱ期（剔除 T_1 期）或Ⅲ期胃癌的效果。1059 例患者随机接受手术及术后 S-1 辅助化疗或单纯手术治疗。S-1 治疗组的 3 年总生存率为 80.1%，单纯手术组委 70.1%。S-1 组的死亡风险比为 0.68。S-1 组的不良反应较轻，仅为恶心、呕吐、食欲减退和轻度血液学毒性。这是首次在临床研究中显示术后辅助化疗对 D_2 切除术后的日本患者存在优势，而在日本临床肿瘤组（JCOG8801）早期进行的一项随机研究（579 例患者）中，D_2 切除术后 UFT（尿嘧啶和替加氟的复方制剂）辅助化疗并没有显著的生存优势。

2011 ASCO 年会上报道了 CLASSIC 研究的结果，这是迄今为止规模最大的专门针对亚洲人群的胃癌辅助治疗研究。该研究入组患者为可切除的Ⅱ、Ⅲa 或Ⅲb 期胃癌患者，先前未接受过放化疗，手术后随机分为 2 组，一组接受 xelox 方案（卡培他滨＋奥沙利铂）化疗，另一组观察。主要研究终点是 3 年 DFS。结果显示,化疗组 3 年 DFS 为 74%,较观察组的 60% 提高了 14%。该项研究还证实,XELOX 方案打破了传统辅助化疗在年龄及肿瘤分期上的局限,对可手术的胃癌患者具有良好的有效性和安全性,可以作为胃癌术后辅助化疗的标准方案。

5.胃癌术后辅助化疗的 Meta 分析 近年来,有几项大的 Meta 分析试图解决术后辅助化疗的问题,但这些 Meta 分析在采用的方法、选择的化疗方案方面存在许多的差异。

1993 年 Hermans 等首次对 1980 年到 1991 年的 11 个随机研究进行了 meta 分析,将胃癌术后辅助化疗与单纯手术进行比较,发现仅有较小的生存获益(OR=0.88,95% CI=0.78~1.08)。

第二个 meta 分析是由 Earle 和 Maroun 于 1999 年报告。该研究完全选择来自非亚洲国家的 13 个随机研究进行综合分析,结果显示术后辅助化疗能够产生接近于统计学意义的、较小的生存获益(OR=0.80,95% CI=0.66~0.97),而且进一步提示对术后淋巴结阳性的患者辅助化疗的意义明显提高。

Mari 于 2000 年对全球 20 个随机研究进行了 meta 分析,共包括 3658 例。结果表明,辅助化疗可使死亡风险下降 18%(OR=0.82,95% CI=0.75~0.89,JP=0.001),并且发现根据病期的不同,绝对收益率为 2%~4%。

Janunger 于 2002 年报告了汇总了全球 21 个随机研究,共 3962 例的 meta 分析结果。总体而言,辅助化疗可产生较小的生存获益(OR=0.84,95% CI=0.74~0.96)。然而如果将亚洲和西方的研究分别进行归纳分析则可发现,仅仅是在亚洲试验组获得较大的受益(OR=0.58,95% CI=0.44~0.76),而西方的研究未能获得受益的证明(OR=0.96,95% CI=0.83~1.12)。

2008 年公布了两项 meta 分析,纳入的临床随机试验以及病例数分别为 15 项、3212 例和 23 项、4919 例。结果显示,与单独手术相比,术后进行辅助化疗的 3 年生存率、无进展生存期和复发率均有改善趋势。2009 年最新公布的一项纳入 12 项随机临床研究的关于胃癌 D_1 以上根治术后辅助化疗的 meta 分析结果显示,术后辅助化疗较单独手术可降低 22% 的死亡风险,由于该分析中仅 4 项为日本研究,其余 8 项为欧洲研究,纳入标准严格,除外仅含 T_1 期患者和进行 D_0 手术的研究,与目前临床实践相符,结果较为可信,更具有指导意义。因此,对于术前未接受 ECF 或其改良方案新辅助化疗的 Ⅱ 期/Ⅲ 期患者,中国专家组认为术后仍应接受辅助化疗。

尽管几项 Meta 分析均显示出较小的边际获益,但目前大多数胃癌辅助化疗的个体研究是阴性结果。可能的原因包括:①与其他实体瘤如大肠癌、乳腺癌术后辅助化疗的研究相比,许多临床试验入组例数较少,会影响到胃癌术后辅助化疗价值的判定。②各个体的研究在入组病例的特点、入组的标准方面有较大的差异。尤其是目前标准手术方式仍缺乏共识,包括对淋巴结的清扫范围,这必然会影响到术后辅助治疗的结果。因此,在今后的研究中有必要进行严格的入组标准控制和严格的分层分析。③辅助化疗方案的选择也是一个重要的因素。由于对晚期胃癌的化疗方案一直处于不断地探索研究中,因此在胃癌术后辅助化疗方案的选择方面也呈现多样性,影响到术后辅助化疗意义的判定。目前的研究报告大多采用较老的化疗方案,随着在晚期胃癌中新化疗方案的问世,辅助化疗的结果会得到一定的改善。

总之,胃癌的发病率在全球范围内仍属前列,由于术后复发、转移率较高,预后较差,术后辅助治疗仍然是一个重要的研究课题。从术后辅助化疗的角度而言,尽管已经历了数十年的研究,一些随机研究和 meta 分析也显示出一定的优势性,但目前仍处于探索阶段。通常辅助化疗的发展总是落后于晚期肿瘤的姑息化疗。目前晚期胃癌的化疗有了明显的进步,一些新的化疗药物包括紫杉类、喜树碱类、草酸铂等对晚期胃癌显示出令人关注的疗效,新联合化疗方案如 DCF 方案(多西紫杉醇＋DDP＋5-FU)、EOX 方案(EPI＋草酸铂＋卡培他滨)以及靶向药物赫赛汀等在许多Ⅱ、Ⅲ期临床试验中表现出比既往方案更为优越的疗效。随着这些新方案在晚期胃癌应用的日益成熟,将会逐渐进入辅助研究计划,或许会在一定程度上有助于改善目前术后辅助化疗的状态。另外,作为肿瘤治疗学中的一个重要领域,分子靶向治疗将会在胃癌的治疗中发挥越来越重要的作用,因而对分子学预后预测因素、分子学疗效预测因素的准确分析判定,将会成为胃癌治疗研究中的一个重要方面,将会对胃癌的个体化治疗无论是晚期还是辅助都会产生巨大的影响。

(二)新辅助化疗

胃癌新辅助化疗,又称术前化疗,主要目的在于缩小肿瘤,提高手术切除率,改善治疗效果。新辅助化疗的方案主要来自晚期胃癌化疗的经验,早期多以 5-FU 及 DDP 为主,如FAM、EAP、ECF、ELF、FAMTX 等,上述化疗方案新推出时疗效虽然较好,但结果常常不能重复。近年来在胃癌化疗领域有较多发展,如 5-FU 的持续灌注、化疗增敏剂的使用、新型药物的出现、与放疗的结合等,为胃癌新辅助化疗提供了新的希望。

1.胃癌新辅助化疗原则　胃癌新辅助化疗是在术前进行的化疗,期望通过化疗使肿瘤缩小,利于外科完整切除。所用化疗药物必然要选择对胃癌有较好疗效的药物,中晚期胃癌患者治疗的经验是必不可少的。而借鉴晚期胃癌治疗经验的同时,还要掌握几个原则:①不要一味追求化疗的有效而延误手术切除的时机,新辅助化疗的目的是为手术创造条件。②胃癌化疗药物是个动态选择的过程,目前没有金标准,多选择晚期化疗有效的药物。③胃癌新辅助化疗的适应证仍然以局部进展期的胃癌患者较为合适,出现远处脏器转移和腹腔广泛转移的患者即便肿瘤缩小也很难进行根治性手术,而病变较早的患者则容易因为化疗无效而失去最好的手术机会,因此需要个体化判断。一般的胃癌新辅助化疗的临床试验多纳入经病理证实的进展期(Ⅱ、ⅢA、ⅢB、ⅣM₀,TNM 分期,UICC,1997)胃癌患者,有客观可测量的病灶便于评价效果,患者的其他脏器功能可以耐受化疗,并且要获得患者的充分知情同意。

2.胃癌术前分期　胃癌新辅助化疗效果的评价是和胃癌治疗前后分期的准确判断密不可分的。目前国际通用的胃癌分期 UICC/AJCC 的 TNM 分期系统是以病理结果为基础的,在胃癌新辅助化疗中使用受到很大限制。无论超声、CT 还是 EUS 都无法准确地检测出淋巴结的数目,更无法确定有无转移,所以目前的分期主要是通过肿瘤侵犯深度的改变、肿大淋巴结缩小的程度来判断治疗有无效果,随着 EUS、CT、PET-CT、磁共振(MRI)及腹腔镜等诊断性检查手段使临床分期有了很大的改进。

体表超声能较清晰的显示胃壁的五个层次,表现为三条强回声线和两条弱回声线相间排列。因此根据肿瘤占据胃壁回声的范围和深度可以确定肿瘤浸润的深度。EUS 可用于评估肿瘤浸润深度,其对肿瘤 T 分期和 N 分期判断的准确度分别达到 6%～92%和 50%～95%。

Bentrem 等报告 225 例胃癌患者内镜超声检查 T 分期和 N 分期的准确性分别为 57% 和 50%。经腹超声对于胃癌浸润深度的判断不如超声内镜,但在对胃癌淋巴结转移的判断方面经腹超声显然要比内镜超声有优势,EUS 探测深度较浅,传感器的可视度有限,因此 EUS 用于评估远处淋巴结转移的准确度并不满意。而经腹超声的探测范围较广泛,定位相对准确。超声判断淋巴结是否转移的依据主要是淋巴结的大小、形状和回声特点。将超声内镜和经腹超声有机地结合起来,可以有效地提高胃癌患者的治疗前分期。

　　CT 判断胃周淋巴结的转移与否主要依据其大小、密度等。周围脂肪较多和血管走行容易判断的淋巴结容易显示。一般来讲,随淋巴结直径增加,转移率明显升高。当增大淋巴结为蚕食状、囊状、周边高密度中心低密度、相对高密度及花斑状或呈串珠状排列、对血管产生压迫和肿块状增大者需考虑为转移。CT 扫描对肿瘤 T 分期的准确度已达到 43%～82%。弥漫型和黏液性病变在胃癌中常见,但由于其对示踪剂的浓聚水平较低,导致 PET-CT 的检出率较低。在区域淋巴结受累的检测中,尽管 PET-CT 的敏感性显著低于 CT(分别为 56% 和 78%)。在术前分期方面,PET-CT(68%)的精确度高于 CT(53%)或 PET(47%)。最近的报告显示用 PET 对于胃癌的检测和术前分期并不能提供充分的诊断信息,但德国学者报告 FDG-PET 的改变可早期识别化疗不敏感患者,其阴性预测值为 88%～95%,65 例局部进展期的胃癌患者在化疗前以及化疗后 14 天分别接受 FDG-PET 检查,原发肿瘤代谢活性减低 35% 以上者定义为化疗敏感者,化疗敏感者病理组织学有效率高达 44%,3 年生存率可达到 35%,多因素分析发现 FDG-PET 可预测 R_0 切除后的胃癌复发,但由于目前报告病例数目尚少,尚需要积累资料才能得出结论。

　　有关胃癌腹膜种植的术前诊断一直较为困难。随着微创外科的逐渐发展,腹腔镜应用逐渐增多,使腹腔镜探查结合腹腔游离肿瘤细胞的检测成为一种可行的手段。腹腔镜能够发现其他影像学检查无法发现的转移灶。Sloan-Kettering 癌症中心的一项临床研究对 657 例可切除的胃腺癌患者进行了为期 10 年的腹腔镜探查随访,发现有 31% 的患者出现远处转移。日本学者通过 100 例胃癌患者的资料,发现其中 44% 原分期偏早,而 3% 分期偏晚。21 例术中发现腹腔积液,27 例无腹腔积液的患者发现游离癌细胞。在德国的一项研究中也报告腹腔镜探查可发现 50% 的患者分期偏早。腹腔镜探查的局限性在于仅能进行二维评估,对肝转移及胃周淋巴结转移的评估作用有限,而且是有创性诊断手段。NCCN 指南不同机构对使用腹腔镜分期的适应证仍存在差异,在某些 NCCN 指南机构中,腹腔镜分期用于身体状况良好并且肿瘤潜在可切除的患者,尤其是考虑使用同期放化疗或手术时。对于身体状况较差的患者,在考虑放化疗联合时也可考虑使用腹腔镜分期。

　　3.新辅助化疗的疗效　　一般认为,新辅助化疗的有效率为 31%～70%,切除率相差较大(40%～100%),中位生存期 15～52 个月。事实上,对于胃癌的新辅助化疗,由于随机前瞻性的临床对照试验相对较少,限制了对此问题的准确评价。

　　2003 年 Allum 等报告 ECF 方案作为胃癌术前新辅助化疗的中期研究结果(MAGIC 研究)。503 例胃癌患者随机分为两组,一组进行围术期化疗和手术(治疗组,250 例),先给以 3 周期 ECF 方案化疗然后手术,术后再行 3 周期 ECF 化疗,另一组单用手术治疗(观察组,253 例)。每组患者中,74% 为胃癌,14% 为低位食管癌,11% 为胃食管结合部癌。88% 的患者完成了术前化疗,56%进入术后化疗,40%完成了预计的全部 6 周期化疗。围术期化疗组 T_1 和 T_2 期患者比例较高,为 51.7%,而单纯手术组为 36.8%。围术期化疗组患者的 5 年生存率为 36%,单纯手术组为 23%。DFS 的 HR 为 0.70(95% CI=0.56~0.88,P=0.002),OS 的 HR 为 0.08(95% CI=0.63~1.01,P=0.06)。化疗组手术根治率 79%,观察组为 69%(P=0.02)。术后并发症均为 46%,术后 30 天内死亡率分别为 6% 和 7%。结果表明以 ECF 方案为围术期化疗可以显著改善可切除胃癌和低位食管癌患者的无进展生存和总生存。2005 年对该研究的追踪报告显示治疗组和观察组的中位生存分别为 24 个月和 20 个月(HR=0.75,95% CI=0.60~0.93,P=0.009),PFS 也显著延长(HR=0.66,95% CI=0.53~0.81,P=0.0001)。该研究后来也受到不少批评,包括胃癌手术不够规范、术前分期不够准确、化疗毒性反应较重等,还有认为 MAGIC 研究中的化疗方案 ECF(表柔比星、顺铂、5-FU)是 20 世纪 80 年代开始流行的胃癌化疗方案,目前已有新的替代药物,如奥沙利铂替代顺铂、卡培他滨替代 5-FU,新一代药物已显示出更好的疗效。季加孚等报告一项采用 FOLFOX 方案作为胃癌新辅助化疗方案的多中心对照研究结果,截至 2006 年,共纳入 99 例胃癌患者,其中新辅助化疗组 38 例,临床有效率 58%,根治性切除率高于对照组(63% vs. 52%)。

除此之外,常用于胃癌新辅助化疗的药物还有紫杉醇、多西紫杉醇、伊立替康和 S-1,均显示了良好的抗肿瘤活性。紫杉醇治疗胃癌单药有效率在 20% 以上,联合使用氟尿嘧啶、亚叶酸钙、顺铂等药物可进一步提高疗效,最高可达 70%,且毒性反应可耐受,常规应用抗过敏药物后,最为常见的毒性反应是骨髓抑制和脱发等。奥沙利铂联合用药治疗晚期胃癌的有效率为 42.5%~64%,主要毒性反应是周围神经损害。使用多西紫杉醇治疗胃癌的报告比紫杉醇还早,其有效率在 17.5%~24% 左右,剂量由 $60\sim100\text{mg/m}^2$ 不等,不同用药间隔和剂量有效率相差不多,但其严重的骨髓毒性大大限制了其临床应用,主要是 3/4 度的中性粒细胞减少,出现粒细胞减少性发热的患者较多。伊立替康治疗晚期胃癌单药有效率为 14%~23%,联合用药的有效率为 42.5%~64%。其主要的毒性反应为延迟性腹泻,其次为骨髓抑制。近年来 S-1 为主的化疗方案报告较多。S-1 是替加氟(5-FU 的前体药物)、5-氟-2,4-二羟基吡啶(CDHP)和氧嗪酸的复合物,是一种新型口服氟尿嘧啶类药物。一项 1059 名日本胃癌患者参加的多中心临床研究结果显示,在根治性胃癌手术后 S-1 辅助治疗组 3 年生存率为 80.5%,而对照组仅为 70.1%,且不良反应较轻,仅为恶心、呕吐、食欲减退和轻度血液学毒性。Satoh S 报告使用 S-1 联合顺铂治疗 45 例进展期胃癌患者的结果,根治性切除率 80%,其中临床分期 Ⅳ 期的 27 例患者中有 10 例达到了 R₀ 切除,R₀ 切除与未达到 R₀ 切除的患者中位生存期分别为 22.3 和 12.6 个月,临床 Ⅲ 期的患者 R0 切除后 2 年生存率高达 90.9%。

通过 30 例胃癌患者新辅助化疗的 3 年随访结果,其中 13 例达到降期,80% 获得根治性切除,切除组 3 年生存率达到 70.8%,全组为 56.7%,但文中未提及具体化疗方案。通过等 2006 年报告了 RTOG9904 的结果,该研究方案为氟尿嘧啶、亚叶酸钙和顺铂两周期化疗后同步放化疗(氟尿嘧啶持续灌注并紫杉醇每周输注)。结果发现,49 例患者(43 例可评价)中,病理完全缓解和 R0 切除率分别为 26% 和 77%,获得病理缓解的患者 1 年生存率较高(82% vs. 69%),但不良反应较多,4 度者占 21%。该研究主要问题是 D2 淋巴结清扫者仅占 50%。美国 Sloan-Kettering 医院采用氟尿嘧啶联合顺铂并术后腹腔灌注化疗,共 38 例患者入组,术前静脉氟尿嘧啶联合顺铂两个周期后接受胃癌根治术（D_2 淋巴结清扫），术后腹腔灌注化疗氟尿嘧啶脱氧核苷并亚叶酸钙。该方案耐受良好，R_0 切除率为 84%。中位随访 43 个月，15 例患者仍然存活，病理反应良好者预后较好（P=0.053）。美国纽约大学 Newman 等报告同上述报告同样治疗模式的研究结果，术前化疗方案为伊立替康联合顺铂，32 例可评价胃癌患者中，中位随访 28 个月，14 例存活，25 例 R_0 切除患者无局部复发。综上所述，可以看出，胃癌新辅助化疗研究近年来比较活跃，且能达到提高 R_0 切除率，有改善患者生存率的可能，但是鉴于目前研究病例数目少，多为临床 Ⅰ/Ⅱ 期研究，真正的随机前瞻性对照研究较少，故而对其评价尚需动态观察。

4.胃癌化疗敏感性的预测　胃癌新辅助治疗实施过程中，除了术前分期，还有一个重要的问题就是疗效评价和化疗敏感性的预测。随着胃癌新辅助化疗的发展，如何预测胃癌化疗敏感性的问题显得益为重要。目前联合化疗方案的有效率多在 50% 左右，约一半患者对初次化疗方案并不敏感（原发耐药），也有一部分会出现继发耐药。胃癌的解剖结构决定了胃癌疗效评价较为困难。在实际操作过程中，不同部位肿瘤对化疗药物的反应是不同的，也提示化疗药物对不同部位肿瘤的作用存在差异。

近几年通过分子生物学研究结果来早期预测化疗敏感性和患者生存情况得到广泛的关注，包括氟尿嘧啶代谢相关基因 TS、DPD、TP 和顺铂相关基因 ERCC1、ERCC4、KU80GADD45A 的表达情况和 CEAmRNA 的表达情况，这也是今后的研究方向之一。

总之，胃癌新辅助化疗是一个相对较新的理念，目前在临床上应用逐渐增多。经病理证实的进展期（Ⅱ、ⅢA、ⅢB、ⅣM_0，TNM 分期，UICC，1997）胃癌患者，有客观可测量的病灶便于评价效果，PS 状态可以耐受化疗，并且要获得患者的充分知情同意后可考虑给予新辅助化疗。化疗前的分期以及化疗过程中的疗效评估非常重要，新型化疗药物为提高胃癌新辅助化疗的疗效提供了有力的手段。现在证据比较确凿的可用于新辅助化疗的方案是 ECF 方案，一些晚期有效的方案也可尝试用于新辅助化疗。新辅助化疗过程中要定期复查评估疗效，一旦获得手术机会应及时手术。我国在此领域尚处于起步阶段，充分利用病例资源优势，开展规范的临床研究，借鉴基础研究的成果，积极探索术前分期手段和分子水平预测，是改善胃癌疗效的前提和保证。

四、胃癌的姑息化疗和靶向治疗

（一）姑息化疗

胃癌早期诊断率较低，临床确诊时接近 40% 的患者失去手术机会，而且即使行根治术的患者，术后又有将近 50% 左右会出现复发、转移，因此大多数的胃癌患者需要接受姑息化疗。

胃癌对化学药物相对敏感，晚期胃癌的化疗始于 20 世纪 60 年代。治疗胃癌的主要药物大体可分为四大类。抗代谢药中主要有 5-FU 及其前体药 FT-207、UFT、爱斯万（S-1）、氟铁龙（5-DFUR）、卡培他滨。还有卡莫氟（HCFU），甲氨蝶呤（MTX），阿糖胞苷（Ara-C）。烷化剂中铂类的顺铂（DDP）与奥沙利铂。环磷酰胺以及亚硝脲类卡莫司汀（BCNU），洛莫司汀（CCNU），甲环亚硝脲（Me-CCNU）。抗生素类的丝裂霉素、多柔比星、表柔比星（EPI）、吡柔比星(P),以及植物生物碱中的羟喜树碱(HCPT)、伊立替康、依托泊苷(VP-16)、紫杉醇和多西紫杉醇。20世纪90年代出现了众多联合化疗方案,大样本随机对照多中心的Ⅲ期临床试验结果层出不穷,使晚期胃癌全身化疗规范化有据可依,让患者获得最佳利益。20世纪80年代初期,FAM方案(5-FU、多柔比星、丝裂霉素)是治疗晚期胃癌的金标准。癌症治疗北方中心工作组(NCCTG)进行的一项初步研究比较了FAM、5-FU单药和5-FU联合多柔比星这三种化疗方案的疗效,结果显示三种方案的生存期没有显著性差异,但联合化疗的缓解率要高于5-FU单药。自1993年至2001年期间,四大类中的六种新药成为胃癌化学治疗的新热点。这些新药是:5-FU口服前体药:卡培他滨(CAPE),替吉奥(S-1,TS-1);紫杉类:紫杉醇,多西紫杉醇(TXT,DOC);第三代铂类:奥沙利铂(L-OHP);拓扑异构酶Ⅰ抑制剂:伊立替康(IRI)。近年文献统计,含六种新药治疗晚期胃癌者占95%以上。

1.主要化疗药物

(1)以氟尿嘧啶为基础的化疗方案:5-FU是治疗胃癌的基本用药之一。40年中两项研究的进步使其长盛不衰,即亚叶酸钙(LV)生化调节使5-FU增效及5-FU持续24小时输注(CIV),二者有理论根据,并得到循证医学高水平证据,从而产生了得到共识的规范化用法。即Mayo Clinic方法:LV 20mg/m²,静注,5-FU 425mg/m² 静注或LV 200mg/m²,静滴2小时,5-FU 370mg/m²,静注。两种方法均连用5天,每4周重复。deGramont将LV/5FU与5-FU CIV巧妙组合成LV 5-FU2法:LV 200mg/m²,iv 2小时,5-FU 400mg/m²,静注,5-FU 600mg/m²,CIV 22小时,d1、d2,q2w。以后又推出简化改良法(sLV5FU2)。随机对照多中心的Ⅲ期临床试验证明LV/5FU2法优于Mayo法,并为国际肿瘤学界认同。5-FU CIV 24小时600~750mg/(m²·d)×5天 q3w也是5-FU规范用法之一(如DCF方案中5-FU的用法)。

5-FU前体药如卡培他滨及替吉奥(S-1)近年治疗进展期胃癌的报告明显增加。卡培他滨是一种新型口服氟尿嘧啶氨甲酸酯类抗肿瘤药,进入机体后通过独特的三步酶促反应在肿瘤细胞内转换为5-氟尿嘧啶(5-FU)而发挥高度选择性抗癌作用,具有明显的细胞靶向性和模拟持续5-Fu静脉滴注的药物动力学特性,对多种实体肿瘤(包括胃癌在内)有较强的抗癌活性。有两项Ⅲ期试验(REAL-2和ML17032)比较了卡培他滨治疗胃癌的疗效和安全性。REAL-2(患者中有30%为食管癌)是一项随机多中心Ⅲ期临床研究,比较了卡培他滨或氟尿嘧啶以及奥沙利铂或顺铂用于晚期胃癌和食管癌的疗效。入组病例随机分为4组,分别接受以表柔比星为基础的4种化疗方案中的1种,这些方案分别为ECF(表柔比星、顺铂、5-FU)、EOF(表柔比星、奥沙利铂、5-FU)、ECX(表柔比星、顺铂、卡培他滨)、EOX(表柔比星、奥沙利铂、卡培他滨),研究结果提示对于初始治疗的食管或胃癌患者,卡培他滨和奥沙利铂分别与氟尿嘧啶和顺铂同样有效。奥沙利铂的3或4度中性粒细胞减少、脱发、肾毒性和血栓栓塞发生率较顺铂低,但3或4度腹泻和神经病变发病率稍高。5-FU和卡培他滨的毒性谱稍有不同。

ML17032是一项对比XP方案(卡培他滨、顺铂)与FP方案(5-FU、顺铂)一线治疗初治的晚期胃癌患者的随机Ⅲ期临床研究,结果显示,XP方案比FP方案有更高的缓解率(41% vs.29%)和较长的总生存期(10.5个月 vs.9.3个月),而中位无进展生存期二者相似(5.6个月 vs.5.0个月)。这些结果证实,卡培他滨治疗晚期食管胃癌的疗效与5-FU相似。

关于REAL-2和ML17032试验的一项meta分析结果显示,与664例接受含5-FU联合方案治疗的患者相比,654 例接受卡培他滨联合方案治疗的患者的总生存期获得改善,但两组的无进展生存期未观察到差异。

一些 Ⅰ/Ⅱ 期临床试验已经证实另一种氟尿嘧啶类药物 S-1 作为单药或与顺铂联合应用对晚期胃癌有效。在一项随机Ⅲ期临床研究(SPIRITS)中,298 例晚期胃癌患者随机接受 S-1 联合顺铂或 S-1 单药治疗。S,1 联合顺铂在中位总生存期和无进展生存期方面均明显优于 S-1 单药,分别为 13 个月 vs.11 个月,6 个月 vs.4 个月。晚期胃癌一线治疗研究(FLAGS)比较了顺铂联合 S-1(CS)与顺铂联合5-FU(CF)方案在晚期胃癌或胃食管连接部腺癌患者中的疗效,CS 的疗效与 CF 相似,但前者安全性更优。

(2)以铂类(DDP,OXA):为基础的联合化疗顺铂和奥沙利铂是最常用的铂类药。以铂类为基础联合 5-FU 类药物组成二药联合方案或以 FP 为基础加第三药构成三药联合方案者占到铂类联合方案的 97%。FP(CF,5-FU+DDP)被全球肿瘤学界及 NCCN 公认为局部晚期胃癌化疗的基础联合。FP+EPI(ECF),FP+TXT(DCF)三联方案均被认定为 1 类高水平证据,建议使用于晚期胃癌的一线化疗。FP 的规范用法是 5-FU 600~750mg/m² · d),CIV 24 小时×5 天,DDP 60~80mg/m²,d1,每 3 周重复。DDP 也可分次≤20mg/(m² · d)×5 天。此外,REAL-2 试验显示奥沙利铂可以取代顺铂用于晚期胃癌一线化疗。

(3)以紫杉类:为基础的联合化疗此类药有紫杉醇(TAX)与多西紫杉醇(TXT)。单药一线治疗进展期胃癌有效率均在 20% 左右。由 Ajani(MD Anderson)及 Van Cutsem(EORTC)牵头的 V325 国际多中心大样本Ⅲ期临床研究中,比较了 DCF(多西他赛、顺铂、5-FU)vs.CF(顺铂、氟尿嘧啶)在晚期胃癌患者一线治疗中的作用。结果显示 DCF 组肿瘤进展时间较 CF 方案组明显延缓(5.6 个月 vs.3.7 个月)。DCF 方案组的 2 年生存率为 18%,CF 方案组为 9%。DCF 方案组的中位生存期比 CF 方案组明显延长(9.2个月 vs.8.6 个月,P=0.02)。2006 年 3 月美国 FDA 批准 DCF 方案用于治疗既往未接受过化疗的晚期胃癌患者,包括胃食管结合部癌。V325 试验在显示 DCF 方案有效性的同时也暴露出该方案的严重不良反应,尤其是 3/4 度中性粒细胞减少,导致患者难以耐受 DCF 方案化疗。近年来针对该方案设计了很多改良方案,如改为以多西他赛为基础的两药联合方案(DC 或 DF),或者分别以卡培他滨和奥沙利铂替代 5-FU 和顺铂,或者改变给药方法为每周给药。初步结果显示上述改良方案不良反应较 DCF 方案明显降低,生存期有延长趋势,但疗效并无显著差异。紫杉醇和多西他赛同属紫杉类,但二者的不良反应谱和疗效并非完全一致,患者对 PF 方案的耐受性比 DF 方案更佳,这提示着紫杉醇替代多西他赛是可供选择的 DCF 改良方案。

(4)以伊立替康为基础的联合化疗:伊立替康(CPT-11)单药治疗局部晚期胃癌有效率约为 20%。2000 年 Pozzo 等报道了 V306Ⅱ期临床试验的结果,该研究比较 IRI+5-FU/CF 与 IRI+DDP 一线治疗晚期胃癌的疗效,分别入组患者 74 例和 72 例,有效率分别为 34% vs. 28%,中位至进展时间为 6.5 个月和 4.5 个月(P=0.0001),中位生存期分别为 10.7 个月和 6.9 个月(P=0.003),一年生存率分别为 44% 和 25%,IRI+5-FU/CF 组患者的不良反应更轻,提示与 IRI+DDP 方案相比,IRI+5-FU/CF 方案有生存与安全的优势。

2.一线化疗   由于欧美与亚洲国家在人种、药物研发、胃癌发病模式及生物学特点等方面均存在一定差异,其化疗方案的选择亦有区别。欧美多采用 ECF(表柔比星＋顺铂＋5-氟尿嘧啶)或其衍生物方案、DCF(多西他赛＋顺铂＋5-FU)方案作为标准一线治疗方案,而日本多用 S-1 联合顺铂方案作为标准一线方案。

由于尚缺乏针对中国人群的大规模Ⅲ期临床研究,至今还没有属于中国治疗胃癌的指南,但经中国胃癌专家组讨论,基本接受在晚期胃癌的姑息化疗中以美国国立综合癌症网络(NCCN)胃癌指南(中国版)作为治疗指南。2% 版指南将 ECF 及其衍生方案及 DCF 方案列为一线化疗的 Ⅰ 类推荐方案,顺铂＋卡培他滨为 2A 类推荐,其余均作为 2B 类推荐。在临床实践中,上述方案具有各自的特点,例如 DCF 方案,虽经 V325 试验证实了其疗效,但同时也因严重不良反应(尤其是 3/4 级粒细胞减少)导致患者难以耐受该方案。

近年来设计了许多改良方案,如剂量调整,或改为以多西他赛为基础的两药联合方案[DC(多西他赛＋环磷酰胺)、DF(多西他赛＋5-FU)或 DX(多西他赛＋卡培他滨)],或以卡培他滨或奥沙利铂替代 5-FU 或顺铂,或改为每周给药等。初步研究结果显示,与 DCF 方案相比,上述改良方案的不良反应明显减少,但疗效并无差异。REAL-2 等试验证实了 ECF 及其改良方案的疗效和安全性,由于含有蒽环类药物,所致心脏毒性、骨髓抑制及消化道反应均须引起重视。

2010 年发表于 Cochrane Databaseof Systematic Reviews 杂志的一项 meta 分析显示,在铂类和氟尿嘧啶联合的基础上加用蒽环类化疗药能使患者显著获益(HR＝0.77),其中 ECF 方案效果最佳、耐受性最好。法国学者报告的一项研究显示,伊立替康联合 5-FU /CF 与5-FU 联合顺铂方案的疗效相似,可选择性地用于部分患者。V325 研究结果显示 5-FU /顺铂方案联合多西他赛(DCF)可以提高疗效,但是化疗毒性反应也更明显。虽然 2006 年美国 FDA 依据此研究结果批准 DCF 方案用于初治的晚期胃癌和胃食管结合部腺癌患者,但 V325 研究在显示 DCF 方案有效的同时也暴露出该方案的严重不良反应,中性粒细胞缺乏性发热的发生率高达 29%。近年来,许多研究者针对该方案设计了多种改良方案。Tebbutt 等报告的 ATTAX 研究表明,多西他赛调整为每周给药后,联合顺铂＋5-FU 或联合卡培他滨的化疗方案治疗胃癌患者,仍然有较好的抗肿瘤活性且明显降低了毒性,提高患者对治疗的耐受性,值得进一步深入研究。

基于 REAL-2 研究,ECF 和其改良方案(EOF、ECX 和 EOX)均可用于晚期胃癌的治疗。研究表明,卡培他滨可以在治疗中取代 5-FU ,含奥沙利铂方案的疗效也不低于含顺铂方案,且 EOX 在 OS 方面优于 ECF(11.2 个月 vs. 9.9 个月,P＝0.02)。另外,最近一项关于 REAL-2 和 ML17032 研究的 meta 分析显示,口服卡培他滨在改善 OS 方面优于持续静滴的 5-FU 。但三药联合方案所致总体不良反应较两药联合方案大,一般用于患者肿瘤负荷较大、体力状态较佳、追求短期内控制肿瘤等情况,总体上不可根治性胃癌的姑息性化疗多趋于应用两联方案。

卡培他滨和 TS-1 都是 5-FU 衍生物。韩国学者对比了卡培他滨和 TS-1 在 65 岁以上进展期胃癌患者一线治疗中的疗效和不良反应,发现两者在缓解率(RR)、至疾病进展时间(TTP)基本一致,卡培他滨组生存期较 TS-1 组似有优势(10.0 个月对 7.9 个月),但无统计学差异,不良反应谱虽略有差异,但发生率都很低,提示卡培他滨和 TS-1 都可作为老年患者的一线治疗选择。

3.二线化疗 晚期胃癌的二线治疗方案相关研究相对较少,总体疗效较一线方案低。但是,目前晚期胃癌二线化疗的生存获益逐渐被认可,但二线方案的选择尚无高质量临床试验证据,原则上,一线治疗未选取的药物均可考虑作为二线治疗方案选用。对于接受胃癌根治术后的患者,若复发转移发生于辅助化疗结束 1 年以上,亦可考虑重新应用辅助化疗方案。ESMO 专家认为一线治疗失败后,体能状态好的患者应给予伊立替康单药治疗或参加临床试验,另外,对于一线治疗 3 个月后复发者亦可选用一线治疗方案(Ⅳ类推荐)。

2009 年 ASCO 年会上,一项Ⅲ期临床研究对比了伊立替康单药与最佳支持治疗在晚期胃癌二线治疗中的疗效。结果显示,伊立替康和最佳支持治疗的症状缓解率分别为 44% 和 5%,中位生存时间分别为 4.0 个月和 2.4 个月(P=0.023),但该研究入组例数少。

2011 年 ASCO 会议上,韩国学者报道了他们的一项Ⅲ期临床研究结果,193 例 ECOG 0~1 分接受过一线治疗且失败的晚期胃癌患者,随机分为二线治疗组及最佳支持治疗组,选择 3 周方案的多西他赛或 2 周方案的伊立替康为二线治疗方案,结果显示二线化疗可耐受,且优于最佳支持治疗,生存差异达统计学意义(5.1 个月 vs. 3.8 个月,HR=0.63,P=0.004),但伊立替康或多西他赛作为氟尿嘧啶/铂类药物治疗失败后的选择并未分高低。

2012ASCO 大会上一项研究恰恰将这两类药物在随机对照研究中再次进行了比较,在该研究的纳入标准中有两点引人注目,一是纳入了 ECOG 评分为 2 分的患者,并将其与 0/1 分的患者进行了分层,与胃癌治疗的临床实践更加相符;二是除外严重腹膜播散转移的患者,众所周知此类患者往往为弥漫型或者低分化腺癌伴黏液细胞/印戒细胞癌的病理类型,治疗效果及预后均较差,因此,该研究纳入的患者为相对从治疗中获益可能性较大的人群。患者在 FP(氟尿嘧啶/顺铂)治疗失败后,随机接受每周紫杉醇(wPTX,80mg/m^2,d1、d8、d15,q4w)或伊立替康组(150mg/m^2,d1、15,q4w),结果显示,两组 OS 分别为 9.5 个月及 8.4 个月(JP=0.38),虽然 PFS 和 ORR 亦无统计学差异,但 wPTX 组略有改善的趋势。不良反应方面,wPTX 组骨髓抑制、消化道反应或乏力发生率和严重程度度均较低,因此,尽管并无优效性的研究结果,但每周紫杉醇方案因安全性和耐受性佳,可作为胃癌二线治疗的对照方案。

与乳腺癌、结直肠癌等肿瘤相比,胃癌患者的体力状态和治疗耐受性均较差,一线化疗失败后,该问题更突出,因此晚期胃癌的二线化疗方案选择应更为慎重,尽量选择可避免发生一线治疗过程中主要不良反应的方案,应格外注意保护患者的生活质量。

4.维持治疗 对于晚期胃癌患者,治疗获益后如何维持治疗也是临床常见问题。仿效晚期结直肠癌 OPTI-MOX 研究,对一线治疗有效或稳定的晚期胃癌患者,在疾病获控制后予单药维持,直至疾病进展后进行二线化疗。这种"打打停停"的维持治疗模式可能在保证持续化疗、取得良好抗肿瘤效果的同时,减轻了不良反应,增加了患者耐受性,并改善其生活质量。

目前,日本学者推荐在顺铂+TS-1 一线治疗获益后给予 TS-1 单药维持,进展后更换为二线化疗。

将既往未接受治疗的晚期胃癌患者接受最多 6 个周期的紫杉醇联合卡培他滨治疗后,继续使用卡培他滨维持治疗至疾病进展或毒性无法耐受,共有 45 例患者接受了卡培他滨的维持治疗,结果显示全组患者的有效率为 33.3%,PFS 为 208 天(95%CI:169.1～246.8 天),OS 为 456 天(95%CI:286.9～624.2 天),无治疗相关死亡,结果提示希罗达在晚期胃癌一线治疗后维持治疗耐受性好,有一定的疗效,进一步的Ⅲ期研究(ML22697 研究)正在进行中。

(二)靶向治疗

1.曲妥珠单抗   ToGA 研究是首个在 HER-2 阳性胃癌患者中评价曲妥珠单抗联合顺铂及一种氟尿嘧啶类药物的前瞻性多中心随机Ⅲ期临床研究。这项研究证实对于 HER-2 阳性的晚期胃癌患者,曲妥珠单抗联合标准化疗的疗效由于单纯化疗。该研究中,594 例 HER-2 阳性的局部晚期或复发转移性胃和胃食管腺癌患者随机分组,分别接受曲妥珠单抗联合化疗(5-FU 或卡培他滨联合顺铂)或单纯化疗,结果显示,曲妥珠单抗联合化疗组较单纯化疗组的中位总生存期明显改善,分别为 13.5 个月 vs. 11.1 个月,有效率也显著提高(47.3% vs. 34.5%)。两组安全性相似,并未出现非预期不良事件,症状性充血性心力衰竭发生率没有统计学差异,这一研究结果奠定了曲妥珠单抗联合化疗在 HER-2 阳性的晚期胃或食管胃癌患者中的标准治疗地位。

2.贝伐单抗   AVAGAST 研究评估了贝伐珠单抗联合 XP 方案对比单用 XP 方案治疗 774 例进展期胃癌患者的疗效。研究结果显示,联合贝伐珠单抗组和单纯化疗组的中位 OS 分别为 12.1 个月和 10.1 个月(P=0.1002),主要研究终点未能达到。而次要研究终点,客观有效率(46%对 37%)和 PFS 均得到显著改善(6.7 个月 vs. 5.3 个月)。亚组分析显示,不同国家患者的获益程度存在差异,其中美洲患者从贝伐珠单抗联合治疗中获益程度最大,而亚洲患者出获益程度较低,进一步分析显示单纯化疗组生存期明显长于欧美国家患者,且接受二线治疗患者的比例也高于欧美人群,所以可能影响了 OS 的判断。虽然 AVA-GAST 主要研究终点未达到,但该研究显示的客观有效率和 PFS 的改善提示贝伐珠单抗联合化疗具有肯定的抗肿瘤活性,其能否作为进展期胃癌的推荐治疗药物,仍需更多的临床研究数据支持。亚组分析显示不同国家患者的获益程度存在差异,这可能与东西方国家胃癌患者的组织学类型不同有关(西方以弥漫型为主,东方以肠型为主),而不同组织学类型胃癌对药物治疗的反应亦存在差异。

3.西妥昔单抗   EXPAND 试验入组 870 例未行切除术的晚期胃腺癌或胃食管交界处腺癌患者随机接受顺铂(第 1 天 80mg/m²)＋卡培他滨(1000mg/m²,2 次/天,第 1 天晚上至第 15 天早上)联合或不联合西妥昔单抗(初始剂量 400mg/m²,然后每周 250mg/m²)的治疗。患者平均年龄 59～60 岁,3/4 为男性,1/3 为胃癌。结果显示,西妥昔单抗组与单纯化疗组相比,主要终点指标无进展生存期呈非显著性下降,分别为 4.4 个月和 5.6 个月,风险比(HR)为 1.09 (P=0.3158),OS 和 ORR 也未见受益,中位 OS 分别为 9.4 个月和 10.7 个月(HR=1.0,P=0.96),ORR 分别为 30%和 29%,结果提示卡培他滨＋顺铂一线化疗方案中联合西妥昔单抗后未能使晚期胃癌患者受益。

4.帕尼单抗   REAL-3 是一项随机、多中心、Ⅱ/Ⅲ期临床试验,纳入了 553 名未经治疗的晚期或转移性食管、食管胃结合部和胃腺癌或未分化癌病人,随机分配入组:EOC(50mg/m² 表柔比星,d1;130mg/m² 奥沙利铂,d1;1250mg/(m²·d)卡倍他滨,d1～d21),或调整过的 EOC(表柔比星 50mg/m²,d1;奥沙利铂 100mg/m²,d1;卡倍他滨 1000mg/(m²·d),d1～ d21)加上帕尼单抗 9mg/kg,d1。结果显示帕尼单抗组患者的生存期更短,中位 OS 为 8.8 个月,而标准 EOC 方案为 11.3 个月(HR=1.37,P=0.013),PFS 也有降低的趋势(6.0 个月 vs.7.4 个月,P=0.068),安全性方面,两组间 3 级或以上的不良事件总发生率没有显著差异,结果提示帕尼单抗联合 ECO 方案不仅没有改善未经治疗的食管胃癌患者结局,实际上,与标准 EOC 方案相比,总体生存期反而明显降低,原因推测调整后的 ECO 方案中奥沙利铂和卡倍他滨剂量降低可能对疗效降低有一定的影响。

5.依维莫司　依维莫司是西罗莫司的衍生物,口服的哺乳动物雷帕霉素靶蛋白(mTOR)丝氨酸-苏氨酸激酶抑制剂,在蛋白合成、细胞生长代谢、增值和血管生成方面起着重要作用。GRAN$_1$TE-1 研究是一项随机、双盲、多中心Ⅲ期临床研究旨在评价依维莫司治疗一线或二线化疗失败的进展期胃癌的疗效,共入组 656 例患者,其中55.3%患者来自亚洲,47.7%患者仅接收过一线化疗。依维莫司 10mg/d 联合最佳支持治疗对比安慰剂联合最佳支持治疗,未能达到主要研究终点,即未改善总生存(OS:5.39 个月 vs.4.34 个月,HR=0.90,P=0.1244);但延长了无进展生存(PFS:1.68 个月 vs. 1.41 个月,HR=0.66,P=0.0001),6 个月 PFS 率分别为 12.0%和4.3%;总缓解率(ORR)分别为 4.5%和 2.1%。最常见的 3/4 度不良反应为贫血(16.0% vs. 12.6%)、食欲下降(11.0% vs. 5.6%)、乏力(7.8%vs. 5.1%)。

6.Ramucirumab(RAM,IMC-1121B)　是一种靶向 VEGF 受体 2 的全人源 IgGl 单克隆抗体。一项安慰剂对照、双盲、Ⅲ期国际临床试验 RE-GARD 研究旨在评估 RAM 在含铂类和/或氟尿嘧啶类药物一线联合治疗后进展的转移性胃或 GEJ 腺癌患者中的疗效和安全性。在该研究中患者被按照 2:1 的比例随机接受 RAM(8mg/kg,静脉注射)联合最佳支持治疗或安慰剂联合最佳支持治疗(每 2 周 1 次)直至疾病进展、出现不可接受的毒性反应或死亡。符合条件的患者为因转移性疾病接受一线治疗后 4 个月内或辅助治疗后 6 个月内疾病进展的患者。主要终点是 OS,次要终点包括 PFS、12 周 PFS 率、总缓解率(ORR)和安全性。结果显示 RAM 和安慰剂组的中位 OS 分别为 5.2 和 3.8 个月,OS 的 HR 为 0.776(95% CI 为 0.603~0.998,P=0.0473),RAM 和安慰剂组的中位 PFS 期分别为 2.1 和 1.3 个月,HR 为 0.483(95% CI 为0.376~0.620,P<0.0001),RAM 和安慰剂组的 12 周 PFS 率分别为 40%和 16%,ORR 分别为 3.4%和 2.6%,疾病控制率分别为 49%和 23%(P<0.0001)。高血压、腹泻和头痛是 RAM 最常见的不良反应。结果提示在一线治疗后进展的转移性胃或胃食管结合部(GEJ)腺癌中,RAM 与安慰剂治疗相比,存在具有统计学显著性的总生存(OS)和无进展生存(PFS)获益,且安全性可接受。

7.Rilotumumab 原癌基因 c-MET 编码肝细胞生长因子(HGF)和散射因子(SF)的高亲和力受体　在各种肿瘤包括胃癌中 c-Met 和 HGF 都已不受管制,并且与不良的预后相关。MET 基因的扩增继发蛋白质的过度表达及激酶的激活,进而激活胃癌和胃食管交界癌患者 c-Met 信号传导途径,胃癌组织中 c-Met 的阳性率差异较大,基因扩增在 2%~10%左右,蛋白表达阳性率在 20%~80%左右。目前针对 c-MET 靶点有不少靶向药物在临床前和小规模临床研究中均表现出良好的疗效。Rilotumumab(AMG 102)是一种特异性抑制肝细胞生长因子(HGF),进而抑制其下游 c-MET 信号通路的全人源化单抗。2012 年 ASCO 年会上,一项关于 Rilotumumab 治疗晚期胃癌的Ⅱ期研究虽然样本量较小,但也引起了极大关注。研究纳入并未进行人群筛选的晚期胃癌或胃食管接合部癌患者,随机分入 ECX 组(表柔比星、顺铂及卡培他滨)、ECX＋Rilotumumab(7.5mg/kg)组及 ECX＋Rilotumumab(15mg/kg)组。结果显示,主要研究终点 PFS 达到统计学差异,联合 Rilotumumab 后,可将 PFS 由 4.2 个月延长至5.6 个月(P＝0.045)。如前所述,此类针对全人群的化疗联合靶向药物并未延长 OS,但针对HGF/Met 途径的探索性研究显示,免疫组化检测的 Met 蛋白高表达者 OS 得到明显延长。全组共 90 例标本可成功检测 Met 蛋白表达,其中高表达者 38 例(42％),接受 Rilotumumab治疗者的 OS 较安慰剂组延长达 1 倍(11.1 个月 vs.5.7 个月);但 HER2 表达状况,Met 基因拷贝数以及循环血 HGF 及可溶性 Met 表达水平与 OS 并无相关。小样本Ⅱ期研究中疗效预测标志物的结果为后续Ⅲ期研究提供了筛选依据,Ⅲ期研究将采用与 TOGA 研究类似的思路,Met 高表达者方可进入研究,比较 Rilotumumab 或安慰剂联合化疗的疗效,以证实阻断 c-Met途径治疗晚期胃癌的价值。

目前还有一些Ⅲ期临床试验正在进行,用以证实上述药物与标准化疗联合在晚期胃癌和胃食管结合部癌症患者中的疗效和安全性。与结直肠癌不同,晚期胃癌化疗中尚缺乏高特异性的疗效预测因子,进一步分析分子标志物与临床获益的相关性有助于寻找对靶向治疗敏感的胃癌患者,从而为个体化治疗提供帮助。

(三)结语

进展期(晚期)胃癌全身化学治疗近年有了显著进步,四类 6 种新药为基础的联合方案成为 AGC 化疗的主流。全球报告众多新药联合方案显示了优势。从患者最佳利益出发,胃癌规范化治疗十分重要。晚期胃癌标准化学治疗方案将从有高水平证据的新药方案中产生。近年中国大陆开展新药联合治疗晚期胃癌已出现高潮,进行了多项多中心Ⅱ期临床试验取得不少成果,也存在不少差距。与国际协作仍较少,高水平的Ⅲ期临床研究也很少,在用药、疗效判断、安全评估等方面亟待改进。按照 GCP 标准,加强多中心合作,多参与国际合作项目使中国晚期胃癌全身化学治疗达到国际先进水平。

第二节 胃肠间质瘤

一、临床表现和诊断

(一)临床表现

GIST 没有特异性临床表现,不少患者是由于其他原因被偶然发现的。如有症状则取决于肿瘤部位、大小和生长方式,最常见的症状是腹部隐痛不适,其次是腹部包块、胃肠道出血和不明原因的贫血,病程可短至数天长至数年。发生于食管者可出现吞咽困难,位于小肠者偶可表现为肠梗阻,位于结、直肠者可表现为便血、排便困难,侵及膀胱和/或膀胱直肠凹时可出现尿频、排尿不畅和坠胀感。其他症状有食欲不振、体重下降或增加、腹腔积液、黄疸等。个别患者出现长期腹泻,我们曾观察到 1 例长达 400 天的水样腹泻。GIST 20％～30％的患者就医时已有转移,常见的远处转移部位是肝脏,锁骨上淋巴结转移少见,肺、脑及骨转移更是罕见。

GIST 尽管常有腹腔和/或肝内巨大肿块,明显疼痛却不常见,更多表现为腹部不适或进食后腹部饱胀,少数患者可能主诉有腹部隐痛。伊马替尼等治疗有效者,上述症状会很快消除,以后即使治疗失败时也很少有中重度疼痛,因此应注意麻醉性止痛药的过度使用。

(二)辅助检查

1.X 线检查　对 GIST 诊断价值有限,偶可发现肺部转移性病灶。因 GIST 多为黏膜下生长,钡剂造影检查难以发现病变。如肿瘤巨大可表现为腔内不同程度的局部黏膜隆起、变平、充盈缺损。

2.CT　CT 很难在各种肉瘤、平滑肌肿瘤和 GIST 之间做出鉴别,其价值在于确认腹腔内占位病灶并大致判断其来源,引导对肿块的手术和/或活检。胃浆膜下 GIST 向肝胃间或胃胰间生长,或病期较晚的 GIST,影像学上几乎脱离了与胃、肠的关系,估计其来源常常出错。然而,CT 值可常用于疗效评价(见后述)。

3.MRI　发现病灶和鉴别诊断方面的效率与 CT 相仿,但通常不用于疗效的评价。

4.内镜　普通内镜可见病灶呈球形或半球形隆起,黏膜多正常,部分病例可出现糜烂、溃疡或出血。GIST 倾向于腔外生长,普通内镜不能准确估计肿瘤的大小、形态及内部信息,不能与胃平滑肌瘤鉴别;活检往往取材过小过浅,阳性率低。超声内镜能了解病灶大小、浸润深度及邻近组织的断层影像且能探查病灶周围及内部血流信号,故超声内镜引导下的细针穿刺(EUS-FNA)不易伤及血管及导致肿瘤播散。EUS-FNA 与手术标本的免疫组化染色表达一致性可以达到 91%,诊断准确性达到 91%。对有内镜下高危特征(边界不规整、溃疡、强回声和不均性)的患者应争取直接手术切除。

5.穿刺活检　GIST 瘤体质地较脆,不适当的术前活检可致肿瘤种植播散和出血,加之多数 GIST 能完整切除,只在下列情况下考虑穿刺活检:初诊疑似 GIST,需术前明确性质(如排除淋巴瘤);需要联合多脏器切除;肿瘤已播散难以手术,计划伊马替尼等新靶点药物治疗。活检可以是经皮穿刺、经直肠前壁穿刺以及腹腔镜活检。

6.实验室检查　包括血常规、肝肾功能、电解质等,这些检查对 GIST 的诊断无指导意义,但是可发现 GIST 的并发症,如贫血、肝功能损害等,治疗过程中则可用于方案的制订和毒副作用的监测。

(三)病理诊断与分期

1.病理诊断　依据细胞形态,GIST 分为梭形细胞型(70%)、上皮样细胞型(20%)及两种细胞的混合型,但这种形态并非 GIST 所特有,需要结合 CD117、DOG1 才能确诊。c-kit 基因突变、PDGFRA 基因突变的检测则可用于预测酪氨酸激酶抑制剂等药物的疗效,而肿瘤大小、是否破裂、Ki-67 等提示肿瘤的恶性度。

(1)CD117:是 c-kit 基因编码的Ⅲ型酪氨酸激酶生长因子受体,属于免疫球蛋白的超家族成员,它既是诊断 GIST 的可靠标志也是伊马替尼治疗效果的预测因子。免疫组化检测 CD117 阳性约 95%,CD117 阴性约 5%。CD117 阴性的 GIST 可能存在 PDGFRA 基因突变。CD117 突变阳性患者伊马替尼有效率为 80%~90%;阴性患者目前缺少大宗临床试验结果,小样本的研究显示约 40% 的患者有效,和 CD117 阳性患者相比两者有相似的疾病进展时间,但 CD117 阳性的 GIST 患者具有更好的总生存。

（2）DOG1：DOG1 在 GIST 的表达率可达 95％以上，被认为是一种敏感和特异性的 GIST 标记物。CD117 阴性但形态符合 GIST 的肿瘤，DOG1 阳性高度提示 GIST。

（3）Ki-67：系细胞核内与细胞分裂增殖相关的蛋白抗原，编码基因位于第 10 号染色体，表达于细胞增殖周期中除 GO 期以外的其他各增殖期，因此是一种反映细胞分裂和增殖活性的核蛋白，其高表达与不良的病理学特征和侵袭行为有关。K1-67 还可作为判断预后的重要参考，一般 Ki-67 指数越高，预后越差。

（4）基因突变：多数 GIST 有 c-kit 基因突变，65％～85％发生在第 11 号外显子或第 9 号外显子，其次是外显子 13 和 17 的突变。缺乏 c-kit 突变的 GIST 中，大约有 35％存在 PDGFRA 基因突变，因此可优先检测外显子 11、9，外显子 13、17 以及 PDGFRA 基因检测作为备选。推荐采用聚合酶链反应扩增一直接测序的方法。10％～15％GIST 既无 c-kit 突变，也无 PDGFRA 基因突变，称为野生型 GIST。c-kit/PDGFRA 突变类型可以预测甲磺酸伊马替尼的疗效，其中 c-kit 外显子 11 突变者的疗效最佳，客观缓解率可达 71.7％，外显子 9 突变及野生型分别为 44.4％和 44.6。苹果酸舒尼替尼（以下简称"舒尼替尼"）治疗原发 c-kit 外显子 9 突变和野生型 GIST 患者的疗效优于 c-kit 外显子 11 突变患者，依次为 58％、56％和 34％；治疗继发性 c-kit 外显子 13、14 突变者疗效优于继发 c-kit 外显子 17、18 突变患者。

GIST 的诊断标准为：①组织学形态符合 GIST 且 CD117 阳性，即可诊断为 GIST；②组织学形态符合 GIST，CD117 阴性但是 DOG-1 阳性的肿瘤，可以做出 GIST 的诊断；③组织学形态符合 GIST，CD117 和 DOG-1 均为阴性的肿瘤，需检测是否存在 c-kit 或 PDGFRA 基因的突变，如果存在该基因的突变，则可做出 GIST 的诊断；④对于组织学形态符合 GIST，但 CD117 和 DOG-1 均为阴性，并且无 c-kit 或 PDGFRA 基因突变的病例，如果能够排除平滑肌肿瘤、神经源性肿瘤等其他肿瘤，可能为 GIST。

2.分期　GIST 都有恶性潜能，可按照肿瘤大小、核分裂数/50 个高倍视野（HPF）、原发肿瘤部位做出复发转移危险度的分级。美国国家卫生研究院（NIH）提出的标准可资借鉴：

（1）极低危：任何部位肿瘤，直径＜2cm 且核分裂数≤5/50HPF。

（2）低危：任何部位肿瘤，直径 2.1～5.0cm 且核分裂数≤5/50HPF。

（3）中危：分三种情况，符合一种即可诊断：①原发于胃的肿瘤，直径 2.1～5.0cm，核分裂数＞5/50HPF；②任何部位，直径＜5.0cm，核分裂数 6～10/50HPF；③原发于胃的肿瘤，直径 5.1～10.0cm，核分裂数≤5/50HPF。

（4）高危：分六种情况，符合一种即可诊断：①不论肿瘤大小及核分裂数，只要肿瘤破裂；②任意部位肿瘤，不论核分裂数多少只要肿瘤直径＞10.0cm；③任意部位肿瘤，不论肿瘤直径大小只要核分裂数＞10/50HPF；④任意部位肿瘤，直径＞5.0cm，核分裂数＞5/50HPF；⑤肿瘤直径 2.1～5.0cm，核分裂数＞5/50HPF，原发部位不是胃；⑥肿瘤直径 5.1～10.0cm，核分裂数≤5/50HPF，原发部位不是胃。

其他肿瘤病理学特征，如 Ki-67 高、瘤细胞显著异型、肿瘤侵犯深度、周围脏器受侵程度、脉管和神经浸润以及瘤栓形成等也是影响预后和疗效的因素。

然而，上述病理学指标许多具有主观性，不仅核分裂数、细胞丰富度、细胞异型性等在不同病理医生之间可重复性不高，囊性变的 GIST 手术切除后也难以准确测量其肿瘤大小。约占全部切除病例 1/3 的交界性 GIST 同样不能依据 NIH 标准界定。

GIST 受到重视的时间不过 10 年,其 TNM 分期系统近年才被提出,它的特点是:胃或小肠的间质瘤有各自的分期原则,胃的分期标准适用于网膜原发孤立性间质瘤,小肠间质瘤的分期标准适用于食管、结肠、直肠、肠系膜和腹膜;核分裂数以 5/50HPF 为界,其高低对分期的影响高于 T,只要有区域淋巴结转移即被定义为 IV 期。

（四）鉴别诊断

GIST 通常起病缓慢,症状隐袭,有可能在相当长的时间被没有经验的医生误诊为消化道溃疡、消化不良、盆腔炎症、非特异性贫血,甚至有可能被误诊为单纯性肥胖。GIST 如果被发现有占位病灶,基本上都在消化道、腹盆腔或肝脏,倘因各种原因无法获得组织标本,即需要与相应部位各种良恶性疾病鉴别。

有些情况下,即使有合适的组织标本,也难以与副神经节瘤、恶性间叶性肿瘤、软组织透明细胞肉瘤(软组织恶性黑色素瘤)、恶性血管周上皮细胞肿瘤区别,可能需要多个病理中心会诊和临床医生的独立判断。

有学者提出 GIST 可分为良性、潜在恶性、恶性。恶性指标:①肿瘤具有浸润性;②肿瘤出现远处转移。潜在恶性指标:①胃间质瘤直径＞5cm,肠间质瘤直径＞4cm;②胃间质瘤核分裂数＞5/50HPF,肠间质瘤核分裂数≥1/50HPF;③肿瘤出现坏死;④肿瘤细胞有明显异型性;⑤肿瘤细胞生长活跃,排列密集。当肿瘤具备一项恶性指标或两项及以上潜在恶性指标时,则为恶性 GIST;仅有一项潜在恶性指标时,则为交界性 GIST;没有上述指标时则为良性 GIST。交界性肿瘤如何处理意见尚不统一,可密切随访观察,但有报道即使是良性的肿瘤若干年后也可以出现恶性转化的情况。

特殊类型的 GIST 也要给予重视:

1.家族性 GIST　是一种常染色体显性遗传性疾病,一个家系中至少有两位或以上的成员患有 GIST,患者常有皮肤色素沉着症、色素性荨麻疹、吞咽困难或肥大细胞增多症,间质瘤发生在胃肠道的多个部位。外周血细胞或其他正常黏膜细胞中检测到 c-kit 基因的突变,即所谓的胚系水平的突变,是诊断的重要依据。

2.神经纤维瘤病型 GIST　神经纤维瘤病 1 型(NF1)是常见的常染色体显性遗传性疾病,临床表现多样,表现为多发性皮肤神经纤维瘤,皮肤多发性浅棕色斑,腋下及腹股沟的皮肤雀斑,Lisch 结节(神经纤维瘤病时发生的虹膜错构瘤)。NF1 伴发的 GIST 与散发性 GIST 在临床病理、基因突变状态等方面均有不同,多中心发生、好发于小肠、CD117 阳性表达但缺乏 c-kit和 PDGFRA 基因突变是其特征。本病伊马替尼治疗无效。

GIST 还可以和消化系统恶性上皮性肿瘤合并存在,此时 GIST 病灶一般较小,多无特异症状,术前确诊几无可能,术中也常认为其系转移性癌结节。

二、治疗

（一）手术

手术是治疗 GIST 的基本手段,术式取决于肿瘤所在部位。由于 GIST 多局限性生长,很少发生淋巴结转移,一般以肿瘤完整切除切缘阴性为标准,不必常规做淋巴结清扫。

病灶<2cm 的间质瘤,根据有无内镜下高危因素,治疗原则为:①无高危因素可不予处理,每6~12个月进行一次内镜检查即可。但是直肠间质瘤恶性程度高,且肿瘤一旦增大,保留肛门功能的手术可能变得困难,故倾向于及早手术切除。②有高危因素,手术治疗,术后可不进行辅助治疗而只予以随访。

病灶≥2cm 的间质瘤,可切除病灶应尽量争取 RO 切除。某些特殊部位如贲门、食管、直肠等,手术难度相对大,并且还要考虑胃肠道功能及反流等手术并发症问题,可直接采用伊马替尼治疗。

腹腔镜手术的适应证为:肿瘤边缘清楚、无周围组织和器官的侵犯且肿瘤病灶≤5cm(小肠 GIST 应<2cm)。>5cm 的肿瘤,除了临床研究需要外,原则上不推荐进行腹腔镜手术。GIST 倾向于血源性和种植转移,因而腹腔镜术中发现质脆、易破溃或出血的 GIST,应立即行开腹手术,以保证治疗的彻底性。

转移、复发性 GIST 的部位基本上都在肝脏和腹盆腔,其他部位的转移极少出现。有些患者尚存手术机会,但再次手术后效果差,二次复发转移率很高。和结肠癌不同,GIST 同时或异时肝转移如何手术研究不多,对腹盆腔内复发转移更是缺少治疗经验。

(二)新靶点药物

1.伊马替尼 是一种选择性的受体酪氨酸激酶抑制剂,通过阻断 c-kit 的 ATP 结合位点,阻断磷酸基团的转移,使得酪氨酸激酶不能发挥催化活性,干扰其信号转导过程从而发挥抗肿瘤作用。该药主要用于 CD117 阳性的 GIST,CD117 阴性者也可试用。

对于不能手术、局部复发和/或转移的 GIST,伊马替尼能使 85% 的患者临床获益,中位无进展生存期延长至 20~24 个月,生存 5 年以上的也不鲜见。本药的标准剂量是 400mg,1 次/d。对 c-kit 第 9 外显子突变的患者剂量为 800mg/d,可获得较高的缓解率,但国内推荐剂量通常为 600mg/d。本药起效较为迅速(中位时间为 6d),在有明显肿瘤负荷的患者,最能被患者感知的症状改善有:腹胀、排便困难缓解,恢复正常进食,体力增加直至正常工作、生活。

伊马替尼的用药时间随治疗目标不同而异。术前治疗:用药后的最佳手术时机应该选择在达到最大治疗反应或疾病可能进展前,但该标准在实践中较难把握,目前多推荐服药后 6~12 个月进行手术。术前是否要停药及停药多长时间并无可靠证据,有人认为手术当天停药也可接受,也有人认为术前 2 周停药。术后多长时间可恢复用药没有定论,有人建议术后 2 周左右即可恢复药物治疗。术后辅助治疗:不推荐用于低危患者,中危患者至少 1 年,高危患者为 2~3 年。野生型 GIST 辅助治疗缺少足够的数据支持。有研究表明,外显子 11 突变 GIST 辅助治疗可望获益,外显子 9 突变、野生型 GIST 无复发生存率未获改善,但未成为共识;复发或转移后的治疗:最佳持续治疗时间尚未明确,目前的建议是,如患者伊马替尼治疗有效,应持续用药,直至疾病进展或因毒性反应不能耐受;治疗后进展及耐药:可提高剂量至 600mg/d,如病情稳定或有效,持续用药。耐药可分为原发性和继发性,前者表现为在治疗的最初 6 个月内肿瘤进展,占 10%~14%,这类患者往往是野生型或 c-kit9 外显子突变或 PDGFRA 基因的 D842V 突变。继发耐药为治疗有效 6 个月后出现肿瘤进展,占 50%~62.6%,通常出现在 c-kit 外显子 11 突变患者。耐药的机制可能与 c-kit 或 PDGFRA 基因的二次突变、c-kit 基因扩增、c-kit 蛋白的超表达或其他类型酪氨酸激酶被激活有关。

伊马替尼治疗 GIST 有效时可能不表现为肿瘤体积缩小,而是肿瘤坏死、囊性变。因此不适合用实体瘤疗效评价标准评价。

伊马替尼治疗 GIST 时副作用明显轻于治疗慢性髓细胞性白血病。常见不良事件有水肿、恶心、腹泻、中性粒细胞减少、肌肉痉挛、疲乏和皮疹等,但通常不会严重到永久停药。偶尔需要中断用药的副反应为严重皮疹,对症处理后仍能从 100mg 起逐步增加剂量。其他在药物说明书中没有提及的副作用有皮肤及毛发脱色素、记忆力下降和语言迟缓、需要拔甲的甲沟炎。可以观察到局灶性瘀点瘀斑,但罕见药物相关性血小板减少和贫血。与细胞毒药物明显不同的是,长期服药者毒副反应发生率及严重程度大多并不增加,即没有剂量累积毒性。

2.舒尼替尼　是一种多靶点抑制剂,具有抗肿瘤血管生成和抗肿瘤增殖的活性,能选择性抑制酪氨酸激酶受体、血管内皮生长因子受体、PDGFR,也抑制干细胞生长因子受体、fma 样酪氨酸激酶、集落刺激因子等。本药用于伊马替尼治疗失败或不能耐受的患者,有约 50% 的患者可望从中获得较长时间的控制,对外显子 9 突变的疗效优于外显子 11 突变。推荐剂量 37.5mg/d,连续服用。也可以 50mg/d,连用 4 周,休息 2 周,每 6 周为 1 周期,但副作用可能大于 37.5mg/d 连续服用。舒尼替尼可连续用至病情再次进展。其主要毒副作用包括手足皮肤反应、口腔黏膜炎、牙痛、乏力、粒细胞减少、血小板减少、高血压以及甲状腺功能减退等;多数毒副作用通过支持对症治疗或暂时停药可以获得缓解,但是少数严重者需要停用。

3.瑞格非尼　160mg 口服,每天 1 次,连续 21d,28d 为 1 疗程。在伊马替尼和/或舒尼替尼治疗失败的患者中,与安慰剂组相比可延长平均无进展生存 3.9 个月。

(三)化疗及放疗

GIST 对化疗不敏感,参照其他肉瘤的化疗方案可试用于新靶点药物治疗失败的患者,但有效的可能性不会超过 10%。放疗对 GIST 的效果同样差,对远处转移且有症状的患者,放疗可能有姑息治疗作用。

三、预后及随访

预后与手术能否完全切除密切相关,不完全切除的 5 年生存率<10%,完整切除的 5 年生存率为 50% 左右,已有转移或不能手术的患者,如不加治疗中位生存期 10～20 个月。仅存在肝转移者与同时存在其他部位转移者相比,总生存更具优势。肿瘤大小、部位和核分裂数也是重要的预后因素。

GIST 的复发转移基本上发生在腹腔,故推荐腹、盆腔 CT 或 MRI 扫描作为常规随访项目:术后中、高危患者每 3 个月 1 次,持续 3 年,然后每 6 个月 1 次,直至满 5 年;低危患者应每 6 个月 1 次,持续 5 年;极低危患者通常不需要常规随访。不可切除或转移复发者,每 3 个月随访 1 次,可酌情适当增加随访次数。GIST 极少肺转移,每年 1 次胸部 X 线检查即可。肿瘤标志物对本病的监测没有帮助,超声一般不用作 GIST 的随访。

接受其他新靶点药物治疗的患者,应针对相应副作用定期或酌情检查。

有时 GIST 所在部位或其他部位有癌同时存在,术后辅助治疗及转移复发后的治疗如何进行尚无经验,一般是选择对健康威胁最大者优先处理。尚未见到伊马替尼等新靶点药物与细胞毒药物之间有什么伍用禁忌的报道,如 GIST 和并存肿瘤都需要治疗,我们有限的实践表明,两类药物同时使用至少没有安全上的问题。

第三节　胰腺癌

胰腺癌是常见的消化道肿瘤,治疗效果差,1 年生存率约 23％,5 年生存率不到 5％。导致胰腺癌高死亡率的原因可以归结为:①难以早期发现:多数患者确诊时已处于进展期,只有不到 25％可行根治性切除;②易发生转移:肿瘤＜2cm 时便可发生淋巴道和血道转移。胰腺癌的另一特点是取材和诊断困难,指南中明文指出可在没有病理诊断的情况下谨慎进行抗肿瘤治疗,这在实体恶性肿瘤中并不多见。

一、分期和检查

胰腺癌的 TNM 分期仅适用于胰腺外分泌肿瘤,对内分泌源性肿瘤(后者常起源于胰岛)和类癌并不适合。最新的第 7 版分期系统与上一版相比变化不大,且 pTNM 分期和 cTNM 分期标准一致,区域淋巴结根据胰腺癌部位而定(表 3-3-1、表 3-3-2)。

表 3-3-1　胰腺癌 TNM 分期(AJCC 第 7 版 2010 年)

分期	T	N	M	T、N、M 简明定义
Ⅰ A	T_1	N_0	M_0	T_1:肿瘤局限于胰腺内,最大直径≤2cm
Ⅰ B	T_2	N_0	M_0	T_2:肿瘤局限于胰腺内,最大直径＞2cm
Ⅱ A	T_3	N_0	M_0	T_3:肿瘤侵犯至胰腺外,但未累及腹腔干或肠系膜上动脉
Ⅱ B	$T_{1\sim3}$	N_1	M_0	T_4:肿瘤侵及腹腔干或肠系膜上动脉(原发肿瘤不可切除)
Ⅲ	T_4	任何 N	M_0	N_1:区域淋巴结转移
Ⅳ	任何 T	任何 N	M_1	

注:剖腹手术或腹腔镜手术中腹腔冲洗液的细胞学阳性,相当于 M_1 两。

表 3-3-2　胰腺癌的区域淋巴结

部位	区域淋巴结
胰头癌	6、8、9、11、12、13、14、17、18 组
胰体尾癌	8、10、11、12a1、12a2、12b1、12b2、13、14、17、18 组

注:6.幽门下淋巴结;8.肝固有动脉周围淋巴结;9.腹腔干周围淋巴结;10.脾门淋巴结;11.脾动脉周围淋巴结;12.肝十二指肠韧带中淋巴结(12a1-肝动脉上半部分,12a2-肝动脉下半部分,12b1-胆管上端,12b2-胆管下端,12p1-门静脉后上,12p2-门静脉后下);13.胰十二指肠后淋巴结;14.肠系膜上动脉周围淋巴结;17.胰十二指肠前淋巴结;18.胰体尾下缘淋巴结。

和所有的肿瘤一样,胰腺癌的检查应能满足定位、定性、分期和了解全身功能状况及有无重要并发症、夹杂症的需要。

1.实验室检查 早期无特异性血生化改变,肿瘤阻塞胆管可引起血胆红素升高,伴有谷丙转氨酶、谷草转氨酶等酶学改变。包括尿、粪等实验室常规检查对于黄疸的鉴别诊断和夹杂症、并发症的排除或确认有重要价值,胰腺癌患者中约有 40% 会出现血糖升高和糖耐量异常。

2.肿瘤标志物 CA19-9 是一种唾液酸 LewiS-α 血型抗原,其上升的程度有助于鉴别胰腺炎和胰腺癌。治疗前后动态检测 CA19-9 的变化,辅之以必要的影像学检查,对判断疗效及复发转移有一定价值。仅 CA19-9 升高但无影像及病理证据时,诊断胰腺癌的价值有限。CEA 作为一种广谱肿瘤标志物,对于病情监测也有一定的作用,和 CA19-9 等联合应用时对于胰腺癌的辅助诊断、疗效判定等有一定参考意义。

3.超声 可以作为疑似胰腺癌的初筛,在有经验医生的操作下,超声能够准确地发现胰腺占位,判断胰腺周围主要血管受累的准确性在 84%~87%。我国卫生部的胰腺癌诊疗规范中,超声是胰腺癌诊断的首选方法,但 NCCN 更推荐超声内镜(EUS)检查。EUS 的价值在于:①显示钩突癌、胰尾癌及未引起胰腺改变的小癌灶(直径<1cm)全貌和侵犯程度;②引导细针穿刺活检(FNA);③在显示胰腺病灶同时,还能显示癌肿是否侵犯门静脉、腹主动脉及脾静脉;④用于评估壶腹周围肿块,区分浸润性或非浸润性病灶,还可以更好地描述胰腺囊性病灶的特征。缺点是设备比较昂贵,在显示肠系膜上动脉(SMA)侵犯时不够准确,在无梗阻性黄疸的患者中,排除恶性肿瘤较为准确,但在有梗阻性黄疸和胆道狭窄的患者中准确性欠佳。

4.内镜逆行胰胆管造影 EUS-FNA 不能应用或需要胆管减压的患者,可考虑内镜逆行胰胆管造影(ERCP)。ERCP 能通过十二指肠镜直接观察壶腹乳头区病变,并通过乳头插管造影显示胰、胆管和胆囊,区别肝内或肝外阻塞,以及阻塞部位和形态。在造影检查的同时还可以采集胰液进行细胞学检查,结合内镜下活检,对肿瘤累及乳头的胰腺癌的确诊率很高。但 ERCP 有 10%~15% 的检查失败率,可引起胰腺炎、胆管炎等并发症,发生率约 5%。如果胰管或胆管完全梗阻,ERCP 只能观察近端管道情况,而梗阻点远端的管道则无法显示。ERCP 不能显示胰腺实质,对不侵及胰管的肿瘤和胰尾部较小的肿瘤诊断较困难。对慢性胰腺炎、胰管结石所致的胰胆管改变的鉴别困难。造影检查时如果注射压力大,可能造成胆管收缩,形成假性狭窄或假性梗阻。

5.CT 可用于胰腺癌临床分期,判断肿瘤的血管侵犯情况和肿瘤的可切除性。据报道,CT 术前对胰腺癌不可切除性的判断准确率为 95%,可切除性的判断准确率为 70%~85%。由于胰腺间质和腺癌之间的对比增强差异在动脉晚期时最明显,此时能清楚显示胰腺组织中低密度病灶和周围区域之间的界限,推荐使用三期(动脉期、动脉晚期和静脉期)薄层断层扫描。CT 检测胰腺癌淋巴结转移的价值有限,敏感性为 14%~58。胸部 X 线或 CT 仅在怀疑或排除肺及纵隔转移时酌情选用。

6.MRI 可行多序列成像,软组织分辨率高,且无碘过敏及电离辐射。和 CT 相比,MRI 的优势有:①在分期方面,MRI 是 CT 的有益补充,尤其在检测高危患者胰腺外病灶方面以及小胰腺癌的筛查诊断方面;②对肝转移的判断更准确。Trede 等比较了 CT 和 MRI 判断胰腺癌肝转移的准确性,MRI 达到 93%,CT 为 87%;③MRI 能够更好地显示胰管内结石和管道梗阻;④用较少的对比剂达到理想的增强效果,在胰周血管侵犯方面可提供更多的可靠信息。但

MRI 不能显示与慢性胰腺炎有关的钙化。

7.磁共振胰胆管成像　磁共振胰胆管成像(MRCP)在显示胆树和胰管的解剖方面显著优于 CT,且无须应用碘制剂就可以显示梗阻上下方的胆管。MRCP 和 ERCP 在诊断胰腺癌方面的敏感性类似,但各具优势。MRCP 显示主胰管优于 ERCP,能精确地评估慢性胰腺炎患者的胰管情况和变化,显示病变胰管的敏感性、特异性、准确度分别为 88%、98%、91%,但对分支胰管的显示有时不如 ERCP,对钙化与结石显示不清。在患者有胃流出道梗阻、此前接受过胃手术或 ERCP 失败的情况下,MRCP 是很好的替代检查。

8.PET-CT　对胰腺癌的意义尚不肯定,可有选择地用于病灶的定位和鉴别诊断。

9.腹腔镜　怀疑胰腺癌又不能采用其他活检技术时,可考虑腹腔镜检查。腹腔镜可发现腹膜、空腔脏器、浆膜种植,或肝脏表面的颗粒状转移灶,而这些转移灶即使采用薄层 CT 检查也难以发现。腹腔镜还可以进一步判断肿瘤与主要血管的关系、淋巴结肿大的情况,有助于制订周密的手术方案。但腹腔镜常规用于分期存在争议,特别是在肿瘤可切除或有可能切除的患者。

10.穿刺活检　如果术前病史、影像学检查和血清学指标均高度怀疑胰腺肿瘤,且肿块可切除,不建议行穿刺检查。但如果行新辅助治疗或肿块无法切除拟行放化疗时,应尽可能穿刺活检取得病理诊断。经皮穿刺活检成功率取决于肿块的位置、大小及术者的经验,通常为 80%~90%。EUS-FNA 一般经胃壁或十二指肠壁穿刺胰腺肿块,排除了腹壁脂肪、肠腔气体等因素对图像质量的影响,且能以最近的距离对胰腺组织进行扫描,即使直径仅为 5mm 左右的病变在 EUS 引导下也可以进行穿刺,造成肿瘤播散、胰瘘与出血的机会较经皮穿刺低。EUS-FNA 受术者穿刺技术水平影响较大,有可能因获取的组织较少或失去组织结构影响病理检查结果,取材不合格率达 4%~19%。

二、诊断和鉴别诊断

胰腺癌首发症状因肿瘤的发生部位而异。发生于肠系膜上静脉(SMV)与门静脉交汇处右侧的为胰头癌,钩突是胰头的一部分,约 2/3 胰腺癌位于胰头;发生于 SMV 与门静脉交汇处与腹主动脉之间的为胰体癌;发生于腹主动脉与脾门之间的胰腺癌为胰尾癌;肿瘤部位超过 2 个区域的胰腺癌为全胰癌。

胰头癌患者常以黄疸就诊,部分患者在右上腹可触及无痛肿大的胆囊;胰体尾癌患者突出的首发症状为腹痛、上腹饱胀、腰背痛等,此时肿瘤多已侵犯腹膜后神经丛;全胰癌常表现为腹痛、消瘦、腹部包块和发热等症状。腹块和腹腔积液约见于 20% 的患者。但是,早期胰腺癌常无特异性临床表现。

胰腺癌发展快,易出现局部外侵和远处转移,常见浸润部位为肠系膜根部血管或腔静脉,其次为胃窦、十二指肠、胆总管及横结肠,常见转移部位包括肝、腹膜、肾上腺及区域淋巴结等,骨和脑转移较少。西方文献报道胰腺癌患者 20%~30% 可合并静脉血栓类疾病的表现,但亚洲人中该表现不多见。

胰腺肿瘤解剖部位深在,症状隐匿,相邻部位可能发生的肿瘤多而复杂,鉴别诊断常有困难。经常需要鉴别诊断的疾病有：

1.慢性胰腺炎　是由多种原因引起的一种反复发作的、渐进的广泛胰腺实质的坏死与纤维化病变，病变反复发作，导致胰管狭窄阻塞、胰液排出受阻、胰管扩张，最终导致内外分泌功能不同程度的受损。胰腺炎性肿块是慢性胰腺炎中一种常见的良性肿瘤样病变，表现为胰腺局限性肿大，肿块多位于胰头部。

慢性胰腺炎特别是胰腺炎性肿块和胰腺癌在临床表现、检查方面有诸多相似，均可有腹痛、上腹不适、纳差、恶心呕吐、发热、体重下降等。且慢性胰腺炎与胰腺癌的因果关系一直存有争议，两者的诊断及鉴别诊断一直是临床工作中的难点。相对于胰腺癌，慢性胰腺炎的特点如下：①病程长，常反复发作，急性发作可出现血、尿淀粉酶升高，但极少出现黄疸症状；②CT检查可见胰腺轮廓不规整，结节样隆起，胰腺实质密度不均；③患者X线或CT见胰腺部位的钙化点有助于诊断；④胰腺萎缩往往仅见于慢性胰腺炎患者，胰腺癌少见；⑤CA19-9、CEA在胰腺癌和慢性胰腺炎患者中均可升高，但在胰腺癌患者中的升高程度更为明显；⑥胰腺癌与慢性胰腺炎有不同的MRCP表现：胰腺癌易累及胆总管出现双管征，胆总管梗阻扩张程度重，且常于胰头或钩突水平突然狭窄或中断；慢性胰腺炎较少发生低位胆道梗阻，如有胆总管扩张，则扩张程度轻，多呈鼠尾状改变，无中断，常合并胰管结石、假性囊肿形成。慢性胰腺炎多有"胰管穿通征"（主胰管穿过炎性肿块呈光滑的狭窄型改变或无异常），胰腺癌则相反。

2.自身免疫性胰腺炎　亦称"淋巴浆细胞硬化性胰腺炎"，是一种罕见的慢性胰腺炎，临床表现和影像学特点与胰腺癌相似，IgG特别是IgG4的升高是最敏感和特异的实验室指标。皮质醇类药物治疗有效，如果未见缓解，患者应该接受剖腹手术。

3.胰管结石　最常见的症状为左上腹部痛，呈持续性钝痛或发作性绞痛，其次为腹泻、消瘦及糖代谢异常。40%的患者有胰腺外分泌功能减退。

4.胰腺囊肿　10%左右的胰腺囊肿患者可因囊肿压迫或破入胆总管下段，引起胆道梗阻和感染，表现为进行性阻塞性黄疸。包块位于中上腹，呈圆形、椭圆形，有囊样感，多无压痛，一般不易推动。超声显示胰区液性暗区，血管造影显示血管走行异常或囊肿处无血管区，ERCP显示胰管分布异常、移位或阻塞；CT显示胰区有密度均匀减低区。

5.胰腺假性囊肿　多有急慢性胰腺炎、外伤或手术史，腹块较大，与周围有粘连，囊肿内部胰酶含量高，血、尿淀粉酶升高。

6.胰腺炎性假瘤　是一种罕见的良性肿瘤样病变，病变内可有出血、坏死、囊变以及钙化、骨化。病灶一般境界清楚，但缺乏真性包膜。超声大多表现为境界清楚的低或等回声团块、内部出血、坏死，囊变区回声更低，钙化灶表现为强回声伴声影。CT表现多种多样，平扫时与胰腺密度相等或偏低，密度均匀或不均，可有数量不等的钙化，强化常不显著，但可有多种强化类型，包括周围延迟强化、弥漫性不均强化、均匀强化以及无强化。40岁以上患者胰腺部位出现境界清楚的肿块，同时存在腹膜后纤维化或硬化性胆管炎等疾病时，要考虑本病的可能。既往曾有其他部位炎性假瘤病史患者新近出现胰腺部位的病灶时，应首先考虑炎性假瘤复发或多系统受累而非恶性肿瘤。

7.胰腺实性假乳头状瘤　胰腺实性假乳头状瘤（SPT）并非罕见，临床表现与无功能胰岛细胞瘤、黏液性囊腺瘤、浆液性腺瘤、胰腺假囊肿及胰腺癌等胰腺肿瘤极为相似，术前诊断十分困难,但很少出现胰管、胆管梗阻扩张或血管受侵的症状,而多表现为邻近器官的推挤移位。性别和年龄有提示诊断的价值,本病绝大多数发生于年轻女性,男女之比约 1∶10,发病平均年龄为 20～29 岁。胰腺 SPT 为良性或低度潜在恶性,极少发生淋巴结转移及恶变。由于对其组织学来源及病理认识不充分,文献中曾有胰腺乳头状囊性瘤、实性囊性瘤、囊实性腺泡细胞瘤、囊实性肿瘤、实性囊性乳头状上皮肿瘤、实性乳头状瘤、假乳头状瘤、Frantz 肿瘤等称谓,1996 年才被 WHO 正式命名为 SPT。

8.壶腹部癌　是指胆总管下段和十二指肠乳头的恶性肿瘤,比较少见,过去习惯上将它们合称为壶腹周围癌。因胰头癌与壶腹部癌解剖位置接近,不论临床表现或影像学都有许多相似之处。两者的鉴别如下:①壶腹部癌的黄疸出现较早,且由于肿瘤坏死脱落,黄疸时轻时重。②壶腹部癌十二指肠低张造影可显示十二指肠乳头部充盈缺损、黏膜破坏"双边征"。③壶腹部癌超声、CT、MRI、ERCP 等检查可显示胰管和胆管扩张、胆道梗阻部位较低、"双管征"、壶腹部位占位病变。壶腹部癌因症状出现早易被及时发现,恶性程度较胰头癌低,手术切除率高于胰头癌,预后相对较好。

9.其他胰腺良性及交界性肿瘤　胰腺肿瘤常靠近或被血管包绕,活检困难,或者虽然进行了穿刺活检,但由于组织较少或肿瘤异质性不高,不能获得确切的病理诊断的情况并非少见,此时应考虑有胰腺良性及交界性肿瘤之可能,如腺泡细胞囊腺瘤和浆液性囊腺瘤(均好发于女性)、导管内乳头状黏液肿瘤、导管内管状乳头状肿瘤、黏液性囊性肿瘤、淋巴管瘤、错构瘤、畸胎瘤。

10.其他胰腺恶性肿瘤　胰腺细胞包括导管细胞、腺泡细胞、内分泌/神经分泌细胞、结缔组织、内皮细胞及淋巴细胞等,每种细胞都可能恶变。胰腺癌的主要类型是导管腺癌,但其他类型的肿瘤也时可见到。如果胰腺肿瘤已肯定为恶性,但由于取材不当、肿瘤分化差或不典型,病理不能确定肿瘤来源时,胰腺神经内分泌肿瘤、软组织肿瘤、恶性淋巴瘤要首先排除,腺鳞癌、导管腺癌、胶样癌(黏液性非囊性癌)、肝样癌、髓样癌、印戒细胞癌、未分化癌、伴有破骨细胞样巨细胞的未分化癌、腺泡细胞癌(占胰腺癌的 1%～2%,老年人多见,临床病程稍好于导管腺癌)、腺泡细胞囊腺癌、导管内乳头状黏液性肿瘤伴有相关的浸润癌、混合性腺泡-导管癌、混合性腺泡-神经内分泌癌、混合性腺泡-神经内分泌-导管癌、混合性导管-神经内分泌癌、黏液性囊性肿瘤伴有相关的浸润癌、浆液囊性癌、转移癌等或有可能。胰母细胞瘤主要发生于儿童,可以分化为间质、内分泌、腺泡细胞,常见 AFP 升高,如疾病局限可以根治,转移瘤常对化疗敏感。

由于胰腺癌取材及病理诊断的困难,2011 年 NCCN 指南中国版中以脚注的形式提出:对于临床诊断或高度怀疑胰腺癌,经重复活检仍无法得到病理证实者,经过有资质的专家讨论和多科会诊后,并取得患者或家属充分知情同意的情况下,可按照胰腺癌谨慎进行治疗。

胰腺癌预后恶劣,确诊的胰腺癌间隔较长时日后再出现其他部位的占位病灶的可能性不大,但胰腺和其他部位同时出现占位病灶而临床表现均不典型的现象却时有所见,这时最好能争取两个部位病灶的活检。

三、治疗原则

手术仍是胰腺癌唯一的根治性疗法,然而,超过 75% 的患者因病期较晚而失去手术机会。放疗、化疗及新靶点药物治疗需根据患者身体状况、年龄、肿瘤部位、侵及范围、黄疸以及肝肾功能水平等综合考虑。

可切除的 Ⅰ、Ⅱ 期患者应该及时接受手术,之后进行辅助治疗。肿瘤可切除的判定标准:①无远处转移;②腹腔干、肝动脉和 SMA 周围的脂肪间隙清晰;③没有 SMV 和门静脉被肿瘤组织围绕、变形、瘤栓形成或无静脉被肿瘤组织包绕的影像学证据。术后辅助治疗建议吉西他滨或 5-氟尿嘧啶/亚叶酸钙或卡培他滨为基础的单纯化疗,或基于氟尿嘧啶类药物或吉西他滨的化放疗。

潜在可切除的患者先予新辅助治疗,对于血管受累有限的所谓临界可切除的肿瘤患者特别有意义。潜在可切除的判定标准:①没有远处转移;②SMV 或门静脉受累,提示肿瘤组织包绕血管,侵及管壁并伴管腔狭窄;肿瘤组织包裹 SMV/门静脉但未包裹周围动脉;或者由于肿瘤组织包裹或癌栓导致小段静脉闭塞,但在受累静脉的近侧和远侧有合适的血管可进行安全切除及重建;③胃十二指肠动脉至肝动脉有小段动脉被肿瘤组织包裹,或肝动脉直接被包裹,但尚未侵及腹腔干;④以血管本身圆周为界,肿瘤围绕 SMA 未超过 180°。新辅助治疗后如果仍然无法切除,没有病理的患者建议活检并重新分期,然后参照相应分期的胰腺癌治疗。

胰腺癌根治术后复发率约为 50%,怀疑术后复发者,建议活检证实和全面检查。若仅为局部复发,对于先前未进行过化放疗的患者,可以考虑化放疗;NCCN 指南不推荐再次手术,因为其并不能改善生存率;但也有研究认为术后复发时间间隔≥9 个月、年龄≤65 岁、CA19-9 <100IU/ml 的患者有可能从再次手术中获益,中位生存期约为 11.2 个月。如果出现远处转移,无论是否伴有局部复发,治疗决策应考虑从辅助治疗结束到发现远处转移的时间间隔。在初始治疗完成 6 个月后,可以选择和先前一样的全身治疗方案,当然也可以更换化疗方案;若在初始治疗完成 6 个月以内,建议更换化疗方案。

局部晚期无法切除的 Ⅲ 期胰腺癌,治疗有赖于化疗±放疗,同步放化疗较单纯放疗或化疗能够延长生存。接受放化疗后显著缓解的患者,尽管目前缺少确切的证据支持,NCCN 指南仍推荐可考虑手术切除肿瘤。局部无法切除的判定标准:①肿瘤位于胰头:肿瘤围绕 SMA> 180°,或侵犯腹腔干(任何度数);SMV/门静脉闭塞且无法重建;肿瘤侵犯和围绕腹主动脉;②肿瘤位于胰体:肿瘤围绕 SMA 或腹腔干>180°;SMV/门静脉闭塞且无法重建;肿瘤侵犯腹主动脉;③肿瘤位于胰尾:肿瘤围绕 SMA 或腹腔干>180°;④淋巴结状态:淋巴结转移范围超出手术所能切除范围视作不可切除。

已发生远处转移的胰腺癌中位生存时间只有 5～8 个月,主要治疗是化疗及姑息治疗。除非用于姑息目的,联合放化疗不大使用。最有效的单药化疗有效率在 5%～20%,但对患者的 2 年生存率影响很小。

四、治疗方法

（一）手术

根治性手术切除指征：①年龄＜75 岁，全身状况良好；②临床分期为Ⅰ～Ⅱ期的胰腺癌；③无腹腔积液；④术中探查癌肿局限于胰腺内，未侵犯门静脉和肠系膜上静脉等重要血管；⑤无远处播散和转移。

常用手术方式有：①Whipple 术：胰头肿瘤最常采用；②胰腺末端切除术和脾切除术：胰体尾部肿瘤常采用；③局限或扩大胰腺切除术；④全胰切除术：肿瘤较大，范围包括胰头、颈、体时采用此术式。胰腺的切缘要＞3cm，为保证足够的切缘可于手术中对切缘行冰冻病理检查。标准的淋巴结切除术包括十二指肠和胰腺、肝十二指肠韧带的右侧、肠系膜上动脉的右侧以及胰十二指肠前方和后方的淋巴结。

胰腺癌的腹主动脉旁淋巴结转移率与肿瘤的大小没有相关性，即使很小的肿瘤也可以有腹主动脉旁淋巴结的转移，倘若不清扫主动脉、腔静脉三角区的淋巴结，胰腺癌在术后复发的概率甚高。

2011 年卫生部胰腺癌诊疗规范中规定理想的组织学检查应包括至少 10 枚淋巴结。Slidell 分析美国监测、流行病学与最终结果数据库 1988～2003 年里 4005 例胰腺癌患者的资料，比较淋巴结清扫数目及阳性淋巴结占总淋巴结数目的比率与预后的相关性，所有患者特别是 N_0 患者，清扫 12 个淋巴结以上者预后显著好于淋巴结不足 12 个者，未有淋巴结检出的患者预后最差；对于 N_1 患者，阳性淋巴结与总淋巴结数目的比率与预后存在显著负相关性。

34％有神经侵犯的胰腺癌患者并无淋巴结转移，很多所谓根治术后复发的主要原因是受侵的胰周神经丛及腹膜后组织切缘残留，所以扩大淋巴结切除术不仅要切除标准手术中所涉及的淋巴结，还包括右侧的从右肾门至腹主动脉左侧的后腹膜软组织，以及左侧的从门静脉至肠系膜下动脉起始部位之间的软组织。

腹腔镜主要用于胰腺癌的探查和分期、胰腺远端切除术和局部切除术。

对术前判断不可切除的胰腺癌患者，如同时伴有黄疸、消化道梗阻，在全身条件允许的情况下可行姑息性手术，行胆肠、胃肠吻合，胆囊造瘘，安放支架等。

（二）放疗

放疗在胰腺癌的治疗中占有重要地位，术中放疗常单独进行，姑息性放疗可酌情同步化放疗或单纯放疗。患者若存在胆管梗阻，可酌情行临时性或永久性支架置入。

术前放疗用于潜在可切除或局部晚期不能切除的胰腺癌，放疗期间出现远处转移者，可避免不必要的手术。术前放疗常与化疗同时进行，也可先行 2～4 周期诱导化疗。推荐 CT 模拟加三维适形放射治疗计划，治疗体积应包括原发肿瘤和区域淋巴结所在部位，放疗剂量：45～54Gy，每次 1.8～2.5Gy；或 36Gy，每次2.4Gy。治疗后如能手术，最好在放疗结束后 4～8 周进行，以免放疗后纤维化增加手术难度。

术中放疗主要用于肿瘤残存、切缘不净或淋巴结残存等，或是不可切除胰腺癌探查术后。优点：①直接在需要照射的部位进行照射；②可以降低局部复发率，延长复发时间；③对周围正常组织和器官保护好。Reni 等报道的 127 例患者中，Ⅰ～Ⅱ期患者相对于单纯手术，手术联合术中放疗可以显著降低局部复发率、延长术后至局部复发时间、提高 5 年生存率；Ⅲ～Ⅳ期患者，如果术中放疗的射线能量高于 9MeV，可以明显降低局部复发率，但对总生存的获益不大。术中放疗的剂量缺少统一意见，美国 MD 安德森肿瘤中心建议根据肿瘤情况给予不同剂量：①根治性切除（切缘阴性），剂量 10Gy；②切缘阳性，或肿瘤未切除但十二指肠部分在照射野内，剂量 15Gy；③肿瘤大体切除，或肿瘤未切除但十二指肠全部在照射野外，剂量 20Gy；④十二指肠全部在照射野内，剂量 12.5Gy。

根治性切除术后的辅助治疗尚有不同意见。美国基于胃肠肿瘤研究组、肿瘤放疗协作组（RTOG）97-04 等研究建议术后辅助化放疗，而欧洲基于欧洲胰腺癌研究组（ESPAC）的临床试验 1、ESPAC-3 等结果建议仅予以辅助化疗。不过，切缘阳性、病灶离切缘过近、肿瘤侵犯邻近器官、区域淋巴结转移等高危因素以及胰头癌，术后化放疗没有太多的争论。RTOG 临床试验 97-04 显示，在肿瘤位于胰头的患者中，使用吉西他滨或连续滴注 5-氟尿嘧啶并联合放疗，有延长总生存期的趋势，虽然其增幅并不显著。这些结果与加入了放疗的大规模、单中心系列研究的结果相似。放疗靶区范围：临床靶区（CTV）包括瘤床、吻合处以及邻近淋巴结区域，特别强调要包括腹腔干及其周围 2cm。CTV 外放 0.5～2cm 为计划靶区（PTV）。放疗剂量 95% PTV DT 45～46Gy/1.8～2Gy，瘤床和吻合口再推量 5～9Gy，但要注意小肠的剂量。

局部晚期不可手术切除胰腺癌，若患者一般情况允许，给予同步化放疗，其后应通过详细的影像学检查再次分期，有 R0 切除可能性时可考虑手术。对于预期同步放化疗后可能也难以切除（如肿瘤完全包裹 SMA 或腹腔干动脉）或存在可疑的远处转移灶的患者，可以先给予 2～6 周期的化疗，再行同步放化疗。肿瘤靶区（GTV）：肿瘤、阳性淋巴结（短径＞1cm，或 PET-CT 检查 FDG 高代谢区），GTV 外放 0.5～1.5cm 为 CTV，CTV 外放 0.5～2cm 为 PTV，根据肿瘤范围相应外放即可，如靶区未包括全胰腺则可不做全胰腺放疗；不做区域淋巴结的预防照射。放疗剂量 95% PTV DT 45～54Gy/1.8～2.5Gy（若临床需要，也可高于 54Gy）或 36Gy/2.4Gy。

晚期胰腺癌因肿瘤压迫所致梗阻、严重疼痛，或高龄、基础病多等，可酌情同步放化疗或单纯放疗。放疗剂量 30～36Gy，每次 2.4～3.0Gy。

术前、术后或姑息性放疗均可联合化疗，但可供选择的方案不多，文献报道的基本是氟尿嘧啶类药物或吉西他滨。

（三）化疗及新靶点药物治疗

新辅助化疗方案尚没有足够证据，但术后辅助化疗已有随机临床试验的结果确认其作用，并推荐在术后 4～8 周内开始。ESPAC-3 研究显示，术后 5-氟尿嘧啶/亚叶酸钙与吉西他滨治疗相比，中位生存期分别为 23.0 个月和 23.6 个月，无明显差异。RTOG97-04 研究则报道，胰头癌吉西他滨组的总生存期显著优于 5-氟尿嘧啶组。2013 年 ASCO 会议上对 JASPAC-01 研究（Ⅲ期临床）进行了中期数据分析，发现口服替吉奥在药效及安全性方面均优于吉西他滨，其 2 年总生存率为 70%，吉西他滨组为 53%。

局部晚期及转移性胰腺癌，推荐吉西他滨为基础的方案。二线治疗可在基于吉西他滨的方案（若之前未用过）和基于氟尿嘧啶类药物的方案中选择。吉西他滨和 5-氟尿嘧啶相比，生存时间和反应率差异并不显著,但吉西他滨缓解肿瘤导致的疼痛优于 5-氟尿嘧啶。

到目前为止,被 FDA 批准用于胰腺癌治疗的新靶点药物是厄洛替尼。一项关于晚期或转移性胰腺癌患者的双盲、安慰剂对照的Ⅲ期试验将 569 例患者随机分组接受厄洛替尼联合吉西他滨或吉西他滨单药治疗,结果显示,联合组中位生存期为 6.24 个月,1 年生存率为 23%,单药组分别为 5.91 个月和 17%。

常用的药物治疗方案如下:

5-氟尿嘧啶＋亚叶酸钙:亚叶酸钙,20mg/m^2,快速静注,d1～5;5-氟尿嘧啶,425mg/m^2,快速静注,d1～5。每 4 周重复,共 6 个周期。

FOLFIRINOX(奥沙利铂＋伊立替康＋亚叶酸钙＋5-氟尿嘧啶):一项随机试验入组了 342 个患者,评估 FOLFIRINOX 相对于吉西他滨单药治疗远处转移且体力状态良好胰腺癌患者的情况,结果显示 FOLFIRINOX 方案在中位无进展生存期(6.4 个月 vs 3.3 个月)和中位总生存期(11.1 个月 vs 6.8 个月)方面均显著优于吉西他滨单药。用法:奥沙利铂,85mg/m^2,静滴 2h,d1;伊立替康,180mg/m^2,静滴 90min,d1;亚叶酸钙,400mg/m^2,静滴 2h,d1;5-氟尿嘧啶,400mg/m^2,静注,d1;或 5-氟尿嘧啶,2400mg/m^2,静滴 46h,d1～2。每 2 周重复。

GEMOX(吉西他滨＋奥沙利铂):在缓解率、无进展生存期和临床获益方面优于吉西他滨单药,但未观察到总生存获益。用法:吉西他滨,1000mg/m^2,静滴 100min,d1;奥沙利铂,100mg/m^2,静滴 2h,d2。每 2 周重复。

GP(吉西他滨＋顺铂):相对于吉西他滨单药治疗,Ⅲ期试验未能显示联合方案有显著的生存获益,但对于携带 BRCA 突变的胰腺癌患者或许更有效。用法:吉西他滨,1000mg/m^2,静滴 30min,d1;顺铂,50mg/m^2,静注,d1。每 2 周重复。

GTX(吉西他滨＋多西紫杉醇＋卡培他滨):35 例转移性胰腺癌患者接受 GTX 方案,PR 29%,MR 或 SD 31%。全组中位生存期 11.2 个月,而获得 PR 者为 13.5 个月。用法:吉西他滨,750mg/m^2,静滴 75min 以上,d4、11;多西他赛,30mg/m^2,静滴,d4、11;卡培他滨,750mg/m^2,口服,Bid,d1～14。每 3 周重复。

XELOX(奥沙利铂＋卡培他滨):用于局部晚期或转移性胰腺癌患者,吉西他滨治疗失败后的二线治疗,PS 评分好、一线治疗曾经获益的患者更有可能从该方案中获益。用法:奥沙利铂,130mg/m^2,静滴 2h,d1;卡培他滨,1000mg/m^2,口服,Bid,d1～14。每 3 周重复。

改良 FOLFIRI(伊立替康＋亚叶酸钙＋5-氟尿嘧啶):用于局部晚期或转移性胰腺癌患者,吉西他滨治疗失败后的二线治疗。伊立替康,70mg/m^2,静滴 1h,d1、3;亚叶酸钙,400mg/m^2,静滴 2h,d1;5-氟尿嘧啶,2000mg/m^2,静滴 46h,d1。每 2 周重复。

改良 FOLFOX(奥沙利铂＋亚叶酸钙＋5-氟尿嘧啶):奥沙利铂,85mg/m^2,静滴 2h,d1;亚叶酸钙,400mg/m^2,静滴,d1;5-氟尿嘧啶,2000mg/m^2,静滴 46h,d1～2。每 2 周重复。

吉西他滨＋白蛋白结合型紫杉醇:大多数胰腺癌组织中富含半胱氨酸的酸性分泌蛋白高表达,能够特异地与 nab-P 结合。MPACT 研究证实,nab-P 联合吉西他滨在用于转移性胰腺癌患者治疗时,与单纯的吉西他滨方案相比,中位总生存期延长近 2 个月(8.5 个月 vs 6.7 个月),两组的 1 年、2 年生存率分别为 35%、9% 和 22%、4%。用法:吉西他滨,1000mg/m^2,静滴 30min,d1、8、15;白蛋白结合型紫杉醇,125mg/m^2,静滴,d1、8、15。每 4 周重复。

吉西他滨＋厄洛替尼：吉西他滨，1000mg/m²，静滴30min，每周1次，连续7周后休息1周，随后每4周中连续3周每周1次；厄洛替尼，100mg/d或150mg/d，口服。

吉西他滨＋卡培他滨：一项纳入533例晚期患者的随机研究显示，吉西他滨联合卡培他滨与吉西他滨单药治疗相比，在无进展生存期和客观缓解率方面有显著改善，而总生存期方面的优势并未达到统计学意义。用法：吉西他滨，1000mg/m²，静滴30min，d1、8、15，每4周重复；卡培他滨，1660mg/(m²·d)，口服，Bid，d1～14。每3～4周重复。

吉西他滨＋替吉奥：一项入组834例局部晚期或转移性胰腺癌患者的多中心研究发现，吉西他滨联合替吉奥相对于单药吉西他滨可以延长总生存期（10.1个月 vs 8.8个月），但两者没有统计学差异，且联合组的不良反应，主要是消化道反应和血液学毒性要明显高于单药治疗。用法：吉西他滨，1000mg/m²，静滴30min，d1、8；替吉奥，60mg/d、80mg/d或100mg/d，口服，Bid，d1～14。每3周重复。

吉西他滨单药：吉西他滨，1000mg/m²，静滴30min，d1、8、15，每4周重复。或吉西他滨，1000mg/m²，静滴30min，连续7周每周1次，随后休息1周，然后每4周中连续3周每周1次。

吉西他滨固定剂量率（FDR）给药：吉西他滨必须被磷酸化后才能发挥抗肿瘤活性，FDR可以将磷酸化吉西他滨的细胞内浓度最大化，延长暴露于吉西他滨的时间，理论上或有更好疗效。用法：吉西他滨，1500mg/m²，静滴150min，d1、8、15，每4周重复。

吉西他滨同步放化疗：吉西他滨，400mg/m²，静滴30min，每周1次连续4周。第1次吉西他滨给药后48～72h开始放疗。

卡培他滨＋厄洛替尼：客观反应率10％，中位生存时间6.5个月，17％的患者的CA19-9下降超过50％。用法：卡培他滨，1000mg/m²，口服，Bid，d1～14，每3周重复；厄洛替尼，150mg/d，口服。

卡培他滨单药：卡培他滨，1250mg/m²，口服，Bid，d1～14，每3周重复。

替吉奥单药：替吉奥，80mg/d、100mg/d或120mg/d，口服，Bid，d1～28，每42天重复。

五、预后及随访

（一）预后

胰腺癌预后差，绝大多数患者在就诊时已无法手术，虽然可切除者预后要明显好于不可切除的患者，但其中位生存期仍只有15～19个月，5年生存率约为10％。对于可手术者，T_1期患者术后5年生存率为48％，T_2期为10.6％，T_3期为0；淋巴结阴性患者的5年生存率明显高于淋巴结阳性者（25％ vs 5.5％）；术后切缘阳性者中位生存期仅为10个月，有神经浸润者预后亦明显变差；有报道高分化胰腺癌的中位生存期可达到35.5个月，明显高于低分化癌患者。术后CA19-9水平升高提示预后不良，如在短期内快速升高则更有意义。

（二）随访

治疗结束的患者，前2年每3～6个月随访1次，此后每年1次。每次随访需询问患者病史，并进行体格检查以评估相关症状。可进行CA19-9检测和腹部CT扫描，但有研究显示即便据此早期发现肿瘤复发、转移而给予相关治疗也不能改善患者预后。

第四节　原发性肝癌

原发性肝癌（PLC，以下简称"肝癌"）是预后较差的常见恶性肿瘤之一，主要包括肝细胞癌（HCC）、肝内胆管细胞癌（ICC）和肝细胞癌-肝内胆管细胞癌混合癌（cHCC-ICC）。近年来，由于诊断技术提高和早期病例增加、手术与各种局部治疗手段的综合运用以及新靶点药物的问世，肝癌患者的疗效及生存状况有了一定的提高。相比于 HCC，ICC 和 cHCC-ICC 在生物学表现和治疗方法上均有所不同。

一、分期与肝功能评估

（一）分期

国内外有关肝癌的分期有很多，如：Okuda 分期、法国分期、Clip 分期、JIS 分期、中国肝癌协会分期、巴塞罗那临床肝癌（BCLC）分期、美国癌症联合会（AJCC）的 TNM 分期等。这些分期都有各自适合的人群，但在全球范围内尚无十分完善的统一分期标准，TNM 是目前应用最广泛的恶性肿瘤分期系统，可是对 HCC 而言，尽管 2010 年的 AJCCTNM 分期（表 3-4-1）引进了肝纤维化评分，但未列入 TNM 总分期中，因而未能全面地体现肝功能、肝硬化对治疗方案的选择及判断预后的影响。BCLC 分期融入了有关患者的体力状态、肿瘤的数量和大小以及按 Child-Pugh 分级系统确定的肝功能等预后变量，并根据分期推荐相应的治疗方案，被认为是临床较为实用的分期，本书治疗原则即以其为指南。

表 3-4-1　肝癌 2010 AJCC TNM 分期

分期	T	N	M	T、N、M 简明定义
Ⅰ	T_1	N_0	M_0	T_1：孤立肿瘤，没有血管受侵
Ⅱ	T_2	N_0	M_0	T_2：孤立肿瘤，有血管受侵或多发肿瘤但直径均≤5cm
ⅢA	T_{3a}	N_0	M_0	T_{3a}：多发肿瘤，直径＞5cm
ⅢB	T_{3b}	N_0	M_0	T_{3b}：孤立肿瘤或多发肿瘤侵及门静脉或肝静脉主要分支
ⅢC	T_4	N_0	M_0	T_4：直接侵及胆囊以外的周围组织，或穿破脏层腹膜
ⅣA	任何 T	N_1	M_0	N_1：区域淋巴结转移
ⅣB	任何 T	任何 N	M_1	M_1：有远处转移

pTNM 分期与 cTNM 分期标准一致。

（二）肝功能评估

客观、全面、准确地评估肝癌患者的肝脏储备功能，对制订合理的治疗方案具有重要意义。Child-Pugh 评分系统包括有无肝性脑病、腹腔积液量、血清白蛋白含量、凝血酶原时间是否延长、血清胆红素含量五项常用临床指标，每一项指标评为 1～3 分，3 分表示最严重程度，然后将五项指标的评分合计以确定肝功能好坏，＜6 分为 Child-Pugh A 级，7～9 分为 B 级，10～15

分为 C 级。该系统简便、实用,是 30 多年来国内外应用最广泛的评估系统,其局限性在于未能区分 Child-Pugh C 级中更严重的患者(极高胆红素或极低白蛋白),对肝性脑病和腹腔积液的评估有时会受主观因素的影响。

二、检查

肝癌的诊断包括临床诊断和病理诊断。前者包括病史、体检、生化、肿瘤标记物及影像学检查,后者包括肝脏穿刺细胞学、肝脏穿刺活检及腹腔镜检查。

(一)基本的检查

包括超声、CT、MRI、AFP 等。

超声可显示肿瘤的大小、形态、部位以及肝静脉及门静脉有无癌栓,但受到操作者技术及设备质量的影响。

CT 可明确病灶的部位、大小、形态、个数,与周围重要脏器、血管的关系,以及病灶内有无出血、坏死、钙化等。诊断符合率可达 90%,亦可检出病灶直径 1.0cm 左右的小肝癌。

MRI 对软组织的分辨率优于 CT,对良、恶性肝内占位,尤其在肝癌与肝血管瘤的鉴别方面优于 CT,无须增强即可显示门静脉及肝静脉分支,且无放射性损害,对于结节性肝硬化患者的敏感性和特异性更好。

AFP 持续升高高度提示肝癌可能,但近年一些欧美学者认为 AFP 的敏感性和特异度不高,2010 版美国肝病研究学会指南已不再将 AFP 作为筛查指标。不同于西方国家 HCC 的主要致病因素,我国的肝癌大多与 HBV 感染相关,而且 60% 以上的肝癌患者 AFP>400μg/L,因此 AFP 常规检查仍有必要。对于 AFP≥400μg/L 超过 1 个月,或≥200μg/L 持续 2 个月,在排除妊娠、活动性肝病和生殖腺胚胎肿瘤时,应该高度怀疑肝癌,需进行 crr 或 MRI 等影像学检查了解是否有肝癌特征性的占位。

肾功能、乳酸脱氢酶和血细胞计数也是基本检查,它们能为肝癌诊治提供重要信息。

(二)可选的检查

包括 DSA、PET-CT、肝脏穿刺活检、腹腔镜等。

DSA 可获得血管解剖详细情况,对肝癌的诊断有一定帮助,常用作肝癌手术和介入治疗的参考。但该检查为侵袭性操作,有出血及碘过敏者不能行该检查;对少血供型肝癌或肝动脉解剖变异者,有时可造成漏诊或误诊,肝左外叶的癌肿出现这种情况更多见。

PET-CT 在怀疑其他部位转移或诊断不明时可以使用。

对血清学、影像学检查后仍无定论的肝脏占位患者,可在超声或 CT 引导下经皮肝穿刺空芯针活检或细针穿刺,但直径 1~2cm 的结节可能有困难,即便肝活检为阴性亦不能排除恶性肿瘤可能,应结合患者年龄、一般状况、有无肝炎肝硬化病史、诊治意愿等因素建议定期随访或手术治疗。高度疑为肝包虫病者,不宜穿刺活检,以免囊液外漏,继发感染。有明显出血倾向,患有严重心、肺、脑、肾疾患和全身衰竭的患者亦不宜行该检查。

诊断不明或影像学发现肝脏占位病变,但病史及实验室检查不支持肝癌的患者,可应用腹腔镜探查。腹腔镜检查毕竟有一定创伤,可能引起医源性播散和出血,使用应当谨慎,对位于中央部位的小肝癌也不适用。

AFP异质体对于AFP升高患者的鉴别诊断有一定帮助,同时检查AFP和AFP异质体可提高肝癌的早期诊断率。

肝硬化患者的门静脉压力变化情况,可在一定程度上反映肝实质损害和肝脏纤维化情况,依据门静脉压力高低对手术治疗选择具有指导意义。因此,BCLC分期中将门静脉压力作为肝癌治疗选择的依据之一。

三、临床和病理诊断

(一)临床诊断

肝癌早期多无明显不适,可能在体检或因食欲减退、消化不良、乏力等非特异症状被偶然发现。如果有临床症状,如肝区疼痛、肝脏肿大或肿块、黄疸、消瘦,病情多已进入中晚期。肝癌患者常有肝硬化背景,致使病情复杂。

影像学证实肝脏占位,结合异常升高的AFP,即可做出临床诊断。但有时也会因下列原因而误诊或漏诊:

1.AFP升高,肝脏未发现占位 需要排除妊娠、肝炎、生殖腺胚胎源性肿瘤、肝硬化、胃癌以及少见的神经内分泌肿瘤等,如无异常发现,应密切追踪AFP的动态变化,每3个月1次AFP及肝脏影像学检查。

2.AFP升高,肝脏发现占位 不一定就是肝癌,应排除各种类型的肝硬化(特别是在AFP轻中度升高的情况下),排除胃癌、生殖腺胚胎源性肿瘤等。我们曾诊治1例AFP高达2720μg/L,CT见肝脏多发占位,最终诊断为胰腺神经内分泌癌肝转移。

3.AFP不高,肝脏发现占位 首先鉴别是肝内还是肝外占位,有时肾上腺和其他腹膜后肿瘤易与肝内占位混淆;确为肝内占位需进一步确定其为实性还是囊性:①实性占位:恶性有纤维板层型肝细胞癌(FLHC)、肝类癌、肝母细胞瘤、肝囊腺癌、间叶源性恶性肿瘤(肝血管肉瘤、平滑肌肉瘤、横纹肌肉瘤、纤维肉瘤)、肝转移癌;良性有海绵状血管瘤、婴儿血管内皮瘤、淋巴管瘤、平滑肌瘤、肝脂肪瘤、肝细胞腺瘤、肝炎性假瘤、局灶性结节性增生、错构瘤、良性畸胎瘤。②囊性占位:如肝脓肿、肝包虫。上述情况中,1~2cm的肝内结节为诊断难点,有时联合多种检查手段及病理活检亦难有定论,此时应密切随诊。对于结节<1cm者,应该进行三期增强CT或增强MRI或超声造影检查,每3~6个月1次,如结节稳定达18个月,则每6~12个月检查1次。对于结节>1cm者,如果行三期增强CT或增强MRI检查时有典型表现(动脉期血管丰富,而在门静脉期或延迟期消退)应考虑肝癌,否则首选活检或细针穿刺(尤其是对于病灶>2cm者);仍不能确诊的继续随访。

肝脏占位,AFP不高或轻度升高,常常需要鉴别诊断的疾病如下:

(1)肝血管瘤:影像学检查尤其是MRI多可提供结论性诊断。少数情况下,不典型血管瘤或瘤内梗死致纤维化、钙化,可误诊为肝紫癜病、出血性毛细血管扩张症、血管内皮瘤以及肝脏恶性肿瘤,需结合患者年龄、性别、病史、临床表现、AFP等做出诊断。肝血管瘤易出血,穿刺活检需慎行。

（2）肝细胞腺瘤：多见于女性，常无肝病史，可能有口服避孕药史。影像学与组织学上与高分化的肝癌不易鉴别，此时^{99m}Tc核素扫描或许有帮助。肝腺瘤能摄取核素，且延迟相表现为强阳性显像。肝细胞腺瘤有明显出血倾向，肝脏穿刺活检应慎行。肝细胞腺瘤有恶变倾向，一般主张手术切除。

（3）肝炎性假瘤：一种原因不明、罕见的良性增生病变，可发生于任何年龄，儿童多见，男性居多。临床及影像学表现均与肝癌相似，鉴别诊断较为困难，确诊需要穿刺活检或手术。至今尚无炎性假瘤恶变的报道，手术切除预后良好。不能手术或不愿手术切除者，可试用类固醇激素及抗生素治疗。

（4）肝局灶性结节性增生（FNH）：病因不明，患者多为女性，以往曾称为局灶性肝硬化、肝错构瘤、良性肝细胞瘤、错构性胆管细胞瘤等，影像学诊断困难，组织学上与再生结节的肝硬化也易混淆，较大病变需与分化好的肝癌相鉴别。FNH无恶变倾向，无症状者不予手术治疗。若出现病灶破裂出血，可行肝叶切除。无法行手术切除者，试行肝动脉栓塞和肝动脉结扎术。

（5）血管平滑肌脂肪瘤（AML）：为间叶来源的良性肿瘤，病灶多为单发，常见于中青年女性，肿瘤直径0.3～36.0cm不等，肿瘤较大时容易出血。AML含成熟脂肪组织、平滑肌细胞和迂曲厚壁血管3种成分，CT表现取决于病灶内各成分的比例，增强扫描动脉期、门静脉期明显强化，脂肪含量少时，可能被周围强化掩盖。MRI对本病更为敏感。手术是AML的有效治疗手段，尤其是不能与含脂肪较多的肝癌相鉴别时，应首选手术。

（6）孤立性坏死结节：本病罕见，发病年龄在50～70岁，男性多于女性，一般无症状。病灶多位于肝右叶表面，可单发或多发，直径一般≤3cm。病因不清，可能为血管病变、感染或免疫反应等原因造成肝组织凝固性坏死，继而出现纤维包裹所致。坏死结节可为类圆形、哑铃形及不规则形等。病变边缘较清楚，位于肝被膜下时，可略突出肝脏轮廓。坏死结节在MRI的T_2WI序列表现相对特异，较易获得明确诊断，而CT表现可不典型，需与转移瘤相鉴别。该病预后良好，无须特殊治疗。

（7）肝错构瘤：多见于婴幼儿，一般无症状，肿瘤增大后出现压迫症状，易与肝脏间叶源性恶性肿瘤混淆，确诊依赖肝脏穿刺活检或手术活检。肝错构瘤有恶变可能，需行手术切除或放疗。

（8）转移性肝癌：典型的转移癌在CT上表现为"牛眼征"，即肿物周边有晕环，中央缺乏血供而呈低回声或低密度。典型肝癌或肝转移癌影像学表现相同而病理完全相反者临床并不少见，诊断时要谨慎。肝外原发性肿瘤是重要的诊断线索，但在原发肿瘤已无病生存多年时，要警惕二原发癌或新发肿瘤肝转移的可能。

（二）病理诊断

1.病理分型及分级　HCC是PLC最常见的一种病理类型，占90%以上。Eggel大体分型将HCC分为结节型（<10cm）、巨块型（>10cm）和弥漫型。我国肝癌病理研究协作组1979年的分型为：①弥漫型；②块状型（5～10cm）；③巨块型（>10cm）；④结节型（3～5cm）；⑤小癌型（<3cm），其中块状型和结节型又分为单块型、多块型和融合型。我国的小肝癌标准是：单个癌结节最大直径≤3cm；1～2个癌结节，其最大直径总和≤3cm。

HCC的组织学类型有：粗梁型、细梁型、假腺管型、团片型、硬化型、自发坏死型、淋巴上皮样癌。其中粗梁型是 HCC 中最常见的,细梁型通常见于高分化 HCC,假腺管型可与肝内胆管癌和转移性腺癌混淆。

HCC 癌细胞的分化程度,可分为高分化、中分化、低分化和未分化。Edmondson-Steiner 肝癌分为四级:Ⅰ级,癌细胞类似正常肝细胞,以细梁型排列为主;Ⅱ级,癌细胞形态接近正常肝细胞,以细梁型排列为主,可出现假腺管型结构;Ⅲ级,癌细胞分化中度至较差,核分裂易见,以粗梁型排列为主;Ⅳ级,癌细胞分化最差,多核巨细胞和怪状核易见,以粗梁型或团片型结构为主。

ICC 是起源于胆管二级分支以远肝内胆管上皮细胞的肿瘤,不超过 PLC 的 5%。ICC 的临床表现与 HCC 相似,但多有胆管结石与胆管炎症或阻塞性黄疸等胆道系统病变,AFP 多呈阴性,CA19-9 可明显升高。按其生长方式可分为结节型、胆管周浸润型、结节浸润型和胆管内生长型。腺癌是 ICC 常见的组织学类型,胆管内生长型以乳头状腺癌为主,预后较好,结节浸润型预后最差。其他少见组织学类型有:印戒细胞型、梭形细胞型、透明细胞型、类癌、淋巴上皮样癌以及未分化癌等。

cHCC-ICC 更加少见,临床表现更多类似 HCC,有慢性肝病史患者,AFP 多增高,但 CA19-9 多呈阴性。预后却与 ICC 相似。

其他少见的病理类型包括 FLHC、原发性肝透明细胞癌(PCCCL)、肝脏鳞状上皮细胞癌、肝脏腺鳞癌、类癌、囊腺癌、肝肉瘤、肝淋巴瘤、肝癌肉瘤、肝肉瘤样癌等。这些少见类型的原发性肝脏恶性肿瘤临床表现及影像学检查均无明显特异性,术前诊断十分困难,故特别介绍如下。

2.FLHC　西方国家报道较多,我国少见。常见于年轻人,无明显性别差异,肿瘤单发居多,缺乏与肝硬化、乙型肝炎、AFP 的关系,发病机制有别于普通型 HCC,其发展较慢,淋巴结转移较为常见,文献报道其淋巴结转移率可达 50%,而 HCC 的淋巴结转移率仅为 1.3%。

3.PCCCL　占 HCC 的 0.4%～37%,其诊断取决于透明细胞的比例,>30%、>10%、>50% 的标准都有采用,以致各肿瘤中心报道的数字差异悬殊。PCCCL 临床表现基本同 HCC,CT 平扫时密度明显低于正常肝组织及普通 HCC,类似海绵状血管瘤。其病理形态与原发于肾上腺、肾脏和卵巢的透明细胞癌相似,易引起误诊。

4.肝脏类癌　多由消化道类癌转移而来,原发肝脏类癌极为少见。该病在影像学上与其他肝脏肿瘤不易鉴别,诊断多依靠病理及免疫组化。

5.原发性肝肉瘤　占肝脏原发性恶性肿瘤的 1%～2%,多见于男性,平均发病年龄为 47 岁,一般无肝炎肝硬化背景,影像学表现亦缺乏特征性。其种类繁多,包括血管肉瘤、平滑肌肉瘤、恶性纤维组织细胞瘤、横纹肌肉瘤、未分化肉瘤、上皮样血管内皮瘤、脂肪肉瘤和纤维肉瘤等。诊断主要依靠病理组织学检查。

6.原发性肝脏恶性淋巴瘤　约占肝脏恶性肿瘤的 0.1%,占结外淋巴瘤的 0.4%。发病年龄多在 50 岁左右,男性多见,临床表现不一。实验室检查 LDH 常升高,AFP、CEA、CA19-9 阴性。影像学 CT 平扫表现为肝内低密度占位性病灶,增强扫描动脉期和门脉期病灶强化不明显或轻度强化,易被误诊为肝脏慢性炎症或血管瘤。文献报道生存时间最短 3 个月,最长 123.6 个月,可手术切除者预后较好。

7.肝脏囊腺癌 起源于肝内胆管上皮细胞,临床表现多为右上腹不适和腹部包块,AFP不高,少数病例 CA19-9 可升高。CT 常提示肝内囊壁厚薄不均的囊性肿块,囊壁上可见乳头状壁结节突向囊腔,增强后囊壁结节可有强化征象。鉴别诊断要排除单纯的肝囊肿、肝脓肿、肝包虫病以及肝囊腺瘤。肝脏囊腺癌恶性程度低,很少有局部浸润和远处器官转移,手术完全切除者预后好,有肝内局部浸润和远处转移者预后较差。

8.肝脏鳞状细胞癌和肝脏腺鳞癌 原发性极少见,绝大多数为转移癌,影像学与胆管细胞癌极难鉴别。肝脏鳞状细胞癌和肝脏腺鳞癌预后很差,即使手术切除,术后生存时间多不超过1年。

9.肝脏癌肉瘤 肿瘤中同时包含恶性上皮成分和间叶成分,文献中几乎均为个例报道,以男性多见,预后较差。

10.肝脏肉瘤样癌 可能起源于未分化胆管上皮,也可能起源于原始的未分化肝细胞,恶性度高,预后差。

四、治疗原则

肝癌的治疗应根据肿瘤大小、位置、分期、组织学类型、有无转移、年龄及包括肝功能在内的健康状况、治疗后并发症发生的风险及患者的意愿来决定最佳治疗方案。一般来说,以 BCLC 分期确定的治疗原则如下:0 期、A 期的患者可选择肝切除术、肝移植,亦可考虑局部消融治疗;B 期患者可选择经导管肝动脉化疗栓塞(TACE)或手术;C 期患者可选择索拉非尼治疗;D 期患者选择最佳支持治疗,中药配合沙利度胺或三苯氧胺治疗毒副反应小、花费少,在部分晚期肝癌患者中可观察到病灶稳定甚至缩小,亦不失为一种选择。

肝癌根治术后 5 年复发率达 32.5%～61.5%,以肝内复发最常见,达 90% 左右,复发最早可在术后 2 个月内,高峰为术后 1～2 年。Kumada 等发现 3 年内复发多为原发灶播散,晚期多为肝癌多中心发生。目前对肝癌术后复发的治疗多持积极态度,其治疗原则及方法基本同首次治疗,局限于肝内的复发肿瘤符合肝移植适应证者可行肝移植,即补救性肝移植,有人认为术后生存率与初次肝移植相当。

五、治疗方法

(一)手术

1.肝切除术 是局限性可切除的非肝硬化和部分 Child-Pugh A 级肝硬化肝癌患者的一线选择,早期肝癌术后 5 年生存率可达到 60%～80%。切除的肝脏原则上不应超过有功能肝脏体积的 50%,切缘距肿瘤边缘至少 1cm 以上,其具体适应证:一般情况良好,无明显心、肺、肾等重要脏器质性病变,肝功能正常或仅有轻度损害(Child-Pugh A 级),或肝功能分级属 B 级,但经短期护肝治疗后恢复到 Child-Pugh A 级,肝储备功能基本在正常范围以内,无不可切除的肝外转移性肿瘤;禁忌证:全身情况差,或伴有严重心、肺、肾等重要脏器质性病变;肝功能 Child-Pugh C 级,有严重出血倾向,经治疗后凝血酶原时间延长仍超过 50%;肝癌为弥漫性，或已超过肝的两叶以上，或第一、二、三肝门已受侵犯，或伴有广泛门静脉癌栓；或有远处广泛转移；合并有明显的门静脉高压伴胃底—食管静脉曲张或腹部静脉曲张。术后病例应作肝炎病毒载量（HBV DNA/HCV RNA）检查，如有指征，应进行抗病毒治疗以减少肝癌再发的可能。

肝切除方法包括根治性切除和姑息性切除。无法根治切除的肝癌患者，可酌情切除肉眼可见的肿瘤，允许微小子灶的存在，尽可能保留正常肝组织。

2.二期切除术　不能行手术切除的肝癌经手术（肝动脉结扎）或非手术疗法（TACE、局部消融）缩小后可进行二期切除，也称为降期后切除。二期切除术主要适用于 BCLCB 期和部分 C 期的患者，其适应证：肿瘤直径缩小 50％以上，AFP 升高者显著下降，肝功能恢复正常，降期治疗中的各种不良反应消失，体重上升，全身情况耐受手术切除，肝癌在技术上有切除可能（主瘤缩小的同时与邻近卫星灶融合，周边形成包膜，境界清楚）。在降期治疗的任一阶段，只要达到切除条件即可行手术，时间以1～2 个月为宜，不应过分强调肿瘤的缩小程度以及 AFP 一定降到正常水平。二期切除禁忌证同一期肝切除术。

3.腹腔镜肝切除术（LH）　可用作肝叶切除和肝段切除，尤其是伴有肝硬化的肝癌患者。LH 的禁忌证包括：肿瘤体积过大，导致第 1 和第 2 肝门无法清楚分离和显露；肿瘤侵犯下腔静脉或第1、第 2 肝门血管；肝功能 Child-Pugh C 级，预计术后剩余肝脏功能不足以满足患者正常生理代谢需要；心、肺等其他重要脏器功能不能耐受手术。设备、经验、技术不足时不宜开展较复杂的 LH。

4.肝移植术　适用于 BCLC 分期 0 期和 A 期的患者，是伴严重肝功能障碍的小肝癌患者的最佳选择，部分不符合移植标准的患者经 TACE 或局部消融的降期治疗后也可考虑肝移植。在我国由于受到肝源和经济条件的限制，肝移植术多作为因肝功能障碍或肝内病灶范围过大而无法行根治性手术切除、局部消融治疗以及肝癌术后复发而无法再次行肝切除术患者的补充治疗。肝移植标准有米兰标准、美国加州大学旧金山分校标准、日本京都大学标准、上海复旦标准和匹兹堡改良 TNM 标准。符合米兰标准的肝移植患者的预期 4 年总生存率为85％，无复发生存率为 92％；但米兰标准过于严格，使许多有可能通过肝移植得到良好疗效的肝癌患者被拒之门外。国内的标准扩大了肝癌肝移植的适应证范围，可使更多的肝癌患者因肝移植手术受益，但尚待在高级别的循证医学基础上取得共识。

肝移植术后需长期使用免疫抑制剂，目前大多采用以钙调神经磷酸酶抑制剂（CNIs）为主联合嘌呤合成抑制剂、激素的三联免疫抑制方案，即他克莫司或环孢素＋霉酚酸酯＋泼尼松。他克莫司术后 0.1～0.15mg/（kg·d）分 2 次口服，使血药浓度维持在：1 个月内 10～12ng/ml，1～3 个月内 8～10ng/ml，3 个月以上 5～10ng/ml；或环孢素术后 8～10mg/（kg·d）分 2 次口服，使血药浓度维持在：1 个月内 150～250ng/ml，1 个月后 100～200ng/ml；霉酚酸酯 0.5～0.75g，每日 2 次口服，半年内逐渐减停药。长期使用激素导致受者术后并发症增多，亦可使肝癌复发的风险增加 4 倍，现已逐渐形成了对激素减少用量、早期撤除，甚至弃用的趋势。随着肝移植受者生存时间的延长，各种 CNIs 的不良反应也随之出现，如高血压、糖尿病、高钾血症、移植后淋巴增生性疾病、神经病变、高尿酸血症、多毛症、牙龈增生、皮肤色素沉着等。

在感染及肾功能损伤的情况下需要调整免疫抑制剂的治疗方案，肝移植受者发生术后感染时,应当及时降低免疫抑制强度,改联合用药为单一用药。由于霉酚酸酯的骨髓抑制作用,一般首先将其撤除,并根据患者的免疫力和感染控制情况,调整 CNIs 或西罗莫司(SRL)用量。在感染严重的情况下,可以完全停用,但感染控制后,需要及时恢复用药。因为 CNIs 的肾毒性因素,肝移植术后发生肾功能损伤时,一般采用 CNIs 减量+霉酚酸酯加量的方案。如果肾功能损害继续进展,则需将 CNIs 转换为 SRL。转换过程中,两种药物有一段时间的重叠,通常是给予 SRL 起始剂量后,暂停晨服他克莫司,保留晚服,直到 SRL 达到稳定治疗剂量,再完全停用他克莫司。

免疫抑制剂预防了肝移植受者的排斥反应,提高患者存活率的同时也使患者的免疫系统长期处于抑制状态。国外报道新发肿瘤已成为器官移植患者远期死亡的重要原因。

5.复发后再切除术 复发后再切除术主要针对根治性肝切除术及肝移植后复发的患者而言,其手术适应证及禁忌证同首次肝切除术。

即使严格按照米兰标准筛选的肝癌肝移植患者,肝移植术后复发率仍高达 25%～67%,复发多在术后 6～12 个月,是导致患者远期存活率低的主要原因。肿瘤肝内复发后可行手术切除或射频消融(RFA)的患者的 5 年生存率均可达到 47%。然而,由于复发转移肝癌的多中心性,真正适合这两种治疗方法的患者只占一小部分。TACE 亦是治疗肝癌肝移植后肝内肿瘤复发的方法之一。

肝移植后的复发转移,60%的患者为多发病灶,最常见部位是移植肝、肺、骨、淋巴结,也可转移到其他少见部位如肾上腺、胸壁、脑等。即便影像学检查结果提示仅有肝脏复发,也仍然很可能有其他部位的转移。因此,Hollebeeque 等建议患者应先行姑息性治疗,观察 3 个月确认无肝外转移后再行手术。

(二)经导管肝动脉化疗栓塞

TACE 主要用于治疗病灶局限在肝内但不可切除的肝癌,通过栓塞肿瘤的供血动脉使肿瘤缺血坏死,同时在栓塞部位灌注化疗药物而发挥治疗作用。在 TACE 中,常用的栓塞剂有碘油和明胶海绵。常用的化疗药物通常为顺铂、蒽环类抗生素、丝裂霉素等细胞毒药物。NCCN 肝癌指南建议,不能行根治性治疗的患者只要供应肿瘤的动脉血管与非靶血管不共干,均可考虑 TACE。

在 Takayasu 等的研究中,8510 名无肝外转移但无法手术的患者接受 TACE 治疗后,中位随访 1.77 年,结果中位生存期为 34 个月,1 年、3 年、5 年和 7 年的生存率分别为 82%、47%、26%和 16%。复旦大学肝癌研究所也报道了 759 名无法手术切除的肝癌患者接受 TACE 术后的 5 年生存率为 23.1%。但亦有研究显示 TACE 治疗肝癌的生存率明显低于前述报道,可能与选择患者的肝内肿瘤数目、大小、肝功能状态等因素都有关,如复旦大学附属中山医院对 60 例肿瘤直径>10cm、接受 TACE 治疗的患者进行回顾分析发现,1 年、2 年和 3 年的生存率分别为 41.7%、14.7%和 7.3%。

可行一期根治性切除的肝癌,术前 TACE 对远期生存并无益处,甚至可能增加肿瘤转移的风险。对于怀疑有子灶或血管有癌栓的患者,术前 TACE 有明确诊断及降低术后复发的作用。肝移植术前如需较长时间等待供肝的患者可考虑 TACE 控制肿瘤进展。对于切缘较近、有血管侵犯或有卫星病灶的患者行术后 TACE 或可延缓复发、改善生存。有门静脉癌栓的患者应根据具体情况采取包括手术在内的综合治疗。索拉非尼联合 TACE 治疗无远处转移的晚期肝癌也在研究之中。此外，TACE 还可作为肝癌二期切除术前的降期治疗，肝癌术后复发、不能或不愿手术切除及消融治疗的小肝癌控制疼痛、出血及堵塞肝动静脉瘘的手段。TACE 的禁忌证包括：肝功能严重障碍（Child-Pugh C 级）；凝血功能严重减退，且无法纠正；门静脉主干完全被癌栓栓塞，且侧支血管形成少；合并活动性感染且不能同时治疗者；肿瘤远处广泛转移，估计生存期＜3 个月者；恶液质或多器官功能衰竭者；肿瘤占全肝比例≥70％；外周血白细胞和血小板显著减少。

TACE 术后不良反应包括发热、恶心、呕吐、肝区疼痛、腹胀、呃逆、肝功能损害及黄疸等。以上反应多为一过性，经常规补液、保肝、抑酸、预防感染等对症处理后多在 1 周内缓解。肝区疼痛术中即可发生，若患者疼痛突然加重，应警惕肿瘤自发破裂出血可能。严重的并发症如异位栓塞、上消化道大出血较少见。

（三）消融治疗

消融治疗分为化学消融治疗和物理消融治疗。化学消融是用无水酒精、乙酸等注入肿瘤内使局部组织细胞脱水、坏死和崩解，从而达到灭活肿瘤病灶的目的。物理消融是通过加热或冷冻局部组织灭活肿瘤，主要有 RFA、微波固化术、冷冻治疗、超声聚焦消融以及激光消融等。有荟萃分析表明，在肿瘤完全坏死率、局部控制率、总生存率、无疾病生存率方面，RFA 均优于化学消融。直径≤3cm 的肿瘤，RFA 治疗效果与手术切除相当，5 年生存率分别为 56.3％和 54.2％，但局部复发率高于手术切除。我国有关学术组织的规定为：RFA 通常适用于单发肿瘤，最大直径≤5cm；或肿瘤数目≤3 个，且最大直径≤3cm；无血管、胆管和邻近器官侵犯以及远处转移；肝功能分级为 Child-Pugh A 或 B，或经内科护肝治疗达到该标准。对于不能手术切除的直径＞5cm 的单发肿瘤，或最大直径＞3cm 的多发肿瘤，RFA 可以作为姑息性综合治疗的一部分；RFA 的禁忌证包括：肿瘤巨大或者弥漫型肝癌；伴有脉管癌栓、邻近器官侵犯或远处转移；肝功能分级为 Child-Pugh C，经护肝治疗无法改善者；治疗前 1 个月内有食管（胃底）静脉曲张破裂出血；不可纠正的凝血功能障碍和明显的血常规异常，具有明显出血倾向者；顽固性大量腹腔积液，恶液质；合并活动性感染，尤其是胆管系统炎症等；心、肺、肝、肾、脑等主要脏器功能衰竭；意识障碍或不能配合治疗的患者；第一肝门区肿瘤应为相对禁忌证；肿瘤紧贴胆囊、胃肠、膈肌或突出于肝包膜为经皮穿刺消融的相对禁忌证；伴有肝外转移的病灶不应视为绝对禁忌，仍然可考虑采用局部消融治疗控制肝内病灶情况。

局部消融的常见并发症有：消融后综合征（发热、疼痛、血尿、寒战等少见）、感染、消化道出血、腹腔内出血、肿瘤种植、肝功能衰竭、邻近脏器损伤。

（四）治疗

肝脏是对放射较为敏感的器官，其放射敏感性仅次于骨髓、淋巴组织和肾。既往出于对放疗引起肝损害的顾虑，肝癌的放疗开展较少，但随着放疗技术的发展，如三维适形放疗和调强放疗已为放疗在肝癌中的应用提供了更多可能。Seong 等报道 27 例无法手术肝癌的三维适形放疗（常规分割，40～60Gy）治疗，中位生存期为 14 个月，3 年生存率为 21.4％。Kim 等对 70 例无法手术切除、TACE 无效或无法行 TACE 治疗的肝癌患者进行放疗，结果显示有效率为 54.3％，中位生存期为 18 个月；合并门脉癌栓患者的有效率为 39％，中位生存期为 20.1

个月。

肝癌放疗的适应证包括：肿瘤局限，但因肝功能障碍或肿瘤位于重要解剖位置而无法手术，或患者不愿接受手术及其他局部治疗；术后残留、局部复发者；对局部肿瘤放疗以控制并发症，如梗阻性黄疸；转移灶的放疗以减轻症状。对肝内肿瘤弥漫性播散者，也可考虑全肝姑息性放疗。

各期肝癌的放疗或联合其他局部治疗手段均显示一定疗效：对于肝内肿块＞5cm的无法手术的 HCC 患者，放疗联合 TACE 可延缓肝内局部播散，提高有效率和生存率，Zeng 等报道其 1 年、2 年、3 年生存率分别为 71.5%、42.3%、24%，有效率 76%；肝癌伴门静脉/下腔静脉癌栓，放疗可以延长患者的生存期；肝癌伴淋巴结转移，放疗可显著改善淋巴结转移的肝癌患者的临床症状和生存期，Zeng 等报道放疗后淋巴结压迫相关症状缓解率高达 100%，客观缓解率96.8%，1 年、2 年生存率分别为 42.

1%、19.9%，中位生存期 9.4 个月。肝癌肾上腺转移的最佳治疗方案仍不确定，有报道放疗取得的中位生存期达 10 个月。肝癌骨转移放射治疗的疼痛缓解率为 98.7%。

大分割照射（5Gy/次，1 次/d，3 次/周，总剂量 50Gy）的肿瘤控制率高，但对正常肝脏放射损伤也大。4～8Gy/次的分割适形放疗，一旦发生放射性肝损伤，70% 以上患者在短期内死于肝衰竭。而常规分割照射 2Gy/次，1 次/d，5 次/周，总剂量 50～62Gy，疗效及正常肝脏耐受性皆较好，也是目前常用的方案。靶区多主张采用 CT 和 MRI 图像融合技术来确定肝癌肿瘤区（GTV），临床靶区（CTV）为 GTV 外加 5～10mm，计划靶区（PTV）在使用主动呼吸控制装置条件下为 CTV 外加 6mm，在没有使用主动呼吸控制装置条件下时要根据患者的呼吸来确定。

肝癌放疗的急性期毒副反应主要表现为厌食、恶心、呕吐，较严重的有上消化道出血、急性肝功能损害及骨髓抑制等；后期毒副作用主要是放射诱发的肝病（RILD），典型的 RILD 发病快，常表现为非癌性腹腔积液、肝肿大，伴碱性磷酸酶升高到正常值 2 倍以上或谷丙转氨酶升高至正常值 5 倍以上；非典型 RILD 是指仅有肝功能的损伤而无腹腔积液和肝肿大。RILD 的发生与全肝放疗剂量、HBV 或肝硬化病史、联合 TACE、肝脏肿瘤性质（原发肝脏肿瘤或肝脏转移瘤）等因素相关。Dawson 等报道：全肝常规分割放疗，30～35Gy 的剂量，5% 的患者会发生 RILD；40～50Gy 时，RILD 危险率增加到 50%；部分肝脏放疗，RILD 发生与肝平均照射剂量相关，当肝平均剂量＜31Gy 时无 RILD 发生，当放疗剂量为 1.5Gy，每天 2 次，5% 和 50%RILD 发生率的肝平均剂量分别为 31Gy 和 43Gy。部分肝脏照射的体积是 RILD 产生的重要预测因素，当少于 1/3 肝脏受到照射时，100Gy 也是安全的。

RILD 通常发生于放疗结束后 2 周至 3 个月，最晚可到 7 个月后。治疗只能是对症处理，可高蛋白、高热量、高维生素、低脂饮食，使用保肝药物、利尿剂和激素。

（五）化疗及新靶点药物

蒽环类抗生素、顺铂、5-氟尿嘧啶、丝裂霉素单药有效率一般小于 10%，尤其是对于合并活动性肝炎或肝硬化的患者，化疗毒性反应显著，严重影响了其临床应用和治疗获益。奥沙利铂＋5-氟尿嘧啶＋亚叶酸钙（FOLFOX4 方案）、奥沙利铂＋吉西他滨（GEMOX 方案）、奥沙利铂＋卡培他滨等方案显示了一定的疗效且毒性可控，但总体效果仍较差。化疗适应证为：合并有肝外转移的晚期患者；虽为局部病变，但不适合手术和局部治疗者；合并门静脉主干癌栓者。

肝癌常用的化疗方案如下。

1.FOLFOX4(奥沙利铂＋亚叶酸钙＋5-氟尿嘧啶)　奥沙利铂,$85mg/m^2$,静滴,d1;亚叶酸钙,$200mg/m^2$,静滴,d1～2;5-氟尿嘧啶,$400mg/m^2$,静注,d1～2;或 5-氟尿嘧啶,$600mg/m^2$,持续静滴 22h,d1～2。每 2 周重复。

2.GEMOX(吉西他滨＋奥沙利铂)　吉西他滨,$1000mg/m^2$,静脉滴注,d1;奥沙利铂,$100mg/m^2$,静脉滴注 2h,d2。每 2 周重复。

3.PIAF(顺铂＋阿霉素＋5-氟尿嘧啶＋α-干扰素)　顺铂,$20mg/m^2$,静滴 1h,d1～4;阿霉素,$40mg/m^2$,静滴,d1;5-氟尿嘧啶,$400mg/m^2$,静滴,d1～4;α-干扰素,$5×10^6U/m^2$,皮下注射,d1～4。每 3～4 周重复。

4.阿霉素　阿霉素,$60mg/m^2$,静滴,d1。每 3 周重复。

5.卡培他滨＋奥沙利铂　卡培他滨,$1000mg/m^2$,口服,bid,d1～14;奥沙利铂 $130mg/m^2$,静滴,d1。每 3 周重复。

在上述方案中,阿霉素可用吡柔比星替代,5-氟尿嘧啶和卡培他滨可用替吉奥替代。

索拉非尼已被 NCCN 指南推荐用于晚期肝癌的一线治疗。一项全球性随机双盲对照临床研究(SHARP 试验)证明,索拉非尼和安慰剂治疗晚期肝癌的有效率无明显差异(均无 CR,PR 分别为 7 人和 2 人),但中位总生存期分别为 10.7 个月和 7.9 个月,中位疾病进展时间分别为 5.5 个月和 2.8 个月,索拉非尼组可延长患者生存期。在亚太地区进行的 Oriental 研究则进一步证实了 SHARP 试验的结果,研究显示对于有肝炎、肝硬化背景的肝癌患者,索拉非尼同样具有改善生存的疗效,用法为 400mg,口服,2 次/d。绝大多数患者对索拉非尼治疗有良好的耐受性和依从性,不良反应主要有:手足皮肤反应,表现为手足红斑、皮肤水疱、皮肤变硬、起茧、皲裂、脱屑等,主要发生于受压区域,如手掌和足跖部位,通常在服药 2 周后出现,6～7 周会有明显的减轻甚至消失;高血压,发生率为 29％左右,一般不需处理,应用降压药物后仍严重或持续的高血压偶有发生,需考虑永久停用索拉非尼;腹泻,症状轻微但时有发生,个别严重者可应用洛哌丁胺。

六、预后及随访

(一)预后

病期是最主要的预后因素,早期可手术肝癌的 5 年生存率可超过 60％,晚期患者罕有生存 5 年以上的。肿瘤大小是另一个重要预后因素,肿瘤直径≤5cm 的肝癌显著优于＞5cm 者,但即便为小肝癌,术后很快复发甚至转移者时有发生,告知患者预后信息时应留有余地;单个结节预后显著优于多结节者;癌结节包膜完整者亦显著优于包膜不完整者或无包膜者;无脉管浸润者显著优于有脉管浸润者等。一些特殊类型的肝癌如纤维板层型和外生型肝癌的预后较好。对于接受 TACE 或局部消融治疗的患者,肿瘤大小、数目和肝功能储备情况也是影响治疗效果的重要因素,病灶直径＞3～5cm、多结节及肝功能储备差者预后差。

(二)随访

接受手术治疗的患者,术后应进行肝脏 CT/MRI 检查,头 2 年每 3～6 个月 1 次,然后每

6~12 个月 1 次。对于就诊时即有 AFP 升高者,头 2 年每 3 个月复查 1 次,然后每 6~12 个月 1 次。

患者接受 TACE 治疗后 1 个月应复查 CT,以了解病灶内碘油沉积及肿瘤坏死情况,如病情控制良好可暂不继续治疗,应尽可能延长治疗间隔期以保证肝功能的恢复。

接受局部消融治疗的患者在术后头 2 个月应每月复查增强 CT、MRI 或超声造影观察肿瘤病灶坏死情况,此后每 2~3 个月复查 1 次,2 年后每 3~6 个月复查 1 次。对于术后有残留或肿瘤进展者,如可能可再次消融治疗,但若两次消融治疗后仍未能控制则应换用其他治疗手段。

肝移植患者应接受专业移植中心的随访,除注意肝脏病灶有无复发转移外,还需注意有无免疫抑制剂不良反应、移植排斥反应及第二原发肿瘤发生。前 6 个月每月复查 1 次,然后每 3 个月复查 1 次,维持 1 年。接下来的两年前 6 个月每月复查 1 次,以后每年复查 1 次。

第四章　泌尿及生殖系统肿瘤

第一节　肾癌

肾肿瘤大多为恶性,在成人恶性肿瘤中,肾癌占 3%,在原发性肾恶性肿瘤中,肾癌占85%。欧美国家的发病率明显高于亚洲国家。据北京市城区居民 1985~1987 年调查,肾肿瘤平均世界标化发病率和死亡率分别为男性 3.66/10 万和 1.83/10 万,女性 1.56/10 万和 0.75/10 万。男女发病比例为 2~3:1。发病高峰年龄为 50~70 岁。而欧美一些国家的统计,肾癌最高发病率(年龄调整发病率)在男性为 10~15/10 万。

肾癌的病因不清,研究发现吸烟者肾癌发生相对危险性为 1.1~2.3,与吸烟量和开始吸烟年龄密切相关,接触镉工业环境的人群发病较一般人高。也有报道饮用咖啡可增加患女性肾癌的危险性。肾癌的发病有家族倾向,推测与遗传有关。

【诊断要点】

肾脏由于位置隐蔽,肾癌早期症状常不明显。肉眼血尿是最常见的临床表现,其次是腰痛和腹部肿块。约 1/3 病人同时具有上述三大症状,不少人还伴有发热、贫血和消瘦等。10%~15%合并高血压,还有人出现高钙血症(3%~16%)及红细胞增多症(2%)。出现无痛(尿路)性血尿应警惕此病的可能。

腹部 B 超及 CT 扫描是最常用的检查方法,它也使少数无症状病人得以早期发现。另外,腹部 MRI 也是近年来应用较多的检查,通过 B 超、CT 或 MRI 可了解肾肿瘤大小、位置、局部蔓延、淋巴结及血管受侵情况。静脉尿路造影有助于了解双侧肾功能及肾盂、输尿管、膀胱情况,对治疗有参考价值。另外,下腔静脉造影可了解下腔静脉、肾静脉内有无瘤栓。腹主动脉-肾动脉造影有助于了解病变受侵情况,为诊断治疗提供帮助。

此外,肾癌病人应常规行胸片、肝 B 超、骨扫描等检查,因有 25%~47%的患者在确诊时已有远处转移。

【病理分类】

肾癌(亦称肾细胞癌、肾腺癌),主要分为透明细胞癌、颗粒细胞癌和未分化癌,以透明细胞癌最多见。透明细胞呈圆形或多角形,胞浆丰富、浅染,核小规则。颗粒细胞胞浆呈毛玻璃状,均匀,细胞和核大小不一。颗粒细胞癌生长活跃,恶性度较透明细胞癌高。这两种类型癌细胞可单独存在,也可同时存在,或以其中一种为主,未分化癌细胞呈梭形,有较多核分裂象,恶性程度更高。

【临床分期】

1.TNM 分期(UICC,1997)

T—原发肿瘤

Tx　原发肿瘤不能确定

T_0　未发现原发肿瘤

T_1　肿瘤局限于肾,最大直径不超过 7.0cm

T_2　肿瘤局限于肾,最大直径大于 7.0cm

T_3　肿瘤侵犯大静脉或肾上腺、肾周围组织,但未超过 Gerora 膜

T_{3a}　肿瘤侵犯肾上腺或肾周围组织,未超过 Gerora 膜

T_{3b}　肿瘤侵犯肾静脉或横膈以下腔静脉

T_{3c}　肿瘤侵犯横膈以上腔静脉

T_4　肿瘤超过 Gerora 膜

N—区域淋巴结

Nx　区域淋巴结转移不能确定

N_0　无区域淋巴结转移

N_1　单个区域淋巴结转移

N_2　多个区域淋巴结转移

M—远处转移

Mx　远处转移不能确定

M_0　无远处转移

M_1　有远处转移

临床分期

Ⅰ期　T_1　N_0　M_0

Ⅱ期　T_2　N_0　M_0

Ⅲ期　T_1　N_1　M_0

　　　　T_2　N_1　M_0

　　　　T_3　$N_0 N_1$　M_0

Ⅳ期　T_4　$N_0 N_1$　M_1

　　　　任何 T　N_2　M_0

　　　　任何 T 任何 N　M_1

2.Robson 分期

Ⅰ期　肿瘤位于肾包膜内

Ⅱ期　肿瘤侵入肾周脂肪,但仍局限于肾周围筋膜内

Ⅲa 期　肿瘤侵犯肾静脉或下腔静脉

Ⅲb 期　区域淋巴结转移

Ⅳa 期　肿瘤侵犯肾上腺外的邻近器官

Ⅳb期　肿瘤远处转移

【治疗原则】

肾癌的主要治疗是手术切除。Ⅰ～Ⅱ期病人应行根治性肾切除及区域淋巴结清扫。手术范围包括患肾、肾周脂肪、肾周围筋膜、同侧肾上腺及腹主动脉旁、下腔静脉周围、腰大肌表面淋巴结。

对肿瘤侵犯肾包膜、肾盂、淋巴结有转移病人,应做术后放疗,减少局部复发,但是否能改善生存尚无结论。对淋巴结有转移、血管和(或)淋巴管瘤栓病人,术后应行化疗和(或)免疫治疗。肾癌转移,若单个转移灶,应争取患肾和转移灶的切除。多发转移,在条件许可的情况下,亦应切除原发灶后行综合治疗。偶有切除原发灶后转移灶自行消失的报道。

【单药化疗】

肾癌对化疗药普遍抗拒,其原因多数人认为与肾癌细胞中含有 MDR 基因,其细胞表面有过量的 P170 糖蛋白表达有关。

治疗肾癌最常用和最有效的药物为长春碱(VLB),常用剂量为 0.1～0.2mg/kg,每周1次,有效率为 15%。其他常用药物有 CTX、CCNU、HU、5-FU、DDP、MMC 等,见表 4-1-1。

表 4-1-1　单药治疗肾癌疗效

药物	病例数	有效数	中位缓解率%
VLB	626	110	17.5(0～31)
VCR	39	2	5.1(0～3)
CCNU	302	32	10.6(0～20)
CTX	372	32	8.6(0～21)
FUDR	295	46	15.6(0～32)
CLB	133	19	14.2(13～17)
MMC	133	18	13.5(7～14)
BLM	105	9	8.5(0～37)
HU	297	—	13.8

目前临床上常用的一些药物,如卡铂、异环磷酰胺(IFO),长春瑞宾(NVB),紫杉醇,长春地辛(VDS)等,临床Ⅱ期试验,其疗效均未超过 VLB。新药 CPT-11,吉西他滨,希罗达对肾癌的治疗作用还需进一步的临床研究。

【联合化疗】

肾癌联合化疗常以 VLB 为基础,联合其他药物,但总的疗效没有明显提高。Bell 曾报告采用 VLB 4mg/m²,BLM 30mg/m² 和 MTX 500mg/m²＋CF 解救治疗转移性肾癌,有效率30%,但这一结果很难重复。

中国医学科学院肿瘤医院常用方案 CTX 600mg/m²,静脉注射,每周 1 次(第 1、8 日),羟基脲 1.5g/m²,口服,每周 2 次(第 3、5、10、12 日),5-FU 300mg/m²,静脉滴注,每周 2 次(第 3、5、10、12 日),3 周为 1 周期。VLB 6mg/m²,静脉冲入,每周 1 次(第 1、8 日),或 DDP 30mg/m²,静脉滴注,连用 3 日(第 1、2、3 日),羟基脲及 5-FU 剂量同前,3 周为 1 周期。

【综合治疗】

因肾癌对化疗不敏感,故多采用化疗加生物治疗,或与内分泌治疗联合,其疗效较好。Yagoda 等报道用 IFN-24MU/m^2,SC,1/d;IL-22 MU/m^{2}CIV,d1～5;5-FU 600mg/m^2 iVgtt,d1～5;28 日为 1 周期,有较好效果。国内常用 5-FU 500mg/m^2 iVgtt,d1～5;IFN 3～6MU/次 SC,每周 1、3、5 用,第 2、3 周用;IL-22MU/次 SC,每周 2、4、6 用,第 2、3 周使用,3 周为 1 周期,3～4 周期为 1 疗程。

内分泌治疗:肾癌对激素有一定依赖性。在人肾癌细胞中已发现有雌激素、孕激素和雄激素受体,但含量很低。Bloom 最早报道孕激素治疗转移性肾癌,可见客观肿瘤缩小。以后有作者收集 10 个不同治疗中心,共 272 例病人采用孕激素或雄激素治疗,总有效率 15%。但一项分析提示,若应用严格的评判标准,内分泌治疗的有效率不到 2%。由于激素治疗用药方便,毒性低,并能改善病人全身状况,减轻一些治疗副反应,对晚期病人仍有帮助。常用激素:甲羟孕酮 500mg,口服,每日 1～2 次,或甲地孕酮 160mg,口服,每日 1 次。丙酸睾酮 100mg,肌肉注射,每周 2～3 次。泼尼松 20mg,口服,每日 1 次。

生物治疗:文献报道肾癌转移灶自然消退率 1%～20%,提示肾癌发生与免疫有关。干扰素是最常用的生物制剂。据 1684 例病人应用各种干扰素治疗的结果,有效率 16%,平均缓解时间 6 个月。其中 α、β、γ 三种 IFN 有效率分别为 16%、10% 及 9%。临床以 α-IFN 应用最多。国外推荐每次剂量为 5～10MU,皮下或肌肉注射,每周 3 次,连续用药至肿瘤进展。我们常用方法为 3MU,肌肉注射,每周 3 次,不良反应不大的可递增剂量,第 2 周 6MU,第 3 周每次 9MU,每周 3 次,连用 8 周。若有效,可继续应用直到肿瘤进展。我科采用这种方法治疗转移性肾癌 38 例,有效率 11%(4/38)。干扰素常见副作用为发热,流感样症状,骨、关节、肌肉疼痛,少数人出现骨髓抑制。一般给予对症治疗可缓解。

白介素-2(IL-2)是近年来应用较多的制剂,由 Rosenberg 首先用于临床。据 149 例采用高剂量 IL-2(72 万 U/kg,静注,q8h×5 日)治疗结果,CR10 例,PR20 例,有效率 20%,其中 7 例 CR 病人缓解 76 个月。但这种治疗伴有严重副作用,主要为毛细血管渗漏综合征,低血压等。以后很多临床试验采用低剂量 IL-2(7.2 万 U/kg,静注,q8h×5 日)治疗。据 Cannobbio 综合文献报道 72 例采用低剂量 IL-2 治疗病人,CR5 例,PR9 例,总有效率 19%,毒性明显减轻。目前多数人主张低剂量治疗。

IL-2＋IFN 联合有较多报道,总有效率为 27%(65/239)。通过报道应用 IL-2 每日 2MU/m^2,静脉注射,第 1～4 日,IFN6MU/m^2·d,皮下或肌肉注射,第 1～4 日,治疗转移性肾癌 30 例,9 例 PR,有效率为 30%,中位缓解 11 周。主要副作用为寒战、发热、恶心、呕吐、腹泻等。

此外,还有 IFN 与化疗药物合用的报道,如 IFN 与 5-FU 联合,有协同作用。5-FU 750mg/m^2,静脉滴注,第 1～5 日,α-IFN 200 万 U/m^2,肌肉注射,第 1～5 日,28 日重复,共 3 周期,有效率 33%,疗效较单药治疗有提高。

其他免疫治疗,如卡介苗,免疫核糖核酸等也有人尝试。肿瘤坏死因子(TNF),肿瘤浸润淋巴细胞(TIL)等应用尚处于实验阶段。目前正尝试将 TNF 的基因编码组合人 TIL,并应用于临床。

第二节   膀胱癌

膀胱肿瘤为常见的肿瘤之一,占全部恶性肿瘤的 1.5％～3％。在泌尿外科患者中,约有 54％的血尿由膀胱肿瘤所致。仅次于阴茎癌。据统计,在染料工人中膀胱肿瘤发病率较一般居民高 15～32 倍。

膀胱肿瘤,男、女均可患病,但男多于女,约为 5∶1。一般多见于 54 岁以上的老年人。膀胱肿瘤大多数为单发,约有 16.25％为多发性。

膀胱肿瘤分为上皮细胞性肿瘤及非上皮细胞性肿瘤两类。上皮细胞性肿瘤包括乳头状瘤、乳头状癌、鳞状上皮细胞瘤及腺瘤。其中乳头状瘤和乳头状癌占 89.5％,鳞状上皮癌占 10％,腺癌仅为 0.5％。非上皮细胞性肿瘤比较少见。

【诊断】

(一)临床表现

1.血尿   膀胱肿瘤最主要的症状是无痛性血尿,约占 90％,而且多数大量肉眼血尿,持续或间歇性,时轻时重。一般来说,血尿的量与肿瘤的位置和大小有关,而和肿瘤的恶性程度无关,有学者报道的 860 例血尿,其中 28％是由于膀胱肿瘤引起,有的学者报道高达 50％,因此在临床工作中对于 50 岁以上的血尿患者,要想到肿瘤的可能,以免误诊。

2.膀胱刺激征   据统计,70％病例合并排尿不畅和尿系感染。因而临床上往往有尿频、尿急、尿痛等膀胱刺激症状,这就易与一般慢性膀胱炎相混淆。所以,必须与非特异性膀胱炎和结核性膀胱炎相鉴别。

3.并发结石症   并发结石多见于鳞状上皮细胞癌的病例。结石多附着在肿瘤表面,呈片状,亦有不断排出小片状结石者。因此,应与单纯膀胱结石病例区别。如果结石为圆形活动性,可出现尿流中断和排尿困难。

4.排尿困难   多见于大量出血,因血块阻塞尿道所致,亦可见肿瘤位于膀胱颈部,每当排尿时肿瘤阻塞于膀胱出口处,致使排尿困难和尿流中断。

5.贫血及恶病质   见于晚期病例,因长期出血,造成肿瘤阻塞输尿管口,致使上尿路积水感染引起肾功能损害而出现尿毒症及肿瘤转移等所致。

(二)辅助检查

膀胱肿瘤的诊断一般并不困难、对于膀胱肿瘤的诊断,不仅要诊断膀胱肿瘤的存在,同时应做出分期诊断,并对肿瘤的生物学特性做出预测。

1.血尿   是诊断膀胱肿瘤的重要线索。有 30％～50％的血尿是由膀胱肿瘤所致。特别对年老而无痛性血尿的患者,应提高警惕,以免漏诊。

2.膀胱尿道镜检查   是确诊膀胱肿瘤必不可少的手段。只要没有检查禁忌证,就应设法通过此项检查达到 4 个目的:①确定膀胱及后尿道内有无肿物或其他病变;②确定肿瘤的部位、形态、大小、数目、生长方式及周围情况等;③了解肿瘤与输尿管口、前列腺和膀胱颈口的关系;④取活体组织送病理检查明确病变性质、恶性程度等生物学特性。

原位癌可见黏膜发红区域似天鹅绒样突起,与黏膜充血和增生相似,当检查时出现膀胱激惹或痉挛现象,应考虑有广泛原位癌之可能,即时取活检证实。

乳头状癌呈单发或多发,局限在黏膜或黏膜固有层,呈淡红色,有细长的蒂,表面有细绒毛状分支,肿瘤乳头可随注水飘动。

表浅乳头状癌呈桑葚状,蒂短而粗,限于固有膜或浅肌层,表面深红色或褐色,活动性差;浸润性乳头状癌呈菜花状,暗褐色,间有坏死组织,无蒂、不活动,周围黏膜有充血、水肿、增厚等浸润表现。

浸润癌界限不清,局部隆起,呈团块、结节状,表面污秽,覆有脓苔或磷酸盐类沉淀,有出血、坏死、溃疡形成。周围膀胱壁增厚、质硬,或有卫星瘤;可见"腐肉"样脱落组织。

对于膀胱顶部、前壁及憩室内的癌肿,在视野清晰、麻醉满意时,反复、仔细观察,亦多能发现、确诊。可屈性膀胱尿道镜的镜体细而柔软,并能在各个方向屈曲 180°,可弥补普通膀胱镜视角受限的不足。

对癌肿取活检时须分别在癌肿顶部和根部取材,还应同时在癌肿周围、可疑部位及膀胱各区随机取材,以确定有无原位癌及上皮变异、增生等情况。特别注意膀胱原位癌常呈慢性炎症表现,在膀胱尚未完全充盈时仔细观察,对可疑及黏膜突起处应多取活检。

输尿管口及其周围的癌肿,应注意观察输尿管口的活动情况及排出尿液的性状。输尿管口僵硬,为癌肿浸润较深;肿瘤由管口长出者为输尿管下段癌肿;癌肿位于输尿管周围并有血性尿液排出,则为输尿管以上部位肿瘤种植,应立即行输尿管逆行插管,收集该侧尿液进行细胞学检查,并逆行肾盂输尿管造影,以明确上尿路病变情况。

3.超声检查 B超对膀胱肿瘤的检查途径有 3 种:经腹部、经直肠和经尿道(膀胱内)。经腹部途径对膀胱断层扫描,可获得肿瘤的大小、数目、位置及基底部宽窄的基本图像,对 A 期和 C 期肿瘤的鉴别提供依据。经直肠途径对膀胱超声横断扫描,可以显示膀胱前壁、两侧壁和基底部的癌肿,但对膀胱顶部和颈部显示不满意。经尿道(膀胱内)检查,可清楚显示膀胱肿瘤的位置、大小,准确地判断癌肿浸润膀胱壁的深度层次,还可同时显示双侧输尿管下段、输尿管壁内段、双侧精囊和前列腺图像,膀胱癌术前临床分期与术后病理学结果的符合率高达 90%～94%。但对癌肿浸润较深及膀胱周围盆腔器官的情况显示不清。而 CT 对膀胱周围情况显示较好。

三维超声成像技术能以立体方式显示脏器及内部形态结构、方位走向和空间关系,由于膀胱内充满液体,透声极佳,尤其适用三维超声成像。三维超声图像除能获得与两维超声相似的肿瘤结构断面,还能显示两维超声所无法看到的肿瘤全貌,为临床医师提供膀胱及内部肿瘤的立体结构及其与相邻结构的立体关系,为制订手术方案提供可靠依据。有学者报道 27 例膀胱肿瘤,经三维超声成像进行定位诊断,结果与术中所见肿瘤位置基本一致。对于膀胱颈部、三角区及前壁的肿瘤,经腹壁二维超声检查,往往容易漏诊,而三维超声成像均能准确地做出诊断。但三维超声的图像处理和重建时间较长,且对细微结构的分辨力尚不够理想。

彩色超声检查,在膀胱乳头状癌的基底部中央可见到有彩色血流进入肿瘤,小肿瘤仅显示基底部点状彩色,中等以上的肿瘤,除基部,在瘤内也有彩色血流。而膀胱内血块则不显示彩色血流。

4.X 线检查　X 线检查的主要目的是对膀胱癌进行分期、了解上尿路有无癌肿存在、有无输尿管梗阻,以及双侧肾的功能情况,对确定治疗方案及判断预后具有重要意义。

(1)排泄性尿路造影:排泄性尿路造影是诊断膀胱肿瘤必不可少的检查,不仅可以显示膀胱的大小、部位等,而且可了解肾功能,肾盂、肾盏和输尿管有无占位及其他病变存在,若有癌肿存在,则膀胱癌多为种植或多中心发生,因为移行上皮细胞癌有种植及多源性的生物特性。若肾盂和输尿管积水、扩张或显影不良,则表示膀胱癌位于输尿管口附近并可能浸润至深肌层,或肿瘤位于膀胱颈、三角区影响排尿。

(2)膀胱造影:膀胱造影主要用于一些不能行膀胱尿道镜检查,或肿瘤太大,膀胱镜检查不能窥视其全貌者,或各种原因所致的镜检窥视不清者。膀胱造影对于膀胱内憩室癌可以清楚显示出来;对于大的带蒂肿瘤,膀胱造影片可以看到癌肿和与膀胱壁之间有一间隙,判断瘤蒂的粗细。若无间隙或膀胱壁变硬、增厚,表面毛糙不齐,则应考虑为浸润癌。

(3)CT 扫描:CT 检查对于显示膀胱的形态、膀胱壁的厚度、膀胱与毗邻脏器的界限较其他影像学检查更为优越。它可查出直径 0.5～1cm 大的肿瘤,并能清楚显示肿瘤浸润膀胱壁的深度、周围组织情况及盆腔肿大的淋巴结。因此,CT 扫描对膀胱癌的诊断和临床分期是一种准确性较高且无创伤的检查。一般认为 CT 对膀胱癌诊断的符合率可达 90%。对膀胱憩室癌及膀胱壁内癌的诊断有特殊意义。CT 诊断淋巴结转移的主要根据是淋巴结肿大,但肿大的淋巴结是否属于癌转移要配合穿刺细胞学检查才能确定。当癌转移而淋巴结无肿大时,CT 下则难以显示。故 CT 诊断盆腔癌转移淋巴结的敏感性为 85%。

(4)MRI 扫描:MRI 有较高的组织分辨力,较好的软组织对比度以及多向断层扫描功能,对膀胱肿瘤部位、大小显示得更清楚,分期也更准确,明显优于 CT。盆腔 MRI,T_1 加权像显示盆腔的正常解剖关系,同时由于肿瘤信号介于尿液与脂肪之间,有利于显示肿瘤的壁外浸润,表现为膀胱周围高信号脂肪中出现低信号区,对比明显。并能明确前列腺病变及其与周围关系,判断淋巴结转移情况。T_2 加权像尿液信号增强,与高信号的盆腔脂肪可共同衬托出低信号的膀胱壁。正常膀胱壁在 T_2 加权像上表现为完整的低信号环,当此环中断就提示病变进入 T_{3a} 期。MRI 判断淋巴结受累的准确性可达 82%～98%,这是由于 MRI 特有的血管流空效应,不用造影剂就能区分淋巴结和血管。

5.DNA 分析　因细胞核 DNA 的变化可直接反映肿瘤细胞的增殖能力,客观评价膀胱癌的恶性程度。目前主要有流式细胞计数术和 AgNOR 两种方法。

(1)流式细胞计数术(FCM):1978 年 Collste 首次应用 FCM 诊断膀胱肿瘤。它是通过测定癌细胞的 DNA 含量,进行细胞倍体类型和细胞动力学分析,对膀胱癌进行诊断;也可对细胞的形态和其他异常成分进行分析。正常尿内应没有非整倍体干细胞系,超二倍体细胞应少于 10%,非整倍体细胞超过 15% 即可诊断为癌。倍体的数及含量与癌肿的生物学特性有关。一般认为,二倍体癌肿恶性程度低,属于早期,预后较好;三倍体至四倍体间的癌肿恶性程度高,预后较差;四倍体或多倍体癌肿,比二倍体癌肿预后差,但比三倍体至四倍体间的癌肿预后要好。在膀胱肿瘤复发的监测方面,FCM 亦有重要价值,对复发癌的诊断,它较膀胱镜检查早 3～12 个月。但 FCM 不能代替膀胱镜检查,特别是对于某些早发的小肿瘤或原位癌不随机多处取样很难发现,此类病例尿中脱落的多为正常膀胱黏膜的二倍体细胞,故 FCM 仍有一定的假阴性。

(2)AgNOR 法:近年来核仁组成相关嗜银蛋白(AgNOR)是肿瘤研究的一项技术,国内外病理学将 AgNOR 技术广泛应用于肿瘤病例诊断和研究发现,AgNOR 颗粒及数量与肿瘤的分级预后有关,随着膀胱癌 TNM 分期的增加 AgNOR 技术增加。

6.肿瘤标记物及免疫学检查

(1)膀胱肿瘤抗原(BTA):检查 BTA 是通过快速乳胶凝集试验,检测膀胱肿瘤患者尿液中,因癌肿细胞破坏基底膜而产生的一种分子量为 16~16.5kD 的基底膜复合物,从而为膀胱癌的早期诊断提供了客观依据。

(2)尿纤维连接蛋白(Fn):Fn 是一种高分子非胶原糖蛋白,以可溶和不可溶两种形式存在于体液及细胞外基质中。Fn 具有多种生物活性,如参与细胞之间、细胞与基质底物的黏附、细胞的游走,还能与大分子结合。据 Malmstrom 报道,膀胱癌患者急性期 Fn 可达 50~1936μg/L,显著高于泌尿系良性疾病(1~48μg/L,平均为 13μg/L),若以 Fn＞125μg/L 为阳性,按 UICC 的分期标准 Tis、T_2、$T_{3\sim4}$ 期的阳性率分别为 76.5％、100％、100％。表明 Fn 可作为膀胱癌的早期诊断指标。但不足的是,Fn 在泌尿生殖系统的其他肿瘤中阳性率可达 59％,因此它对膀胱癌的诊断缺乏特异性。

(3)β-绒毛膜促性腺激素(β-hCG):β-hCG 是胎盘合体滋养层细胞产生的一种糖蛋白,分子量 30~35kD,由 α 链和 β 链共价结合而成,其 N 端的 α 链与促黄体素(LH)和促卵泡素(FSH)相同,梭基端的 p 链是特异的,表达完整的激素分子活性,临床上首先应用的是其在妊娠诊断中的意义,后来其在某些滋养层疾病和某些肿瘤诊断中的价值逐渐为人们所认识。近年来,国内外学者对膀胱癌异位分泌 β-hCG 的研究日益增多,认为它是揭示肿瘤生物学行为的一个颇有潜力的指标。

【治疗】

膀胱肿瘤的生物学特性差异很大,治疗比较复杂,但基本治疗方法仍以手术为主,放射治疗、化学治疗及免疫治疗等为辅。

手术治疗是膀胱肿瘤最主要的治疗手段,对于移行上皮细胞癌应根据病理分期和肿瘤大小来选择肿瘤局部切除、电灼、膀胱部分切除或全膀胱切除。在制订膀胱移行上皮细胞肿瘤的治疗方案时,肿瘤的浸润深度(分期)是一个较重要的因素。而对于原位癌,在发生浸润前治疗效果良好,一旦发生浸润,则预后较差。当病灶局限、边界清楚时,常采用经尿道电切,术后辅以膀胱腔内化学治疗。化学治疗以卡介苗(BCG)的效果最好,当膀胱内病灶呈多发性或弥漫性或累及前列腺部尿道时,应做根治性全膀胱切除术。对于膀胱鳞状上皮细胞癌和腺癌,其恶性程度远比移行上皮细胞癌要高,肿瘤均为广基,对放射治疗和化学治疗都不敏感,除极少数位于膀胱顶部的原发肿瘤行膀胱部分切除外,大多数病例,包括复发者都应行全膀胱切除术,预后不理想。

1.经尿道膀胱肿瘤电切术(TURBT)

(1)适应证:TURBT 主要适用于分化好或比较好(G_1、G_2)的表浅性肿瘤(T_a、T_1、T_2)。分化不好(G_3)或浸润膀胱深肌层以外(T_3 以上)的移行上皮癌以及鳞癌、腺癌均较易发生膀胱壁内血管、淋巴管浸润或转移,局部电切不易彻底,故不宜行 TURBT 治疗。非上皮性肿瘤发生于膀胱壁内,对较小的良性瘤虽可行 TURBT 治疗,但大多数,特别是肿瘤较大或属恶性时不宜应用 TURBT 治疗。

(2)麻醉与体位:一般采用蛛网膜下隙阻滞(腰麻)或硬膜外麻醉,个别单发小肿瘤也可使用尿道黏膜麻醉。取截石位,并妥善固定好下肢,以免发生闭孔神经反射时下肢突然坠落。

(3)手术方法

1)经尿道插入电切镜。冲洗液可用等渗的非电解质溶液。TURBT 与 TURP 相比,手术时间较短,出血较少,冲洗液吸收不多,故通常选用蒸馏水进行冲洗。并且蒸馏水对癌细胞有一定的破坏作用。

2)小肿瘤(直径<2cm)基底部容易暴露,切除时应从基底部开始。一般采用顺行切除法(回拉式),即将电切环越过肿瘤,从远处向近处切割。可将肿瘤连同其下方的一部分肌肉组织同时切除,然后再对肿瘤基底部进行补充切除。

3)对较大肿瘤(直径>2cm),因不能充分暴露其基底部,这时只能从肿瘤表面开始切除。一般应用顺行切除法,分块将肿瘤切除。

4)多发性浅表肿瘤,应先切除不易到达的、远处的前壁和侧壁肿瘤,距离近的三角区肿瘤留待最后切除。如先切除较近的肿瘤则可能因创面渗血使视野不清而增加手术难度和危险性,甚至遗漏远处肿瘤。

5)基底部紧靠输尿管口或肿瘤冠部覆盖输尿管口的膀胱肿瘤,要尽量保留输尿管口。若不能保留,为了彻底切除肿瘤,应将肿瘤连同输尿管口一起切除。切除时应使用电切,尽量不用电凝,术后一般不引起输尿管口狭窄,无须放置输尿管导管。

6)膀胱肿瘤合并前列腺增生时,若膀胱肿瘤是单发或是极少数的浅表肿瘤,可先切除浅表肿瘤,彻底冲洗后再做前列腺电切术;若膀胱肿瘤是浸润型或较大者,因切除浸润性肿瘤需要足够深度,且行前列腺电切时需不断灌注液体,此时切除较深的膀胱壁薄弱,易发生灌注液外渗或膀胱破裂。因此,对后者宜行分期手术,即先行 TURBT,留置尿管 3～4 周,然后再行TURP。

7)切除肿瘤时要保证一定的切除深度和范围,一般至少应切至浅肌层,甚至深肌层,并切除肿瘤基底部周围 2cm 以内的膀胱组织。

8)行 TURBT 时,应缓慢灌注液体,一般灌注 100～150ml 液体即可。液体注入过少,膀胱未充盈,无法仔细观察和彻底切除肿瘤;注入过多,膀胱过分膨胀,膀胱壁变薄,切除时容易穿孔。

9)术毕,用 Ellik 灌洗器将肿瘤碎片全部冲洗出,再用电切镜仔细检查一遍,并彻底止血。留置三腔气囊导尿管,并注入丝裂霉素 120mg(溶于 60ml 蒸馏水中),保留 30～40 分钟后放出。

(4)并发症防治

1)出血:切除大的、浸润较深的宽蒂肿瘤,由于其血供丰富,可能出血较多。遇到大量静脉出血或动脉喷血,需立即电凝止血。但不可盲目追求肿瘤表面止血,若频频出血,应加快切割速度,肿瘤彻底切除后出血就会减少。

2)穿孔:膀胱内灌注液体过多,膀胱壁变薄,由于切除过多或突然发生闭孔神经反射等原因,均可导致膀胱穿孔。发生腹膜内穿孔时,灌注液进入腹腔,引起强烈的腹膜刺激征,并且肿瘤细胞随灌注液进入腹腔有种植转移的可能,因此,应尽快改做开放手术,冲洗腹腔,缝合裂孔;若为腹膜外穿孔且肿瘤已切除干净,术毕留置尿管持续引流即可。盆腔内溢出液较多时,可行髂骨后引流。

3)经尿道电切综合征(TUBS):发生率远较 TURF 少。切除浸润较深、体积较大的肿瘤时,应使用等渗非电解质溶液(如 5% 甘露醇)冲洗。一旦发生 TUBS,应及时给予高渗盐水及利尿药,并注意保护心功能。

4)闭孔神经反射:在切除侧壁肿瘤时,有时会发生闭孔神经反射。表现为切除侧下肢急剧内收、内旋,是造成膀胱穿孔的主要原因。蛛网膜下隙阻滞及硬膜外麻醉不能防止闭孔神经反射的发生。可通过点踩电切足踏开关及减少膀胱灌注液量来预防和减轻闭孔神经反射;亦可行局部阻滞麻醉。方法为在髂骨结节外侧 2cm、向下 2cm 处,使用长针向内上方向穿刺,穿入闭孔后注入 1%～2% 利多卡因 10～15ml。

2.部分膀胱切除术

(1)适应证:适用于范围较局限的浸润至肌层的 B1 和 B2 期乳头状癌,肿瘤部位以远离膀胱三角区及颈部区域为宜。

手术一般在硬脊膜外麻醉下做下腹部正中切口或弧形切口,于腹膜外显露膀胱,在靠近肿瘤的一侧切开膀胱,并将切口延伸至肿瘤附近,仔细分离肿瘤部位的膀胱壁,在离肿瘤 1cm 处将肿瘤连同周围 20cm 的正常膀胱壁全层一并切除。手术时应避免挤压肿瘤,以防肿瘤组织的扩散。余下的正常膀胱壁用 0 号肠线做全层连续或间断缝合,关闭膀胱的缺损。如果肿瘤离一侧输尿管口接近,为防止手术时误伤,可在切除膀胱前先置入输尿管导管作为支架。如果膀胱被切除的范围包括一侧的输尿管膀胱连接部,则应做输尿管膀胱吻合术。

(2)疗效评价:国外报道膀胱部分切除术的 5 年生存率 Tis、T_1 和 T_2 期为 50%～70%,T_3 期为 10%～25%。复发与肿瘤细胞的分化程度有关,低级分化者复发率为 30%,高级分化者复发率为 80%～100%。

3.全膀胱切除术 根治性膀胱切除术的含义是整块切除膀胱,男性含前列腺和精囊,有时需切除尿道;女性包括子宫和阴道前壁及全部尿道;并清除盆腔淋巴结。传统的根治性膀胱切除术后,几乎所有的男性患者均发生阳痿,其主要原因是手术中损伤了盆丛神经的海绵体分支或海绵体的动脉血供。目前对根治性膀胱切除术的改进要点是彻底切除肿瘤的同时保留患者手术后的性功能,提高患者的生存率和生活质量。

(1)适应证:对于肿瘤范围较大,分散的多发性浸润性肿瘤(B_1、B_2 或 C 期),不宜做局部切除或肿瘤位于膀胱三角区附近,以及位于膀胱颈部的浸润性肿瘤,均应采用全膀胱切除术。

(2)术前准备

1)心血管系统,肝、肾功能,血糖、血浆蛋白及水、电解质检查。

2)纠正心血管、内分泌系统及其他异常。

3)胸部 X 线正、侧位片,腹腔 B 超检查以排除远处转移。

4)肠道准备:术前 3 日开始进少渣流质饮食;口服抗菌药物如甲硝唑 0.4g,每日 3 次。庆大霉素 8 万 U,每日 3 次;手术前晚及术晨清洁灌肠。

5）入手术室前，留置胃管和肛管。

（3）麻醉：一般采用全身麻醉。

（4）体位：平卧位，垫高臀部，下腹部正中绕脐直切口。

（5）手术步骤

根治性膀胱切除术

1）切口：下腹部正中向下绕脐切口，脐上部分约 5cm，直达腹腔。

2）探查腹腔后，用牵开器显露盆腔，在右侧有肠下方髂血管分叉上方切开盆腹膜，切口向盆腔延长，分离、解剖右输尿管，于靠近膀胱处将其切断，远端结扎，近端插入 8F 导尿管暂时引流尿液。左侧，在乙状结肠外侧切开后腹膜，显露髂血管和输尿管，以同样方法处理左侧输尿管。

3）环行切开覆盖膀胱顶部的腹膜，底部达膀胱直肠窝。不必考虑保留盆腹膜。

4）分离出两侧的输精管，切断、结扎，远端缝线作为向下分离寻找精囊的标志，分开膀胱底部和直肠之间的间隙，术者右手插入分离平面之间，绷紧膀胱侧蒂。

5）切断、结扎膀胱外侧韧带后，向前牵拉膀胱，顺输精管向下分离到精囊。于精囊远侧，前列腺底部后方提起狄氏筋膜后层并切开，以预先留的肛管为导引，继续分离膀胱、前列腺和直肠之间的平面，直至前列腺尖部和尿道膜部。

6）分离、钳夹、切断耻骨前列腺韧带。向上牵引膀胱，在膀胱和前列腺的两侧用剪刀或手术刀切开白色的盆筋膜到达耻骨下方。

7）显露前列腺侧壁，用手指找出前列腺尖部后方的分离平面：分离膀胱和前列腺与侧盆壁的粘连。

8）切断尿道，向上牵拉膀胱，切断膀胱与直肠壁之间的组织粘连。整块切除膀胱、前列腺和精囊，用丝线缝合尿道残端；或经尿道插入 F20 两腔气囊导尿管，气囊注水 30ml，向阴茎方向牵引导尿管，压迫止血，并用于手术后引流。

根治性全膀胱切除术是将盆腔淋巴结与整个膀胱、精囊和前列腺一起切除。其手术指征与全膀胱切除术相同。在膀胱癌做全膀胱切除术时是否同时进行盆腔淋巴结清扫术，国内外都有不同的意见。大多数学者认为，淋巴结清扫术起到明确膀胱癌的分期以推测其预后的作用，对提高治愈率的作用不大。也有些学者认为，有少数淋巴结转移轻微的患者经这种手术后可以提高存活率。盆腔淋巴结转移的发生率随着肿瘤浸润深度的增加而上升。淋巴结清扫术后，盆腔淋巴结阳性患者的 5 年存活率达 4%～35%。

第三节　尿道癌

尿道癌是一种发生率较低的恶性肿瘤。

【病因】

病因不清，可能与尿道慢性刺激（如感染、性病及尿道狭窄等）有关。

【病理】

男性尿道癌约 80％为鳞状细胞癌，移行细胞癌约占 15％，腺癌为 5％，未分化癌为 1％。女性尿道癌中鳞状细胞癌约占 70％，移行细胞癌占 20％～25％，腺癌占 4％～8％。

【诊断】

（一）临床表现

1.症状 临床上常表现为阻塞症状，小便不畅，排尿困难，尿道不适。

2.体征 早期可见无明显体征，晚期可触及盆腔及腹部肿块。

（二）影像学检查

尿道镜检查，尿道造影对诊断很有价值；CT 检查对于明确盆腔及腹部淋巴结是否有转移较有意义。

（三）实验室检查

可行尿常规及尿细胞学检查。

（四）诊断与分期

1.诊断要点 尿道癌的诊断可依据临床表现，对排尿困难且治疗无效者，应行尿道镜、尿道造影及 CT 检查，以便尽早确诊。

2.分期

（1）TNM 分期（AJCC 2010 年第 7 版）

T 原发肿瘤

T_x 不能评估原发肿瘤

T_0 无原发肿瘤证据

T_a 非浸润性乳头状癌、息肉样癌及疣样癌

T_{is} 原位癌

T_1 肿瘤侵犯黏膜下结缔组织

T_2 肿瘤侵犯任何以下部位：尿道海绵体、前列腺、尿道周围肌肉

T_3 肿瘤侵犯任何以下部位：阴茎海绵体、超出前列腺包膜、阴道前壁、膀胱颈

T_4 肿瘤侵犯其他附属器官

前列腺移行细胞癌（前列腺部尿道）

T_{is} pu 原位癌，累及前列腺部尿道

T_{is} pd 原位癌，累及前列腺导管

T_1 肿瘤侵犯黏膜下结缔组织

T_2 肿瘤侵犯任何以下部位：前列腺间充质、尿道海绵体、尿道周同肌肉

T_3 肿瘤侵犯任何以下部位：阴茎海绵体、超出前列腺包膜、膀胱颈（前列腺外浸润）

T_4 肿瘤侵犯其他附属器官（肿瘤侵犯膀胱）

N 区域淋巴结

N_x 不能评估区域淋巴结转移

N_0 无区域淋巴结转移

N_1 单个的转移淋巴结直径≤2cm

N_2　单个的转移淋巴结直径＞2cm,或者有多个淋巴结转移

N_3　髂总淋巴结转移

M　远处转移

Mx　不能评估远处淋巴结情况

M_0　无远处转移

M_1　有远处转移

(2)临床分期

0a　Ta,N_0,M_0

0is　Tis,N_0,M_0

　　$Tis\ pu,N_0,M_0$

　　$Tis\ pd,N_0,M_0$

Ⅰ期　T_1,N_0,M_0

Ⅱ期　T_2,N_0,M_0

Ⅲ期　$T_{1\sim2},N_1,M_0;T_3,N_{0\sim1},M_0$

Ⅳ期　$T_4,N_{0\sim1},M_0;$任何$T,N_2,M_0;$任何$T,$任何N,M_1

1)男性尿道癌临床分期(Ray分期)

0　肿瘤局限于黏膜内

A　肿瘤累及黏膜下层,但不超过黏膜固有层

B　肿瘤累及深层,但不超过海绵体及前列腺

C　肿瘤超出海绵体,直接侵及肌肉、韧带、脂肪、皮肤及直接的骨浸润,或肿瘤已超出前列腺的薄膜

D_1　局部转移,包括腹股沟和(或)盆腔淋巴结转移

D_2　远处转移

2)女性尿道癌临床分期(Pointon分期)

Ⅰ期　肿瘤局限于尿道远端

Ⅱ期　肿瘤累及全尿道,可扩展到尿道周围组织,但未累及外阴或膀胱颈

ⅢA　肿瘤侵及尿道口及外阴

ⅢB　肿瘤累及阴道黏膜

ⅢC　肿瘤侵犯尿道及膀胱颈

Ⅳ$_A$　肿瘤累及宫旁组织及阴道旁组织

Ⅳ$_B$　转移

Ⅳ$_{B1}$　腹股沟淋巴结转移

Ⅳ$_{B2}$　盆腔淋巴结转移

Ⅳ$_{B3}$　腹主动脉旁淋巴结转移

Ⅳ$_{B4}$　远处转移

【治疗】

(一)治疗原则

尿道癌主要有手术治疗及放射治疗,由于病例较少,故目前尚缺乏较一致的治疗原则。

(二)治疗方法　1.手术治疗　临床上依据病变部位、病灶大小及浸润深浅决定手术范围。

2.放射治疗　女性尿道癌可行组织间插植放疗。组织间插植放疗常采用^{192}Ir 放射源,对于较局限的肿瘤可采用 5～7 根针,对侵犯尿道后壁的肿瘤,操作时需要十分小心。有时也可采用双排小针插植放疗。对于侵犯阴唇、阴道及膀胱基底部的较大肿瘤还需要行体外放疗,依不同部位选择相应能量的放射线。体外放疗 DT 为(40～50)Cy/(4～5)周,组织间插植 DT 为30～35Gy。对侵及尿道后壁的肿瘤,外照射剂量应达到(40～50)Gy/(5～6)周,组织间插植放疗剂量为 20～30Gy,男性尿道癌中局限在前尿道的肿瘤,手术切除或放射治疗,疗效相当。而后尿道的肿瘤由于往往期别较晚,根治手术及放疗均有较高的局部复发率,故可在术前放疗后行扩大根治术,或者术后补充放疗。

【疗效标准及预后】

1.疗效评价　评价方法:包括尿细胞学检查、尿道镜检查及有关影响学检查。

2.预后　无淋巴结转移者,有 85％～90％的生存率,腹股沟淋巴结有转移者其生存率为40％～50％,盆腔淋巴结有转移者其生存率不足 20％。

【随诊】

按一般肿瘤随诊方式随诊。

第四节　前列腺癌

前列腺癌是威胁男性健康的常见肿瘤之一,位列男性肿瘤的第 2 名。在发达国家前列腺癌占肿瘤新发病例的 19％,而在发展中国家仅占 5.3％。虽然与发达国家相比,中国是前列腺癌的低发国家,但近年来其发病率却稳步升高。

【病因】

迄今为止前列腺癌的病因不够明确。前列腺淋病、病毒感染、衣原体感染、性活动强度以及激素的影响可能与发病有关。此外,与高脂肪饮食及职业因素也有一定关系。

【病理】

前列腺癌中约 97％为腺癌,而鳞状细胞癌仅占 3％。前列腺癌多发生于后叶,但两侧叶亦偶有发病。

Gleason 分级:Gleason 分级采用 5 级 10 分制。根据腺体的分化程度和肿瘤在前列腺间质中的生长类型两方面评价肿瘤的恶性程度,提出以腺体组织结构为主要依据的分级系统。将肿瘤的生长类型分成主要类型和次要类型,每个类型分五级计分,Gleason 分级的评分为两者之和,全部组织学计分范围为 2～10 分。2～4 分表示分化好的腺癌,5～6 分为中分化腺癌,7 分为中低分化腺癌,8～10 分为低分化腺癌。

【诊断】

(一)临床表现

1.症状 前列腺癌在早期阶段可完全没有症状,当肿瘤增大到一定体积时,可有尿频、尿急、排尿困难甚至发生尿潴留,少数可有血尿。当肿瘤压迫或侵犯周围淋巴结或血管时,可有下肢水肿,晚期有骨转移者可发生骨痛。

2.直肠指检 前列腺直肠指检是诊断前列腺癌的主要方法,80%的前列腺癌通过指检可确诊。前列腺癌的指检表现为腺体增大、坚硬结节、高低不平、中央沟消失、腺体固定,有时侵及肠壁。

(二)实验室检查

1.显微镜检查

(1)尿液涂片找前列腺癌细胞,此法有助于前列腺癌诊断,但由于存在假阳性及假阴性细胞,故此法仅作为辅助方法。

(2)前列腺液涂片细胞学检查,此方法准确率较高,特别是通过导管法采取的前列腺液,其检查结果更为理想,可提供前列腺癌细胞学诊断。

2.生化检查 前列腺特异抗原(PSA)、酸性磷酸酶(PAP)测定、血清肌酸激酶(CK-BB)测定、γ-精浆蛋白(γ-sm)测定对前列腺癌的早期诊断、监测前列腺癌的病情变化以及对鉴别诊断具有重要价值。碱性磷酸酶测定、癌胚抗原检测、激素受体测定也有一定意义。

PSA对前列腺癌的诊断、鉴别诊断、病情监测、随诊等均很有意义。男性PSA正常值为0~4ng/ml;在PSA为4~10ng/ml男性中,25%的患者经活检证实为前列腺癌;当PSA≥10ng/ml时,有44%的患者为前列腺癌。PSA增高见于良性前列腺增生、前列腺炎和前列腺癌等。前列腺炎、活检、射精和经尿道操作都可导致暂时性的PSA增高。因PSA半衰期为22~32天,故前列腺炎或前列腺活检后,需等待4~8周以后才能做血清PSA的检查。

3.穿刺活检 前列腺穿刺活检能获得细胞学证据,对于早期前列腺癌的诊断具有重要意义。

(三)影像学检查

1.超声检查 其声像图早期呈形态不齐的小山型或不整型,左右两侧不对称,包膜回声杂乱、断裂等;晚期可见内部回声不均一,呈块状光团。

2.放射性核素扫描检查 由于前列腺癌易于发生骨转移,所以常需行此检查了解病变范围。此方法灵敏度很高。

3.CT与MRI检查 此方法对早期发现及是否有包膜外浸润有意义,但对鉴别诊断意义不大。

4.X线检查 包括前列腺造影、精囊造影、淋巴造影、静脉肾盂造影以及骨骼X线摄片,对于前列腺癌诊断及了解是否有骨转移具有一定意义。

(四)诊断与分期

1.诊断 要点PSA检测及直肠指检均较重要。直肠指检经济、方便,对前列腺癌的早期发现有意义。PSA检测对前列腺癌的早期诊断十分重要。依据上述结果以及影像学表现多能明确诊断。

2.TNM 分期(AJCC,2010 年第 7 版)

T:原发肿瘤 Tx:不能评估原发肿瘤

T_0:无原发肿瘤的证据

T_1:通过触诊或影像学检查临床上无明显前列腺癌的证据

T_{1a}:病理检查时,前列腺癌体积≤所切除组织的 5%

T_{1b}:病理检查时,前列腺癌体积>所切除组织的 5%

T_{1c}:由于 PSA 升高,通过穿刺证实前列腺癌的存在

T_2:肿瘤局限于前列腺内

T_{2a}:肿瘤侵犯范围≤1/2 叶

T_{2b}:肿瘤侵犯范围>1/2 叶,但未及双叶

T_{2c}:肿瘤侵犯双叶

T_3:肿瘤超出前列腺包膜

T_{3a}:包膜外侵犯

T_{3b}:肿瘤侵犯精囊

T4:肿瘤固定或侵犯到精囊以外的其他临近结构,如膀胱颈、外括约肌、直肠、肛提肌,和(或)盆壁病理分级(pT)

pT_2:仅限前列腺

pT_{2a}:单侧,肿瘤侵犯范围≤1/2 叶

pT_{2b}:单侧,肿瘤侵犯范围>1/2 叶,但未及双叶

pT_{2c}:肿瘤侵犯双叶

pT_3:肿瘤超出前列腺包膜

pT_{3a}:包膜外侵犯或是显微镜下侵犯膀胱颈

pT_b:肿瘤侵犯精囊

pT_4:侵犯膀胱、直肠

N:区域淋巴结

Nx:无法评估淋巴结情况

N_0:无区域淋巴结转移

N_1:有区域淋巴结转移

M:远处转移

Mx:不能评估远处转移情况

M_0:无远处转移

M_1:有远处转移

M_{1a}:非局部淋巴结转移

M_{1b}:骨转移

M_{1c}:其他部位转移,伴或不伴骨转移

组织学分级

Gleasonx:Gleason 评分未评估

Gleason≤6：分化良好（轻度间变）

Cleason7：中度分化（中度间变）

Gleason：8～10 分化差/未分化（显著间变）

临床分期

	T	N	M	PSA	Gleason
Ⅰ期	$T_{1a\sim c}$	N_0	M_0	PSA<10	Gleason≤6
	T_{2a}	N_0	M_0	PSA<10	Gleason≤6
	$T_{1\sim 2a}$	N_0	M_0	PSAx	Cleasonx
ⅡA期	$T_{1a\sim c}$	N_0	M_0	PSA<20	Cleason≤7
	$T_{1a\sim c}$	N_0	M_0	PSA≥10<20	Gleason≤6
	T_{2a}	N_0	M_0	PSA<20	Gleason≤7
	T_{2b}	N_0	M_0	PSA<20	Gleason≤7
	T_{2b}	N_0	M_0	PSAx	Gleasonx
ⅡB期	T_{2c}	N_0	M_0	任何 PSA	任何 Gleason
	$T_{1\sim 2}$	N_0	M_0	PSA≥20	任何 Gleason
	$T_{1\sim 2}$	N_0	M_0	任何 PSA	Gleason≥8
Ⅲ期	$T_{3a\sim b}$	N_0	M_0	任何 PSA	任何 Cleason
Ⅳ期	T_4	N_0	M_0	任何 PSA	任何 Gleason
	任何 T	N_1	M_0	任何 PSA	任何 Gleason
	任何 T	任何 N	M_1	任何 PSA	任何 Gleason

（五）鉴别诊断

1.前列腺结核有结核病史，胸片、OT 试验、血生化检查前列腺细胞学检查等均有助于鉴别诊断。

2.良性前列腺增生症血生化检查、超声检查、前列腺穿刺活检，均有助于鉴别诊断。

【治疗】

（一）治疗原则

前列腺癌主要有手术治疗、内分泌治疗、放疗、化学药物治疗及免疫治疗。具体选用何种方法，应依临床分期、细胞分化、患者年龄、全身情况、家庭经济状况和个人心理状态而定。

表 4-4-1　前列腺癌危险因素分析

	低危	中危	高危
血清 PSA（MVL）	<10	10～20	>20
Cleason 评分	2～6 分	7 分	8～10 分
临床分期	$T_1\sim T_{2a}$	$T_{2b}\sim T_{2c}$	≥T_3c

根据上表（表 4-4-1）的前列腺癌危险因素选择以下治疗。

1.低危患者的治疗包括　观察等待；外照射治疗；近距离治疗；根治性前列腺切除术，常同时行盆腔淋巴结清扫术。

2.中危患者的治疗包括　　观察等待;外照射治疗,加或不加近距离治疗;根治性前列腺癌切除术,同时行盆腔淋巴结清扫术。

3.高危患者的治疗包括　　内分泌去势治疗(至少2～3年)加外照射治疗;外照射治疗,加或不加新辅助治疗,序贯短期(4～6个月)内分泌去势治疗;根治性前列腺癌切除术,同时行盆腔淋巴结清扫术。

4.局部晚期患者的治疗包括　　外照射治疗加内分泌去势治疗;内分泌去势治疗;根治性前列腺癌切除术,同时行盆腔淋巴结清扫术。

5.远处转移患者的治疗包括　　内分泌去势治疗;外照射治疗加内分泌去势治疗。

(二)治疗方法

1.手术治疗　　前列腺癌手术切除的指征有:高度恶性的前列腺癌;直肠指检前列腺肿块局限于前列腺内,肿瘤未侵犯直肠黏膜并能推动者;无转移症状者;患者一般情况良好承受手术者。

2.内分泌治疗

(1)去除雄激素来源:睾丸切除术是内分泌治疗的首选方法,切除睾丸可直接降低内分泌雄激素睾酮的产生。必要时行肾上腺切除术及脑下垂体切除或破坏术。

(2)抑制垂体释放黄体生成素:促性腺释放激素类似物可阻断脑垂体的生理性黄体素的周期性释放,从而使血清睾酮下降至去势后水平。常用药物:给药方案既可以是皮下注射每日1次,也可以是缓释剂每月1次。现在常用的方案见下:亮丙瑞林缓释剂:7.5mg肌内注射,每月1次;或是22.5mg,肌内注射,每3个月1次;或是30mg,肌内注射,每4个月1次。戈舍瑞林缓释剂:3.6mg皮下注射,每月1次;或10.8mg皮下注射,每3个月1次。曲普瑞林3.75mg皮下注射每4周1次。

(3)抗雄激素药物:①非类固醇类抗雄激素药,康士得(比卡鲁胺)50mg每日1次。氟他胺750mg/d,分3次饭后服用。不良反应有男子乳房发育长大、面部发热等。此外,还有尼鲁米特、酮康唑。②类固醇抗雄激素类,这类主要为孕激素。乙酸环丙氯地孕酮,剂量为100mg/次,每天2次口服,不良反应有男子乳房肥大。乙酸氯羟甲烯孕酮,剂量为每天250mg口服,并发症较少。乙酸甲羟孕酮,剂量为4mg/次,每日2次。此外,还有甲羟孕酮、乙酸氯地孕酮、双甲羟孕酮等。

(4)雌激素类药物:常用药物为己烯雌酚,用量:每天口服3～5mg以上,7～21天后可达到去势水平。维持量为1～3mg/d。不良反应为恶心、呕吐、阳痿及血栓性静脉炎等。艾去适(雌莫司汀磷酸钠)140mg,2～3粒/次,2次/天。聚磷酸雌二醇,用量:每次80～160mg,每月肌内注射1次,不良反应同上。此外,还有炔雌醇、三对甲氧苯基氯乙烯等。

(5)抗肾上腺药物:氨鲁米特,用量为500～1000mg,每日分3次口服,不良反应为低血压和胃肠道反应。

3.化学治疗　　疗效不十分肯定,仅用于肿瘤转移及内分泌治疗失败的患者。可试用如下方案。

(1)FAM方案:

ADM 50mg/m² 静脉注射,第1天;

MMC 5mg/m² 静脉注射,第 1、2 天;

5-FU 750mg/m² 静脉滴注,第 1、2 天;

每 3～4 周重复。

(2)VAM 方案:

ADM 50mg/m² 静脉注射,第 1 天;

MMC 10mg/m² 静脉注射,第 1 天;

VLB 1.5m/m² 静脉注射,第 1～5 天;

每 3～4 周重复。

(3)DP 方案:

DOC 75mg/m² 静脉注射,第 1 天;

PDN 5mg,口服,Bid,第 1～21 天;

每 3～4 周重复。

(4)NP 方案:

NVT 12mg/m² 静脉注射,第 1 天;

PDN 5mg,口服,Bid,第 1～2l 天;

每 3～4 周重复。

4.放射治疗　放射治疗是局限早期前列腺癌的根治性治疗手段之一;放疗及内分泌综合治疗可提高局部晚期前列腺癌的局部控制率和生存率;放射治疗是晚期或转移性前列腺癌的姑息治疗的重要手段。三维适形放疗及适形调强放疗在不增加周围正常组织不良反应的情况下,使肿瘤局部控制率进一步提高。根治性前列腺切除术后的放疗适应证为:手术切缘阳性;前列腺包膜受侵或病理 T3或 T₄;术后 PSA 持续增高;Gleason 8～10 分。对于根治性放疗,可采用单纯性体外根治放疗(运用缩野技术)、体外放疗+组织间插植放疗、体外放疗+适形放疗(或适形调强放疗)等。

(1)体外放疗:常采用四野等中心照射,采用 15MV 光子照射,每日 PTV 剂量为 1.8～2.0Gy,每周 5 次,每天照射四野。总剂量(65～70)Gy/(7～8)周。如果做全盆腔照射,(45～50)Gy/5 周,然后,前列腺 PTV 补充 20～25Gy。盆腔照射野设野:采用前后野和两侧野照射法,射野上界位于骶 1 上缘,下界至坐骨结节下缘,前后野侧界位于真骨盆缘外 1.5～2.0cm,但射野上下方可挡铅以尽量保护部分骨髓。侧野前界位于耻骨联合前缘,后界上方在 S_2/S_3 之间,后界下方则至直肠中部。前列腺照射野:采用前后野和两侧野四野照射法,为定位前列腺的 PTV,通常在膀胱和直肠内插入 Foley 导管并注入造影剂,射野上界位于膀胱 Foley 球囊上 2cm,下界位于坐骨结节下缘。侧野前界位于耻骨骨皮质后缘,后界包括直肠前壁后 6～10mm,但需避开直肠后壁。前后野两侧界常为射野中心各旁开 3.5～4.0cm。

(2)组织间插植放疗:患者选择在全麻状态下,由直肠超声引导,经会阴区行组织间插植,依超声呈像图确定插植针的位置及肿瘤的范围,经后装计划系统优化后,行组织间插植放疗。优点是可取得较好的剂量分布。

(3)三维适形放疗及适形调强放疗:适形调强放疗比三维适形放疗优势更加突出,它采用了精确的体位固定和立体定位技术,提高了放疗的精度;而且采用逆向计算法由计算机直接实现治疗计划的最佳优化；并且可以优化配置射野内各线束的权重，使高剂量区的分布在三维方向上与靶区一致，同时可以实现同步推量照射。从而明显提高肿瘤的局控率，并减少正常组织的放射损伤。

（4）组织内放疗：用放射性核^{198}8Au、^{128}I，经耻骨后会阴或直肠等途径用手术方法或组织间插植技术将其直接植入前列腺癌部位，从而达到治疗效果。此方法缺点是对包膜外有肿瘤浸润者效果欠佳，故其常与前列腺癌根治术或盆腔淋巴结清除术结合进行。亦可配合体外放疗。

5.冷冻治疗　此方法适用于前列腺肿瘤体积较大，全身情况较差的患者。需通过会阴部切口，显露前列腺、膀胱底部及精囊后面，而不必将前列腺游离。用冷冻探头接触肿瘤及精囊后面使用液氮局部降温至$-196\sim180℃$，以使肿瘤组织发生破坏。

6.前列腺癌　是唯一最先发生骨转移，而非内脏转移的实体肿瘤，超过90％的患者会发生骨转移。处理方法是酌情选择内分泌治疗、化疗、放疗或是双膦酸盐以及 Denosumab 等药物治疗，辅以镇痛药物治疗。内分泌治疗包括完全雄激素阻断疗法（MAB）和间歇性雄激素阻断疗法（IHT），但其总生存期仅能延长3～6个月。局部放疗常用3Gy/F，10 次，止痛率为70％～80％，持续时间较长。唑来膦酸的推荐剂量：4mg，静脉滴注，每 4 周重复，一般连用 6 次以上，可以连续使用 2 年。

【疗效标准及预后】

1.疗效评价　评价方法：直肠指检及影像学检查可作为评价前列腺癌的疗效的手段。

2.预后　前列腺癌预后影响因素为临床分期及病理分级（Gleason 分级）。Ⅰ、Ⅱ期 5 年生存率为 70％；Ⅲ期 5 年生存率为 50％；Ⅳ期 5 年生存率为 25％。

【随诊】

按一般肿瘤随诊方式随诊复查。

第五章　女性生殖系统肿瘤

第一节　宫颈癌

一、概述

宫颈癌是严重威胁女性健康的疾病,是最常见的恶性肿瘤之一。在我国宫颈癌居女性生殖系统肿瘤首位,死亡率居恶性肿瘤死亡的第 7 位。由于卫生知识的普及和防癌普查,宫颈癌发病率和病死率已显著降低。

二、病因

宫颈癌的确切病因至今尚未完全弄清楚。通过流行病学调查和实验研究,已证实下列因素与宫颈癌发病明显相关,多因素综合作用对宫颈癌发病有重要意义。

1.婚育及性生活相关因素　宫颈癌的发病与早婚、早育、多产、性生活过早过频、性生活紊乱、性生活不洁等婚育及性生活因素相关。

2.感染因素　现已间接证实人类乳头状瘤病毒(HPV)感染的患者患宫颈癌的危险性增加。疱疹病毒Ⅱ型、人巨细胞病毒、梅毒、滴虫、衣原体、真菌等感染也与宫颈癌发病有关。

3.其他因素　宫颈癌发病还与宫颈糜烂、内分泌、包皮垢、吸烟、精神创伤、家族肿瘤史等因素相关。

三、病理

宫颈浸润癌一般由宫颈上皮内瘤样病变发展而来。少数患者因宫颈上皮质细胞分化较成熟,基底部癌变的细胞可能直接向间质浸润,不经过原位癌阶段。

1.病理类型

(1)宫颈上皮内瘤样病变:宫颈上皮内瘤病变是宫颈不典型增生和原位癌等一组疾病的总称。宫颈上皮内瘤样病变是宫颈浸润癌的癌前病变,病变多始于宫颈的复层扁平上皮与柱状上皮交界处。

（2）宫颈浸润癌：宫颈浸润癌是指癌组织突破宫颈上皮的基底膜，侵犯宫颈间质。宫颈浸润癌的最常见类型是复层扁平上皮细胞癌，其次是腺癌、腺鳞状细胞癌、透明细胞癌。

2.转移扩散 宫颈浸润癌一旦形成，即为不可逆病变，癌细胞将继续浸润扩散。宫颈浸润癌的主要转移途径有局部浸润、淋巴转移、血行转移。宫颈局部浸润可累及阴道、宫腔、主韧带、子宫骶骨韧带等宫颈旁组织。宫颈旁组织扩散可达骨盆壁或压迫输尿管引起输尿管阻塞。晚期病变可向腹腔内扩散，或侵犯直肠和膀胱。淋巴转移是宫颈癌常见的转移途径。宫颈癌早期即可能发生淋巴转移，晚期癌症淋巴转移率明显增加。血行转移少见。血行转移主要发生于晚期患者，可扩散至肺、肝、骨、脑等部位。

四、诊断

1.临床表现

（1）症状：早期宫颈癌患者大多无任何症状，一旦出现症状，癌往往发展到相当的程度，中、晚期患者常出现下列症状：

1）白带增多：82.3％的宫颈癌患者有不同程度的白带增多症状。白带增多的性状与一般炎症相似，随着肿瘤进展坏死脱落及继发感染，可出现恶臭的脓血性白带。

2）阴道出血：81.4％宫颈癌患者有不规则阴道出血，可表现为接触性阴道出血、非月经期出血、绝经后阴道出血等。

3）压迫症状：肿瘤压迫或侵犯输尿管引起肾盂积水，可有腰部钝痛。压迫血管或淋巴管可引起下肢或外阴水肿。压迫膀胱尚可引起尿频、血尿。压迫直肠引起里急后重。

4）全身症状：体温增高或恶病质。

5）转移症状：肺转移可有胸痛、咯血。骨转移引起疼痛。

（2）体征：早期宫颈癌宫颈局部可出现糜烂、红斑、表浅溃疡，也可能光滑，无任何肉眼可见的新生物。宫颈局部肿瘤进展可出现明显新生物，宫颈原形消失，局部肿瘤肉眼观可表现为糜烂、菜花状、溃疡状、结节状新生物。

2.特殊检查

（1）内镜：用阴道镜观察宫颈上皮及血管，可发现肉眼看不到的早期病变，帮助定位取材活检，提高活检的阳性率。膀胱镜和直肠镜主要用于检查膀胱直肠是否受癌肿侵犯，以明确分期。

（2）影像学：宫颈癌患者行影像学检查的主要目的是了解病变范围及合并症。常规检查包括 X 线胸片，肝、肾、盆腹腔的超声波检查，放射性核素肾图等检查。视病情选择进行静脉肾盂造影、骨扫描、CT、MRI 扫描等检查。

（3）脱落细胞学检查：宫颈脱落细胞涂片巴氏染色检查是筛查及早期发现宫颈癌的有效方法。宫颈外口及宫颈管同时取样可提高细胞学诊断的准确率。取材不当，合并溃疡、感染、出血等病变可能影响检查结果。细胞学阳性或临床检查有可疑病变的患者应进一步行宫颈活检以明确诊断。

(4)组织病理学:钳取宫颈活体组织、宫颈管诊刮术、宫颈锥形切除术标本送病理组织学检查,是确诊宫颈癌最可靠的方法。

(5)其他

1)碘试验:将碘溶液涂于宫颈和阴道,用于识别宫颈病变可疑区,协助确定活检部位。

2)荧光检查法:肿瘤组织对荧光素具有亲和作用。口服或静脉注射荧光素后,肿瘤病变区荧光强度高于正常组织,该检查可以帮助早期发现癌肿及定位活检。

3.诊断与分期

(1)诊断要点

1)不规则阴道出血,尤其是绝经后阴道出血,检查发现宫颈新生物,可能伴有阴道及宫旁侵犯。

2)宫颈脱落细胞发现癌细胞。

3)活检及阴道镜下取材,组织病理学检查证实为宫颈癌。

组织病理学检查是确诊宫颈癌的标准方法。宫颈癌除病理学检查确定病变性质外,还应该进行临床分期。

(2)临床分期:国际妇产联盟(FIGO)宫颈癌临床分期标准:

0 期　原位癌或上皮内癌(0 期病例不能列入浸润癌治疗效果统计中)。

Ⅰ期　癌局限于宫颈(癌扩展到子宫体,分期中不予考虑)。

Ⅰa 期　宫颈临床前癌,即肉眼未见病变在显微镜检查下才能做出诊断,又称为早期浸润癌、镜下早期浸润癌、原位早期浸润癌等。

Ⅰa1 期　微灶间质浸润癌,即显微镜下见轻度间质浸润。其浸润间质的深度为从上皮或间质的基底膜下不超过 3mm,其水平播散范围不超过 7mm。

Ⅰa2 期　显微镜下可测量的微小癌。其浸润间质的深度为从上皮或间质的基底膜下超过 3mm,但不超过 5mm,其水平播散范围不超过 7mm。

Ⅰb 期　病变范围镜下癌组织浸润超过Ⅰa1 期/Ⅰa2 期,或临床检查肉眼可见宫颈肿瘤病变。血管间隙浸润,血管内或淋巴管内有瘤栓不改变分期,但应注明,以便将来判断是否影响治疗效果。

Ⅰb1 期　临床检查肉眼可见宫颈肿瘤病变直径<4cm。

Ⅰb2 期　临床检查肉眼可见宫颈肿瘤病变直径>4cm。

Ⅱ期　癌灶超过宫颈,但阴道浸润未达下 1/3,宫旁浸润未达盆壁。

Ⅱa 期　癌累及阴道为主,无明显宫旁浸润。

Ⅱb 期　癌浸润宫旁为主,未达盆壁

Ⅲ期　癌灶超过宫颈,阴道浸润已达下 1/3,宫旁浸润已达盆壁。有肾盂积水或肾无功能者均列入Ⅲ期,但非癌所致的肾盂积水及肾无功能者除外。

Ⅲa 期　癌累及阴道为主,已达阴道下 1/3。

Ⅲb 期　癌浸润宫旁为主,已达盆壁,或肾盂积水或肾无功能者。

Ⅳ期　癌播散超出真骨盆或癌浸润膀胱黏膜或直肠黏膜。

Ⅳa 期　癌浸润膀胱黏膜和(或)直肠黏膜。

Ⅳb期　癌浸润超出真骨盆,有远处转移。

4.鉴别诊断　晚期宫颈癌患者,因宫颈局部肿瘤及宫旁受累明显,活检取材大多不难,容易确诊。早期宫颈癌因局部病变不典型,容易误诊。早期宫颈癌应注意与感染性阴道炎、老年性阴道炎、宫颈糜烂、宫颈息肉、宫腔黏膜下肌瘤、宫颈黏膜下肌瘤、宫颈结核等良性病变相鉴别。这些病变都可表现为不规则阴道出血及宫颈糜烂或新生物,初步筛查的主要方法是宫颈刮片细胞学检查。而鉴别诊断的可靠方法是宫颈新生物活体组织病理学检查。阴道镜等辅助检查方法可提高活检取材部位的准确性。

五、治疗

1.治疗原则　手术治疗原则上限于0～Ⅱa期的患者,不宜手术者则采用放疗。放疗可用于各期宫颈癌治疗,Ⅱb～Ⅳa期宫颈癌以放疗为主。采用放疗与手术相结合,或手术与化疗相结合,放疗与化疗结合,或多种方法相结合的综合性根治疗法,可能提高部分预后不良的患者疗效,但应注意出现避免过度治疗所致的不良反应及增加经济负担加重等负面影响。

2.治疗方法

(1)手术治疗:手术治疗是宫颈上皮内瘤样病变和早期宫颈癌的主要治疗方法。

(2)放射治疗:放疗是宫颈癌的主要治疗手段。放疗可用于各期宫颈浸润性癌的治疗,早期宫颈癌放疗的效果与手术治疗相当,部分Ⅳ期及术后复发的宫颈癌接受放疗仍可取得一定的治疗效果。最新临床随机对照研究结果显示,以铂类为基础的化疗与放疗同时进行,可明显降低宫颈癌复发率和死亡率。因此,放、化疗技术已成为Ⅱb～Ⅳa期及高危早期宫颈癌治疗的标准治疗方法,放、化疗方案中的化疗用药详见下述。

1)放疗原则:①照射区包罗整个靶区;②腔内照射与体外照射结合;③有效控制癌肿,保护正常组织;④个体化治疗。

2)放疗技术

①体外照射:体外照射是宫颈癌放疗的重要组成部分,除极早期原位癌和Ⅰa期患者可以单独用腔内照射外,其他各期宫颈癌均应配合体外照射。体外照射使用高能射线治疗机,如^{60}Co治疗机或加速器。体外照射的靶区是盆腔,包括宫颈、子宫、宫旁、阴道上段、盆腔组织及盆腔淋巴区。

②腔内照射:宫颈癌腔内照射的靶区是宫颈、子宫体、阴道及邻近的宫颈及子宫旁浸润癌灶。

③其他放疗技术:组织间插植:经行阴道组织间插植照射用于部分盆腔内残留或复发肿瘤的治疗。术中放疗:主要用于腹主动脉旁淋巴结转移的患者。术中放疗需要一定的设备和技术条件,临床应用不多。

3)治疗方案及选择

①高剂量率(HDR)腔内后装治疗＋体外照射:HDR腔内后装照射＋全盆照射＋盆腔四野照射由中国抗癌协会推荐。具体方法如下。

a.全盆照射:每周5次,每次1.8～2Gy,盆腔中心总剂量20～25Gy/3周左右。

b.腔内后装:每周 1 次,宫腔及阴道治疗可同时或分别进行。每次 A 点剂量5～6Gy,总剂量 30～36Gy。

c.盆腔四野照射:每周 4 次,每次 1.8～2Gy,宫旁总剂量 20～25Gy/3 周左右。

②中剂量率腔内后装治疗＋体外照射:中国抗癌协会推荐的方案是,MDR 腔内后装放疗＋全盆照射＋盆腔四野照射,即先做全盆照射,照射完后开始腔内后装放疗。后者可和盆腔四野照射同时进行(腔内后装治疗当日不行体外照射)。

a.全盆照射:每周 5 次,每次 1.8～2Gy,盆腔中心总剂量 20～25Gy/3 周左右。

b.腔内后装:每周 1 次,每次 A 点剂量 5～6Gy,宫腔、阴道可同时或分别进行,A 点总剂量 20～25Gy。

c.若不做全盆照射,而改用腔内后装放疗＋盆腔四野照射方式,体外照射给予宫旁组织总剂量 40～50Gy,腔内后装治疗给予 A 点总剂量 50Gy。

③低剂量率腔内后装治疗加体外照射:其治疗方法类似于传统腔内镭疗法,即腔内治疗＋盆腔四野照射。腔内后装治疗与体外照射可同期进行。

a.腔内后装:每周 1 次,每次 A 点剂量 12～16Gy。宫腔与阴道可同时进行。A 点总剂量 52～65Gy。

b.体外照射:每周 4～5 次(腔内治疗当日不进行体外照射),每次1.8～2Gy,宫旁总剂量 40～50Gy。

④美国 NCCN 宫颈癌诊断治疗指南,不同临床分期的放射治疗方案如下:

a.Ⅰa2 期:腔内照射＋盆腔体外照射,A 点总剂量 75～80Gy;或宫颈癌根治性手术。

b.Ⅰb1 期和Ⅱa 期(宫颈局部肿瘤≤4cm):盆腔体外照射＋腔内照射。A 点总剂量 80～85 Gy;或宫颈癌根治性手术。

c.Ⅰb2 期和Ⅱa 期(宫颈局部肿瘤直径＞4cm):盆腔体外照射＋同时给予含铂类药物化疗＋腔内照射。A 点总剂量≥85Gy。也有选择 A 点总剂量 75～80Gy＋辅助性子宫切除术,该方案尚存有争议。或选择宫颈癌根治性手术＋新辅助化疗(有争议)。

d.Ⅱb 期,Ⅲa 期,Ⅲb 期,Ⅳa 期:盆腔体外照射＋同时化疗＋腔内照射。腔内照射＋盆腔体外照射。A 点总剂量≥85Gy。伴腹主动脉旁淋巴结转移者的放疗:盆腔体外照射＋腹主动脉旁淋巴结体外照射同时给予含铂类药物化疗＋腔内照射。A 点总剂量≥85Gy。

为减少腹主动脉旁淋巴结体外照射的放射治疗并发症,腹主动脉旁淋巴结体外照射可选择超分割放射治疗技术。该照射技术分次剂量 1.2Gy,每日 2 次,2 次间隔 4～6 小时,每周照射 5 次。

4)放疗的特殊问题要注意特殊情况的放疗及特殊情况的处理,如阴道狭窄、宫颈残端癌、合并子宫脱垂、合并妊娠、腹主动脉旁淋巴结转移、宫颈腺癌、桶状肿瘤、宫颈局部巨大肿瘤、止血、肥胖、子宫倾斜、阴道浸润、合并盆腔感染。

5)放疗并发症及处理:宫颈癌放疗并发症的发生率除与总剂量相关外,还与剂量率、分次剂量、照射体积、局部解剖条件等诸多因素密切相关。某些放疗并发症可能被临床误认为癌肿复发或转移,如将放射性直肠炎或放射性膀胱炎误诊为癌症转移至直肠或膀胱。

(3)化疗:目前宫颈癌单纯化疗尚不能达到完全根治的效果。化疗对晚期宫颈癌及复发患者有一定姑息性治疗作用,对于用单纯放疗或手术治疗预后较差的患者,化疗作为综合性治疗的一部分具有积极的治疗作用。

1)宫颈癌化疗常用药物:顺铂、卡铂、紫杉醇类、异环磷酰胺、环磷酰胺、氟尿嘧啶、吉西他滨、甲氨蝶呤、多柔比星、博莱霉素、长春碱类等。在这些化疗药物中,顺铂是治疗宫颈癌有效的常用药物。近年试用于宫颈癌化疗,并初步取得较好效果的新药有异环磷酰胺、紫杉醇类、长春瑞滨、吉西他滨等。然而,这些化疗药单一药物治疗的有效率仅11%~31%。多数研究表明,联合化疗治疗宫颈癌的疗效优于单一药物化疗,其中尤以含有顺铂的联合化疗方案疗效较好。

2)宫颈癌常用化疗方案如下

①DDP 单药化疗:DDP 50~100mg/m² 静脉注射,第 1 天;每 3 周重复。

②IFO 单药化疗:IFO 1200~1500mg/m² 静脉注射,第 1~5 天;或 5000mg/m² 静脉滴注(24 小时),第 1 天;同时给予美司钠,每 3 周重复。

③PF 方案:DDP 100mg/m² 静脉注射,第 1 天;5-FU 1000mg/m² 静脉注射,第 1~5 天;每 3 周重复。

④PI 方案:DDP 50mg/m² 静脉注射,第 1 天;IFO 5000mg/m² 静脉滴注(24 小时),第 1~5 天;同时给予美司钠,每 3 周重复,最多 6 周期。

⑤CI 方案:CBF 300mg/m² 静脉注射,第 1 天;IFO 5000mg/m² 静脉滴注(24 小时),第 1~5 天;同时给予美司钠,每 4 周重复。

⑥BIC 方案:BLM 30mg 静脉注射(24 小时),第 1 天;IFO 2000mg/m² 静脉滴注,第 1~3 天;美司钠 400mg/m² 静脉注射,IFO 前 15 分钟、给药后第 4 小时、第 8 小时,继后 800mg/m² 用药时间同上;CBP 200mg/m² 静脉注射,第 1 天;每 3 周重复。

⑦TP 方案:TAX 135mg/m² 静脉滴注(3 小时),第 1 天;DDP 50~75mg/m² 静脉注射,第 2 天;每 3 周重复。

⑧TIP 方案:TAX 175mg/m² 静脉滴注(3 小时),第 1 天;DDP 50mg/m² 静脉注射,第 2 天;IFO 5000mg/m² 静脉滴注(24 小时),第 2 天;同时给予美司钠,每 4 周重复。

⑨BM 方案:BLM 10mg 静脉注射,第 1~7 天;MMC 10mg 静脉注射,第 8 天;每 3 周重复 1 周期。

⑩FAOC 方案:5-FU 500mg/m² 静脉注射,第 1、8 天;ADM 45mg/m² 静脉注射,第 1 天;VCR 1mg/m² 静脉注射,第 1、8 天;CTX 100mg/m² 口服,第 1~14 天;每 4 周重复。

⑪CAP 方案:CTX 600mg/m² 静脉注射,第 1 天;ADM 40mg/m² 静脉注射,第 1 天;DDP 50mg/m² 静脉注射,第 1 天;每 4 周重复 1 周期。

3)放疗前或手术前化疗:又称为新辅助化疗,新辅助化疗的效果比放疗后补救性化疗的效果好。放疗前化疗的优点是使局部肿瘤体积缩小,癌肿对放射线的敏感性相对提高,同时减少癌肿远处转移的危险。放疗前化疗的作用争议较大,主要用于预后不良的部分晚期宫颈癌患者。一般给予以 DDP 为主的联合化疗方案,给药 1~2 个周期。化疗结束后 2~3 周开始进行常规放疗。

4)放疗期化疗:即放疗与化疗同时进行。放化疗同时治疗技术称为同期放化疗。该方法除具有放疗前化疗的优点外,还具有不延长总治疗疗程的优点,这可能更有助于提高局部癌肿控制率并减少远处转移的危险。研究发现,除顺铂和羟基脲之外,氟尿嘧啶、紫杉醇和吉西他滨等细胞毒类化疗药物具有放射增敏作用,或与放射治疗同时应用可产生较好的协同作用。目前,以铂类为基础的化疗与放疗同时进行治疗的技术已成为中、晚期宫颈癌的标准治疗方法。目前常用放、化疗方案如下:

①DDP 单药物化疗＋放疗:DDP 20～40mg/m² 静脉注射,每周给药 1 次,与放疗同时进行,共用 6 周。

②DF 方案化疗＋放疗:DDP 75mg/m² 静脉注射(4 小时),第 1 天;5-FU 4000mg/m² 静脉注射持续 96 小时;放疗第 1 天同时开始化疗,每 3 周重复,共化疗 2 个周期。

六、预后

宫颈癌 5 年生存率一般在 60％左右。早期宫颈癌的 5 年生存率达 90％,晚期仅为 10％。影响宫颈癌预后的因素有组织学类型及间质反应、年龄、肿瘤体积及生长类型、淋巴结转移、肿瘤浸润深度、贫血、感染。

第二节　子宫内膜癌

子宫内膜癌又称子宫体癌,是指发生于子宫内膜的一组恶性肿瘤。在我国是居于宫颈癌和卵巢癌之后的第三种常见妇科恶性肿瘤。占女性恶性肿瘤的 7％。发病高峰年龄为 50～59 岁,中位发病年龄为 61 岁。

一、病因

子宫内膜癌的病因尚未完全明了。流行病学及研究发现下列因素与子宫内膜癌发病有关。

(1)年龄:发病高峰年龄为 50～59 岁。

(2)不育症:子宫内膜癌患者不育史占 26.7％。

(3)绝经期:子宫内膜癌 50 岁以上绝经者占 57.6％。

(4)多囊卵巢及分泌激素的卵巢囊肿。

(5)糖尿病、高血压。

(6)外源性雌激素。

二、病理

1.病理类型　子宫内膜癌组织学类型分为腺癌、腺棘癌、腺鳞状细胞癌、透明细胞癌、乳头状浆液腺癌、鳞状细胞癌、未分化癌。腺癌是子宫内膜癌常见的组织学类型,约占 90%。子宫内膜鳞状细胞癌罕见,应与子宫颈鳞状细胞癌宫腔内侵犯相鉴别。腺鳞恶性度高,预后差。癌组织细胞分化程度分 3 级,G_1:高度分化型癌;G_2:中度分化型癌;G_3:未分化型癌。

2.转移扩散途径

(1)直接扩散:经子宫腔直接扩散到宫颈,或沿输卵管转移到卵巢及腹膜腔内。癌肿浸润子宫体肌层组织,可穿透子宫浆膜层扩散累及子宫旁组织。

(2)淋巴道转移:经盆腔淋巴结扩散到腹主动脉旁淋巴结,或直接转移至腹主动脉旁淋巴结。

(3)血行转移:血行转移不常见,血行转移的常见部位是肺、骨、肝、脑等器官。

三、诊断

1.临床表现

(1)症状

1)阴道出血:阴道出血是子宫内膜癌最常见的症状。就诊时约 75% 的患者有绝经后阴道出血的病史,早期病变也可能出现绝经后阴道出血的症状。虽然阴道出血不是子宫内膜癌的特异性症状,但绝经后妇女一旦出现阴道出血或血性白带,应进一步检查。

2)阴道排液:约有 1/3 出现此症状,有的单纯排液,有的伴阴道出血。

3)疼痛:少数患者下腹坠痛。晚期癌压迫或侵犯输尿管或神经丛可出现腰腿疼。

其他:贫血、体重减轻、恶病质等。

(2)体征:妇科检查发现子宫体增大是子宫内膜癌患者的主要体征。早期患者妇科检查可能无明显异常体征。中、晚期患者子宫体增大常见,晚期患者还可能有子宫旁受累的体征。

2.特殊检查

(1)影像学检查

1)超声波:超声波检查常用于子宫内膜癌的筛查,检查可发现子宫内膜占位性病变,子宫腔增大,晚期患者可发现子宫体及宫旁受累病灶。

2)CT、和 MRI 检查:行 CT 或 MRI 扫描检查可发现子宫内膜占位性病变。该类检查还能检查子宫肌层、子宫旁等部位受累情况,以便更确切反映病变的部位及范围。

(2)宫腔内镜检查:宫腔内镜检查能早期发现子宫内膜癌。宫腔内镜检查可定位活检,还可了解宫腔内病变范围,有助于分期。

(3)脱落细胞学检查:脱落细胞学检查是筛查子宫内膜癌的有效方法。子宫内膜脱落细胞学取材方式可能影响检查结果。自阴道后穹部取材的阳性率及准确性低于宫腔内吸取法、宫腔加压液洗法等取材检查。

(4)组织病理学检查:诊断性刮宫或子宫内镜下取材送组织病理学检查,是确诊子宫内膜癌最可靠的诊断方法。分段诊断性刮宫是诊断子宫内膜癌的常规诊断方法。

3.实验室检查　肿瘤标志物:血清及宫腔冲洗液 CEA、CA125、CA199 水平增高,对子宫内膜癌患者的诊断有帮助。

4.诊断与分期

(1)诊断要点:绝经期或绝经后不规则阴道出血、阴道排液不能以炎症解释,妇科检查发现子宫增大应疑为子宫内膜癌。分段诊断性刮宫取材及组织病理学检查是确诊子宫内膜癌的可靠方法。

(2)临床分期:国际抗癌联盟(UICC)子宫内膜癌分期标准:

0 期　　原位癌。

Ⅰ期　　癌局限在子宫。

Ⅰa　　癌局限在子宫内膜组织。

Ⅰb　　癌侵犯子宫肌层<1/2。

Ⅰc　　癌侵犯子宫肌层≥1/2。

Ⅱ期　　癌侵犯子宫体和宫颈。

Ⅱa　　宫颈内腺体受侵犯。

Ⅱb　　宫颈间质受侵犯。

Ⅲ期　　癌扩展至子宫以外,但未超出真盆腔。

Ⅲa　　癌侵犯浆膜,直接侵犯或转移至附件,腹水及腹腔清洗液发现癌细胞。

Ⅲb　　癌直接或转移至阴道。

Ⅲc　　癌转移至盆腔和(或)腹主动脉旁淋巴结。

Ⅳ期　　癌转移超出真骨盆,或明显侵犯膀胱或肠黏膜,但黏膜的大泡型水肿除外。

Ⅳa　　癌转移到膀胱或肠黏膜。

Ⅳb　　癌远处转移。

5.鉴别诊断　　子宫内膜癌无明显特异性临床表现,如阴道出血是多种女性生殖器病变的常见症状。因此,诊断子宫内膜癌应与下列病变鉴别:

(1)月经失调:尤其应注意与更年期功能紊乱性阴道出血相鉴别。诊断性刮宫组织病理学检查是鉴别该病的主要方法。

(2)子宫肌瘤:子宫肌瘤可表现为阴道出血及子宫增大。其阴道出血多表现为月经期出血量多或经期延长。超声波检查是鉴别检查的主要方法,必要时行诊断性刮宫检查。

(3)老年性阴道炎:该病发生于绝经后的妇女,可表现为阴道分泌物增多、不规则阴道出血等症状。鉴别要点:妇科检查发现阴道黏膜萎缩、充血或散在点状渗血,子宫正常大小或缩小,诊断性刮宫结果阴性。

(4)宫颈癌:宫颈癌侵犯宫腔容易与子宫内膜癌侵犯宫颈相混淆。鉴别要点:一是详细了解发病过程;二是分段诊断性刮宫;三是组织病理学检查。例如,患者的首发症状为接触性阴道出血,组织病理学检查为鳞状细胞癌,诊断首先考虑为宫颈癌。

四、治疗

1.治疗原则　　子宫内膜癌治疗以手术治疗为主,辅助放射治疗和内分泌及化疗的综合治疗。对子宫不大,宫腔不深,细胞分化好,可手术治疗;对子宫不大,宫腔不深,细胞分化差,可手术与放疗综合治疗;子宫外侵,病变局限于盆腔,可手术与放疗综合治疗;子宫外侵,病变超出于盆腔,可放疗与化疗相结合。

各临床分期治疗方案选择:

Ⅰa 期 G_1 及 G_2:根治性手术治疗,必要时术后行阴道腔内放疗。

Ⅰb 期、Ⅰc 期,或Ⅱa 期 G_3:根治性手术＋放射治疗。

Ⅱ期:根治性手术＋放射治疗。

Ⅲ期:放射治疗＋内分泌治疗,必要时配合手术。

Ⅳ期:姑息性治疗,根据病情选择姑息性手术、放射治疗、内分泌治疗及化疗。

2.治疗方法

(1)手术治疗:手术是子宫内膜癌的主要治疗手段。

(2)放射治疗:子宫内膜癌的放射治疗方式包括:配合手术的综合治疗、单纯放射治疗(根治性及姑息性放疗)。除Ⅰa 期分化程度好、无肌层受累、无淋巴结转移及预后好的病例外,其他早期和中期的子宫内膜癌,手术配合放射治疗可取得更好的治疗效果,对于有手术禁忌证或晚期病例,以放射治疗为主。放疗与手术的综合治疗方法中,放疗可选用术前或术后放疗。术前放疗可降低癌细胞浸润及增殖能力,缩小肿瘤,减少手术操作促癌转移的危险,降低阴道复发率。术后放疗主要用于补充手术之不足以及肿瘤浸润子宫深肌层、子宫颈、子宫旁、阴道及盆腔淋巴结等。手术切除范围不足等应考虑给予盆腔照射及阴道腔内照射。术后放射治疗的范围技术包括盆腔体外放射治疗和阴道腔内放射治疗。有手术禁忌证及晚期病例可给予单纯根治性放射治疗。根治性放疗技术包括盆腔体外放疗和子宫及阴道腔内放射治疗。体外放疗剂量:全盆照射 45Gy 后开始腔内治疗。

(3)内分泌治疗:内分泌治疗是子宫内膜癌的姑息性治疗方法。用于辅助治疗的价值未得到肯定。

1)孕激素:子宫内膜癌内分泌治疗主要用孕激素类药物,子宫内膜癌复发和转移接受内分泌治疗的总有效率为 15%～25%。孕激素治疗选择甲羟孕酮或甲地孕酮口服用药。用药剂量:甲羟孕酮 200～400mg/d 口服,或甲地孕酮 160mg/d 口服。研究显示,超过此剂量用药,不能提高治疗疗效。孕激素可以抑制子宫内膜癌细胞增殖。

2)他莫昔芬:他莫昔芬等雌激素拮抗药对雌激素受体阳性的患者有效。他莫昔芬用药剂量为 20～40mg/d 口服。他莫昔芬作为一线药物治疗的有效率为 0%～13%,用于孕激素治疗失败者的二线治疗无明显疗效。孕激素与他莫昔芬合用并不优于单用孕激素。

(4)化疗药物治疗:常用化疗药物:多柔比星、环磷酰胺、顺铂、氟尿嘧啶等。子宫内膜癌的常用联合化疗方案:

1)AP 方案:ADM 60mg/m² 静脉注射,第 1 天;DDP 50～60mg/m² 静脉注射,第 1 天;每 3 周重复。

2)PC 方案:紫杉醇 175mg/m² 静脉注射(3 小时),第 1 天;卡铂 AUC 5～7 静脉注射(30 分钟),第 1 天;每 4 周重复。

3)PPA 方案:ADM 45mg/m² 静脉注射,第 1 天;紫杉醇 160mg/m² 静脉注射(3 小时),第 1 天;顺铂 60mg/m² 静脉注射(1 小时),第 1 天;每 4 周重复。

4)CAP 方案：ADM 50mg/m² 静脉注射，第 1 天；DDP 50mg/m² 静脉注射，第 1 天；CTX 500mg/m² 静脉注射，第 1 天；每 4 周重复。

五、预后

5 年总生存率为 67%。影响子宫内膜癌预后的因素有临床分期、组织学类型、组织学分级、淋巴结转移、肌层浸润深度、激素受体、治疗方法等。

六、随诊

随诊检查包括妇科检查、超声波及影像学检查，CA125、CEA 等肿瘤相关性标志物检测。复诊时间：结束治疗第 1 年每 3 个月复诊 1 次，第 2、3 年每半年 1 次，第 4 年每年 1 次。

第三节　卵巢恶性肿瘤

卵巢癌约占女性恶性肿瘤的 2.5～5%，占妇科恶性肿瘤的 20%。卵巢癌可发生于女性的任何年龄时期，高峰发病年龄是 60～70 岁。卵巢癌的死亡率高，居女性生殖器恶性肿瘤死亡率的首位，占女性恶性肿瘤死亡率的第 4 位。

一、病因

卵巢癌的发病原因不明。流行病学调查结果显示下列因素与卵巢癌的发病有关：

1.内分泌因素　初潮年龄早、未婚、不孕症、未育、分娩次数少等妇女，都较自然对照组发生卵巢癌的危险增加。绝经年龄对卵巢癌的发病无明显影响。口服雌、孕激素的复方避孕药可减少卵巢癌的发病率。

2.饮食及经济因素　经济发达国家、经济收入好及动物脂肪摄入量高的妇女，较其他人群易患卵巢癌。

3.环境因素　放射线、化学致癌物、病毒感染（尤其是腮腺炎病毒感染）可能导致卵巢癌。

4.种族及遗传因素　卵巢癌的发病率有较明显的种族及地区差异。卵巢癌的种族发病率差异因肿瘤的组织细胞学类型而异。在美国，卵巢生殖细胞肿瘤常见于年轻的有色人种，卵巢上皮性癌则常见于绝经后的白种人。1%～2% 的卵巢癌患者有明显的卵巢癌家族史。影响上皮细胞的某些遗传性疾病，如遗传性肠息肉病，可能使发生卵巢癌的危险性增加 5～10 倍。某些类型的染色体异常（46XY 单纯生殖器官功能障碍，46XY/46X 混合性生殖器官功能障碍），与卵巢生殖细胞肿瘤发病危险性增高有关。

二、病理

1.病理类型 原发性卵巢肿瘤可起源于卵巢的各种细胞,包括上皮细胞、生殖细胞和间质细胞。卵巢肿瘤分为良性、交界性和恶性三大类。

卵巢转移性肿瘤可来自消化道、乳房及其他生殖器肿瘤。其中来自消化道的转移性癌最为常见。大约10%的卵巢癌是转移性癌。卵巢转移性癌大多为双侧性受累。

2.转移途径 卵巢恶性肿瘤转移途径为:①局部扩散。②表面种植转移。③淋巴道转移。④血行转移。

三、诊断

1.临床表现

(1)症状:卵巢肿瘤早期大多无任何症状。随着肿瘤的增长和播散,可出现下列症状:

1)肿块:是常见主诉,肿块迅速增长是其特点。

2)腹胀:多由腹腔积液引起。

3)压迫症状:侵犯直肠或膀胱,可出现直肠或膀胱刺激症状。

4)胃肠道症状。

5)合并症:可发生扭转、破裂、出血等。

病变晚期可能出现体重减轻、乏力、贫血、大小便困难等转移扩散及全身衰竭的症状。

(2)体征:妇科检查发现子宫附件肿块,均应进一步检查。对于绝经后的老年妇女,妇科检查发现卵巢与绝经前相似的正常大小卵巢时,也需进一步检查。当卵巢肿瘤体积增大超出盆腔时,可能在下腹部触及肿块,膀胱充盈时易触及。出现癌性腹腔积液的卵巢癌患者,尤其是晚期肿瘤,腹水征检查阳性。

2.特殊检查

(1)影像学检查:在卵巢癌诊断、分期及治疗后疗效评估中,影像学检查具有重要价值。常用的方法是超声波、CT或MRI检查。超声波检查是卵巢癌影像学检查的首选方法。该方法常作为卵巢癌的筛选诊断手段,判断盆腔有无肿块、肿块部位、大小、质地、与邻近器官的关系、肝及盆腹腔内有无转移、有无腹腔积液等。CT或MRI检查成像好,图像清晰,能够准确显示盆腔的正常和异常解剖结构。

(2)腹腔镜检查:通过腹腔镜检查能直接观察盆腔肿块,鉴别肿块性质,并可活检,还可观察盆腔及腹腔内有无转移。因此,腹腔内镜用于可疑卵巢癌的进一步检查诊断及分期,或选择性用于卵巢癌治疗后再次盆腹腔内探查及疗效评估。

(3)细胞学检查:对于有腹水的患者,脱落细胞学检查可明确部分患者的诊断。术中腹腔积液及腹腔灌洗液查找癌细胞,对卵巢癌的分期有价值。在影像学或内镜检查介导下,细针穿刺吸取细胞学检查可使部分患者确诊。穿刺细胞学检查常用于浅表淋巴结转移性病灶的确诊。

（4）剖腹探查及病理学：剖腹探查及病理学检查是确诊卵巢癌及分期的最可靠方法。剖腹探查包括探查原发肿瘤部位是否为双侧卵巢受累、肿瘤包膜是否完整、有无粘连，探查其他生殖器官、肠、膀胱、肝、大网膜、膈肌、腹膜、盆腔及腹主动脉旁淋巴结等有无侵犯，腹腔积液冲洗液是否阳性。

（5）其他：放射免疫显像检查、流式细胞仪检查、细胞染色体及基因分析等检查对于鉴别诊断及预后分析有帮助。

3.实验室检查　肿瘤标志物检查特异性和敏感性还不能满足卵巢癌的诊断，尤其是早期诊断的需要。常用于卵巢癌辅助诊断的肿瘤相关性标志物：癌抗原125（CA125）、癌胚抗原（CEA）、甲胎蛋白（AFP）、人绒毛膜促性腺激素（HCG）、乳酸脱氢酶（LDH）、唾液酸（SA）等。

4.诊断与分期

（1）卵巢肿块，尤其是实质性肿块，可能伴有腹腔积液等症状。

（2）影像学或腹腔内镜检查发现卵巢肿块。

（3）肿瘤标志物如 CA125 阳性。

（4）剖腹探查及组织病理学检查证实卵巢恶性肿瘤。

卵巢癌诊断除确定肿瘤性质外，应进一步做全面检查，并进行手术分期。

5.鉴别诊断　卵巢恶性肿瘤出现盆腔占位性病变，无明显特异性病变，需与盆腔其他器官组织的良性肿瘤和炎性病变相鉴别。

（1）卵巢囊肿及良性肿瘤：卵巢功能性囊肿、卵巢宫内膜样囊肿、卵巢良性肿瘤也可表现为卵巢肿块。卵巢良性肿瘤多发生在生育年龄期，肿瘤多为单侧、表面光滑、生长缓慢，B超检查多为囊性，血清 CA125 阴性或低水平升高。

（2）子宫肌瘤及子宫病变：子宫肌瘤、子宫腺肌瘤、子宫内膜异位、子宫内膜癌等子宫病变都可引起子宫增大，表面不规则及盆腔肿块。

（3）输卵管病变：包括输卵管炎性肿块、输卵管妊娠、原发性输卵管癌等。

（4）非生殖器病变：包括盆腔炎性肿块、肠及肠系膜肿瘤、腹膜后肿瘤、肝硬化腹腔积液等。

四、治疗

1.治疗原则　卵巢癌治疗的原则是采用手术、化疗、放疗相结合的综合治疗。

按标准分期法确诊的患者，可参考下列各期治疗方案：

Ⅰ期：Ⅰa 期和Ⅰb 期单行常规手术治疗，术后酌情化疗；Ⅰc 期常规手术＋术后化疗。

Ⅱ期：常规手术治疗或减瘤手术，加术后化疗。

Ⅲ、Ⅳ期：尽可能行减瘤手术，术后化疗。

复发：能手术者，尽可能手术及减瘤手术，术后化疗。不宜手术者，行姑息性化疗。部分患者可考虑配合进行放疗及免疫治疗。

2.治疗方法

（1）化疗：化疗是卵巢癌常规综合治疗中的重要治疗方法。化疗几乎可用于各期卵巢癌。卵巢癌化疗原则：在根治性手术或减瘤手术后进行化疗，进行多疗程联合化疗。卵巢癌化疗常用有效药物:顺铂、卡铂、环磷酰胺、异环磷酰胺、多柔比星、紫杉醇、六甲密胺、美法仑等。卵巢上皮性癌常用化疗方案:PAC、CHAP、PC、HDIFM-DDP、CAP 方案。卵巢生殖细胞恶性肿瘤的常用化疗方案为:VAC、PVB、BEP 方案。常用的联合化疗方案:

1)上皮性癌

①TP 方案:TAX 135mg/m² 静脉注射(3 小时或 24 小时),第 1 天;DDP 75mg/m² 静脉注射(1mg/min),第 1 天或第 2 天;每 3 周重复,共 6 周期。

②TC 方案:TAX 175mg/m² 静脉注射(3 小时),第 1 天;CBP AUC 5~6 静脉注射(1 小时),第 1 天;每 3 周重复,至少 6 周期。

③CC 方案:CBP 300mg/m² 静脉注射(1 小时),第 1 天;CTX 600mg/m² 静脉注射,第 1 天;每 4 周重复,共 6 周期。

④PAC 方案:DDP 50mg/m² 静脉注射,第 1 天;ADM 50mg/m² 静脉注射,第 1 天;CTX 500mg/m² 静脉注射,第 1 天;每 3~4 周重复。

⑤CHAP 方案:CTX 350mg/m² 静脉注射,第 1、8 天;HMM 150mg/m² 静脉注射,第 1~14 天;ADM 20mg/m² 静脉注射,第 1、8 天;DDP 60mg/m² 静脉注射,第 1 天;每 4 周重复。

⑥CAP 方案:CTX 350mg/m² 静脉注射,第 1、8 天;ADM 20mg/m² 静脉注射,第 1、8 天;DDP 60mg/m² 静脉注射,第 1 天;每 4 周重复。

⑦PE 方案:DDP 200mg/m² 腹腔内注射,第 1 天(需合用硫代硫酸盐);VP-16 350mg/m² 腹腔内注射,第 1 天;每 4 周重复。

⑧PC 方案:DDP 100mg/m² 静脉注射,第 1 天;CTX 600mg/m² 静脉注射,第 1 天;每 3 周重复。

⑨HD-IFM＋DDP 方案:IFO 3g/m² 静脉注射(8 小时以上),第 1~5 天;DDP 20mg/m² 静脉注射(1 小时 P/以上),第 1~5 天;美司钠 600mg/m² 静脉注射(0,4 小时),第 1~5 天;1.2g/m² 口服(8,12 小时),第 1~5 天;每 4 周重复。

⑩TPT 单药方案:TPT 1.5mg/m² 静脉注射(30 分钟),第 1~5 天;每 3 周重复。

2)卵巢上皮性恶肿瘤解救化疗:①对铂类化疗敏感的肿瘤,如果用铂类化疗后复发,其间隔时间 6~12 个月,可考虑再次用含铂类药物的化疗方案治疗。②对铂类化疗药耐受或抗拒的肿瘤,可考虑更换化疗方案,选择化疗药物包括六甲密胺、拓扑替康、依托泊苷、异环磷酰胺、多柔比星脂质体、紫杉醇、多西紫杉醇、吉西他滨、草酸铂等。

3)生殖细胞恶性肿瘤化疗方案如下。

①PVB 方案:DDP 20mg/m² 静脉注射(1 小时),第 1~5 天;VBL 12mg/m²(接受放疗者减少剂量至 9mg/m²)静脉注射,第 1 天;BLM 20mg/m²(最大剂量 30mg)静脉注射,第 1、8、15 天;每 3 周重复,3~4 周期。

②BEP 方案:BLM 30mg/m² 静脉注射或肌内注射,第 1、8、15 天;VP-16 100mg/m² 静脉注射(1 小时),第 1~5 天:DDP 20mg/m² 静脉注射(1 小时),第 1~5 天;每 3 周重复,3~6 周期。

③VAC 方案:VCR 1.5mg/m²(最大剂量 2mg)静脉注射,第 1 天;ACD 0.3~0.35mg/m² 静脉注射,第 1~5 天:CTX 150mg/m² 静脉注射,第 1~5 天;每 4 周重复,6 个周期。

④解救化疗方案：PEI 方案：IFO 1200mg/m² 静脉注射，第 1～5 天（同时给予美司钠解毒治疗）；VP-16 75mg/m² 静脉注射，第 1～5 天；DDP 20mg/m² 静脉注射，第 1～5 天；每 3～4 周重复。

化疗药物敏感试验对选择化疗有一定参考指导意义，但该工作仍处于研究探索阶段。化疗途径常规采用全身化疗，即静脉注射或口服化疗用药。其他化疗给药途径，包括腹腔内注射化疗或介入疗法化疗。

（2）放射治疗：尽管卵巢恶性肿瘤化疗已取得进展，但放疗仍是卵巢恶性肿瘤的综合性治疗的重要手段之一。卵巢无性细胞瘤和颗粒细胞瘤对放射线敏感，术后放疗作用肯定，因此手术后首选放疗。卵巢上皮性腺癌对射线中、低度敏感。术后残留灶的大小明显影响放射敏感性，肿瘤病灶体积大放疗效果差。当残留灶最大直径 2cm 时，术后接受放疗和化疗的疗效相似。目前，对于手术不能彻底切除的卵巢上皮性癌，术后化疗更为常用。对于部分难治性患者，放疗可作为二线治疗方案，即在术后化疗 2～3 个周期后行放疗，或对化疗后第二次探查术证实仍有微小残存瘤灶的患者行放疗。卵巢恶性肿瘤放疗的主要技术是全腹照射，即用腹盆腔联合大野照射技术或移动条照射技术。术后全腹照射的疗效明显优于术后盆腔照射疗效。盆腔照射或局部小野照射用于配合化疗治疗某些局限性残存瘤灶。放射剂量：40～50cGy/4～5 周。

（3）其他治疗：目前卵巢癌的免疫治疗作用有限，多与其他方法合并使用。卵巢癌单克隆抗体作为载体的导向化疗或放射性同位素治疗，可能成为卵巢癌辅助治疗手段之一。基因治疗尚处于研究阶段。

五、预后

近年，卵巢癌的治疗效果已有明显改善，但卵巢癌总的 5 年生存率仅约31.9％。影响卵巢癌预后的因素有分期、组织病理学类型及分级、术后残留病灶大小、生物标志物等有关。

六、随诊

卵巢癌治疗后应长期定时随诊。随诊检查内容包括妇科检查、超声波及影像学检查、肿瘤相关性标志物检测等，必要时行再次探查手术。

第六章　中枢神经系统肿瘤

第一节　脑胶质瘤

脑胶质瘤是指发生于神经外胚层间质细胞的肿瘤。居颅内肿瘤首位,占 30％,男性明显多于女性,大多发病缓慢。

一、病因

迄今未明,可能与遗传、损伤、放射线、化学毒物、病毒等因素有关。

二、诊断

1.临床表现

(1)占位效应:引起颅内压增高、头痛最为常见。另外有呕吐、视盘水肿。

(2)局部功能障碍。

(3)癫痫:1/3 的患者以癫痫为首发症状。

2.辅助检查

(1)影像学检查

1)X 线检查:部分患者有蝶鞍骨质吸收及颅骨骨缝增宽。

2)CT、MRI 检查:可见密度增高的占位病变,周围可见水肿带。MRI 对颅后窝病变及小肿瘤的检出率高,并可从矢状面显示肿瘤与周围重要结构的关系,对立体定向放射治疗有重要的参考价值,一般要求在术后 24～72 小时行 MRI 检查以明确有无残留。对于容易发生脑脊液播散的肿瘤,可加做脊髓 MRI。

3)PET 检查:可以更进一步明确病变范围及了解有无术后残留或复发。

(2)细胞学检查:髓母细胞瘤、室管膜母细胞瘤、多形性胶质母细胞瘤有时在脑脊液中可找到肿瘤细胞。

(3)组织病理学检查:手术及立体定向活检术后的病理检查可明确肿瘤病理类型,是确诊依据。

3.诊断要点　患者有局灶性神经功能障碍的表现,影像学检查有上述表现,可考虑脑胶质瘤的诊断,部分脑脊液细胞学检查阳性可协助诊断,但确诊需病理学检查。

4.鉴别诊断

(1)脑寄生虫病:患者多有感染源接触史,虫卵病原学检查及血清补体结合试验可呈阳性结果。

(2)转移瘤:患者多有颅外肿瘤病史,常为多灶性,CT检查示肿瘤多近皮质,肿瘤小而水肿重。

(3)脑血管意外:患者年龄较大,多有高血压病史,CT检查可见出血灶而水肿相对较轻。

(4)脑脓肿:患者有感染病史,多有脑膜刺激征,CT表现为低密度影,周围呈环形增强。

(5)其他:脑淋巴瘤。

三、治疗

1.治疗原则　应在保护脑功能的前提下尽可能彻底切除肿瘤,术后外照射已作为常规治疗。辅以其他治疗。

2.治疗方法

(1)手术治疗:手术切除肿瘤彻底的患者,可获得较好的疗效。部分患者肿瘤切除术后易复发,再次手术可延长生命。手术后给予放射治疗,对延长患者生命有一定疗效。

(2)放射治疗:应于手术后尽早进行。由于各种类型的胶质瘤发病规律及放射敏感性不同,因此放射治疗的方法、剂量也不一样。其适应证包括高级别胶质瘤无论手术后有无残留,均应术后放射治疗;若患者不能手术或拒绝手术,可做单纯性放射治疗;放射治疗可作为肿瘤复发的挽救性治疗措施。

1)Ⅰ级星形细胞瘤完全切除后可不予放射治疗。Ⅰ级星形细胞瘤术后残留及Ⅱ级星形细胞瘤术后宜采用局部野放射治疗,放射剂量每5～6周为5000～6000cGy。Ⅲ级、Ⅳ级星形细胞瘤(胶质母细胞瘤、多形性胶质母细胞瘤)宜选用全脑放射剂量3500cGy,局部小野追加1500～2000cGy。有学者主张对幕下的多形胶质母细胞瘤,应行全中枢神经系统照射。

2)对于间变性室管膜瘤或不全切除者,则术后给局部野放射治疗DT(肿瘤的吸收剂量)为5000～6000cGy。对于室管膜母细胞瘤或有中枢神经系统转移者应做全脑全脊髓放射治疗,一般放射剂量为全中枢轴3600cGy,对可见脊髓病变局部推荐放射剂量为400～900cGy。对脑内肿瘤原发部位或残留病灶,推荐放射剂量为5000～6000cGy。一般不主张全中枢神经轴的预防照射。全脑全脊髓照射仅适用于后颅窝病变和恶性室管膜瘤这类具有脊髓播散高危倾向者。

3)髓母细胞瘤对放射治疗敏感。宜选用全脑全脊髓照射,剂量为3000cGy,局部缩野追加至5000～5500cGy。

4)少突神经胶质瘤对放射治疗敏感性差,宜采用多个局部野照射,剂量为6500cGy。

(3)三维适形放射治疗或调强放射治疗:此法用于治疗脑瘤比传统放射治疗可减少30%～50%的正常脑组织受到高剂量照射,因而可安全地适当提高肿瘤靶区剂量,从而提高治疗增益,如对脑转移瘤、脊索瘤、软骨肉瘤采用此法可提高放射治疗剂量。采用此法使受照射的正常组织体积大为减少,因而使放射治疗所致的不良反应降低。总剂量为 6 周 6000cGy,脑干和视交叉放射剂量低于 5400cGy。

(4)化学治疗:需用高脂溶性、能通过血-脑屏障的药物(如司莫司汀、替尼泊苷等)。少突神经胶质瘤、胶质母细胞瘤及髓母细胞瘤化学治疗有一定疗效。

第二节　脑膜瘤

脑膜瘤占颅内肿瘤的 20%,居颅内良性肿瘤的首位。脑膜瘤良性者占 90%,恶性者占 10%。发病年龄在 70 岁形成高峰,而恶性脑膜瘤则多见于 30 岁左右的患者。儿童脑膜瘤少见。

一、病因

发病相关因素可能有电离辐射、颅脑外伤、病毒感染、性激素、放射线等,公认脑膜瘤与神经纤维瘤病 2 型和乳腺癌有关。

二、诊断

1.临床表现

(1)症状:按症状出现频率排列为:头痛,性格改变,神经麻痹症状,癫痫,视力下降,肢体运动障碍,失语,意识渐下降,感觉异常,复视,头晕,听力下降。

(2)体征:常见体征有神经麻痹症,记忆力下降,脑神经受损体征,视野缺损,感觉障碍,失语,视盘水肿,视力减退,意识变化,眼球震颤,听力下降。

2.辅助检查

(1)影像学检查

1)CT 及 MRI 增强检查:能提供肿瘤大小、部位、能否手术等重要信息。脑膜 MRI 显示肿瘤呈均一强化,有硬膜尾征、皮质扣压征,假包膜形成,瘤周水肿,骨质破坏。

2)脑血管造影检查:可见肿瘤染色,供血动脉增粗,颈动脉血液循环增快。

3)fMRI 及 PET 检查:对了解病变浸润范围及有无术后残留和复发有重要的参考价值。

(2)组织病理学检查:立体定向活检术及手术后病理组织学检查可确立诊断。

3.诊断要点　患者有上述临床表现并有影像学表现之一者即可临床诊断脑膜瘤。确诊及病理分类依靠术后病理组织学检查。

4.鉴别诊断　应与脑胶质瘤、癫痫、脑寄生虫病、转移性颅内肿瘤等疾病相鉴别。CT 及 MRI 检查、脑血管造影、术后病理组织学检查是重要的鉴别方法。

三、治疗

1.治疗原则 以手术切除为主,辅以其他治疗。

2.治疗方法

(1)手术治疗:手术切除脑膜瘤是最有效的治疗手段。凸面脑膜瘤、大脑镰旁脑膜瘤和脑室内脑膜瘤手术切除效果好,术中将肿瘤侵蚀的颅骨和硬脑膜一起切除,术后复发率较低。但部分患者仍困扰于术后肿瘤残留复发和术后癫痫。颅底脑膜瘤手术切除后存在一定的致死率、致残率,可出现神经功能损害。对于手术后残留的肿瘤,有学者建议进行放射治疗,但存在争议。

(2)放射治疗

1)良性脑膜瘤全切术后可以不予放射治疗,术后残留患者应辅以放射治疗。总剂量为5400cGy,每次180cGy。

2)恶性脑膜瘤的术后复发率达71%,不论手术切除如何均应放射治疗。放射治疗宜采用局部照射野,总剂量为5940cGy,每次180cGy。

3)对于不宜手术的患者,单纯放射治疗也能使大多数患者获得姑息效果。

(3)立体定向放射治疗:X线刀适用于手术难度大、不易切除、术后残留或复发、肿瘤<3cm的病例。

(4)栓塞疗法:只作为颈动脉供血为主的脑膜瘤的术前辅助治疗。

(5)抗雌激素疗法:可选用他莫昔芬、丙酸睾酮。

第三节 垂体瘤

垂体瘤发病率占颅内肿瘤的10%～15%,在随机尸体解剖中,无症状的垂体瘤高达20%。

一、病因

迄今未明。可能与下丘脑内分泌失调,服用雌激素、避孕药及环境因素有关。

二、诊断

1.临床表现 按分泌激素的功能状态分类。

(1)分泌激素功能活跃的肿瘤

1)泌乳素瘤:女性表现为月经失调、闭经、溢乳等。男性表现为性功能减退、毛发减少、乳房发育等。

2)促肾上腺皮质激素瘤:产生ACTH,临床表现为满月脸、水牛背、皮下紫纹、高血压、性功能障碍等。

3)生长激素瘤:巨人症、肢端肥大症、糖代谢不正常。

4)甲状腺素腺瘤:临床出现甲状腺功能亢进症、甲状腺肿大、基础代谢率增高、突眼、性功能障碍、闭经、不育等。

(2)分泌激素功能不活跃的肿瘤:主要表现为肿瘤占位的症状与体征。

(3)组织病理学检查:术后病理组织学检查可确诊并进行病理分类。

2.辅助检查 泌乳素(PRL)、促肾上腺皮质激素(ACTH)、生长激素(GH)、甲状腺素(TSH、T_3、T_4)增高。

3.诊断要点 结合临床症状、体征、血液中相关激素水平异常,MRI增强扫描做出诊断。确诊及病理分类依靠术后病理组织学检查。

4.鉴别诊断

(1)颅咽管瘤:多见于儿童。患者可有尿崩症及颅内压增高,影像学检查可见肿瘤囊性化、钙化。

(2)生殖细胞瘤:小儿多见。可有尿崩症,甲胎蛋白及绒毛膜促性腺激素增高有助于鉴别诊断,该肿瘤对放射治疗极度敏感。

(3)鞍区脑膜瘤:患者无内分泌障碍的表现。多以视力障碍为首发症状,CT或MRI检查见肿瘤较光滑。有时可有骨质改变,脑血管造影是重要的鉴别方法。

三、治疗

1.治疗原则 在不导致垂体功能不足和不损伤周围正常结构的前提下,去除和破坏肿瘤,控制分泌功能,恢复失去的功能。

2.治疗方法

(1)分泌激素功能活跃的肿瘤的治疗

1)显微外科手术切除。

2)术后放射治疗:适用于持续有过度分泌激素者;不完全切肿瘤者;复发者再次手术。总剂量为45～50Gy,每次为1.8Gy。

3)单纯放射治疗:主要针对不能耐受手术者。

(2)分泌激素功能不活跃的肿瘤的治疗:手术仍为首选,术后尽快放射治疗。总剂量为45～50Gy,每次为1.8Gy。

(3)质子治疗:适用于微腺瘤或拒绝开颅的患者、蝶窦内肿瘤残留者。

(4)药物治疗:溴隐亭对促乳素瘤有效,减少PRL的合成和分泌。

第四节 脑转移瘤

脑转移瘤是颅外恶性肿瘤经各种途径转移至颅内累及脑实质、脑膜、脑神经、颅内血管的肿瘤。累及脑实质者最多见,其次为脑膜。25%～40%的颅外恶性肿瘤在病程中将发生脑转移。

一、病因

通常肿瘤细胞随血流到达颅内,其次通过椎静脉网。肺癌是最常见的原发肿瘤,其次为乳腺癌、恶性黑色素瘤、消化道肿瘤、肾癌等。约15%的颅内转移瘤找不到原发灶。

二、诊断

1.临床表现　70%以上的脑转移瘤患者有神经系统方面的症状和体征。多数患者首发症状为头痛,多发生于清晨。另外,定位功能差和精神异常也是常见症状。体征为半身瘫痪或活动受限、感觉异常和视盘水肿。由于肿瘤可能出血,约5%的患者可能出现急性脑卒中表现。

2.辅助检查

(1)影像学检查:MRI比CT扫描敏感。MRI是首先选择,其次为强化CT扫描。

(2)寻找原发灶的检查:对高度怀疑颅内转移瘤而原发灶不明的患者,应通过各种方法重点检查肺、乳腺、消化道、泌尿道等。

(3)病理检查:手术或立体定向活检术。

(4)实验室检查

1)脑脊液检查可见蛋白质含量增高,糖含量降低,而细胞数不增加。

2)肿瘤标志物检测。

3.诊断要点　患者有恶性肿瘤病史,有中枢神经系统损害的定位表现.CT、MRI检查提示颅内占位病变即可临床诊断。术后病理检查可明确肿瘤的病理类型。

4.鉴别诊断

(1)原发性脑瘤:患者无颅外恶性肿瘤病史,CT及MRI检查可见病灶多为单个,脑脊液细胞学检查及术后病理检查均有助于确诊。

(2)脑血管意外:颅内转移瘤可以突发偏瘫、失语为首发症状,易与脑血管意外相混淆。但后者多有高血压病史,CT及MRI检查可见颅内出血灶,颅外其他检查发现原发灶更有利于鉴别诊断。

(3)脑寄生虫病:患者多有感染源接触史,虫卵病原学检查及血清学检查有助于鉴别诊断。

三、治疗

1.治疗原则　发生脑转移后,如不进行特殊治疗,中位生存时间为4周,尽管给予积极治疗,预后仍非常差。在治疗原发肿瘤的同时积极综合治疗,可选择进行激素治疗、手术治疗、放射治、X线刀、化学治疗等。

2.治疗方法

(1)放射治疗

1)单纯全脑放射治疗:采用全脑两侧对穿平行野照射,野界为上界放空,下界为眉弓结节,外眦后 1.5cm,颅中窝颅底线下 0.5cm,外耳孔、枕外隆突水平。全脑 DT 为 3000cGy,共 10 次,每 2 周为 1 个疗程,每次 300cGy;或者 DT 为 4000cGy,共 20 次,每 4 周为 1 个疗程。

2)立体放射治疗:适用于肿瘤直径<3cm,转移灶少于 3 个的患者。

3)目前多全脑放射治疗与立体放射治疗相结合。

(2)手术治疗:对单个转移瘤可行手术切除,如不易切除可考虑姑息手术为其他治疗创造条件。

(3)化学治疗:对原发灶化学治疗敏感的转移瘤(如绒毛膜上皮癌、肺未分化癌等)可考虑化学治疗。

第五节　椎管内肿瘤

椎管内肿瘤也称脊髓肿瘤,多发生于青少年及儿童,原发性椎管内肿瘤 10% 发生于脊椎骨,65% 发生于椎管内,25% 发生于脊髓。

一、病因

尚不清楚,可能与先天性及遗传因素、放射、化学因素、病毒、其他部位肿瘤转移和种植有关。

二、诊断

1.临床表现　根据肿瘤所在部位、脊髓节段、椎体平面表现相应症状。

(1)临床表现分期

1)刺激期:神经根痛。

2)脊髓部分受压期:脊髓半横断综合征。

3)脊髓完全受压期:脊髓横贯性损伤。一旦进入完全受压期,脊髓损伤为不可逆性。

(2)主要症状和体征

1)神经根痛:是最常见的首发症状,以硬脊膜外肿瘤最为常见。

2)运动障碍:肿瘤压迫平面以下为上神经元损伤,即痉挛性瘫痪,反射亢进。肿瘤平面表现弛缓性瘫痪,反射减弱或消失。

3)感觉障碍:常有麻木,温度觉异常,感觉过敏,甚至感觉丧失。

4)尿潴留和尿失禁。

5)便秘或排便失禁。

2.特殊检查

(1)影像学检查

1)X 线检查:可见椎管内肿瘤阴影,椎体破坏。

2)脊髓腔造影检查:可显示脊髓腔变窄、脊髓受压等改变。

3)CT 及 MRI 检查:椎管内可见肿瘤阴影、椎体骨质破坏、脊髓受压变形。MRI 能从矢状面显示肿瘤与脊髓的关系,更有定位及定性价值。

(2)细胞学检查:脑脊液细胞学检查可明确细胞学类型。

(3)组织病理学检查:活检及术后病理组织学检查可确诊,并明确肿瘤的病理类型。

3.诊断要点　患者存在脊髓压迫定位症状及体征,影像学提示椎管内占位病变即可临床诊断。确诊依靠活检或术后病理组织学检查。

4.鉴别诊断

(1)颈椎病:多为中年以上患者,病程长,感觉障碍平面不规则,影像学检查可见椎体唇样增生。

(2)脊髓蛛网膜炎:多有感染病史,CT 及 MRI 检查无肿瘤阴影。

(3)腰椎间盘突出:多有慢性腰痛史,影像学检查见压迫物在椎间隙平面。

三、治疗

1.治疗原则　以手术切除为首选。

2.治疗方法

(1)手术治疗:是椎管内肿瘤最有效的治疗方法。

(2)放射治疗

1)脊椎的成骨肉瘤、软骨肉瘤很少能完全切除,应术后放射治疗。DT 6000～6500cGy,常规分割,上、下各外放 1 个椎体。

2)椎管内脊膜瘤和神经鞘瘤、神经纤维瘤,如完全切除则不用放射治疗,部分切除需术后放射治疗,DT 5400cGy。

3)脊髓内恶性胶质瘤完全切除不需放射治疗,部分切除应术后常规超高压放射治疗,病变上下外放 3～5cm。推荐放射剂量为每 5～6 周,5040cCy。

4)分化差的多灶性室管膜瘤及恶性淋巴瘤应采用全神经系统照射技术。

(3)化学治疗:多形性胶质母细胞瘤、恶性淋巴瘤及化学治疗敏感的肿瘤可行全身化学治疗及鞘内注射。

第七章　血液系统肿瘤

第一节　急性白血病

全世界急性白血病和慢性白血病的每年新发病率为(8～10)110万。其中急性淋巴细胞白血病(ALL)占11％,急性非淋巴细胞白血病(ANLL)占40％,急性和慢性之比约为0.9∶1。在美国,白血病的发病占所有肿瘤的3％。在15岁以下的儿童中,ALL是最常见的肿瘤,也是第2位主要死亡原因。ALL在2～10岁间发病率最高,在老年人中发生率又有第2次缓慢升高。ANLL的发病率随着年龄的增加而逐渐增加,约有半数的ANLL发生于50岁以上。

根据我国29个省、市、自治区的调查情况,白血病的发病率约为(3～4)110万,急性和慢性之比为4∶1,男性与女性的死亡率分别为2.79/10万和2.23/10万。白血病的死亡率分别为男性恶性肿瘤的第6位,女性恶性肿瘤的第8位,而居儿童及青少年恶性肿瘤的首位。

一、诊断要点

按照FAB的诊断标准如下:

1.骨髓及(或)外周血原始细胞≥30％,有核红系细胞占全部有核细胞的50％以下,可诊断为急性白血病。

2.原始细胞包括:①Ⅰ型原始细胞——即典型的原始细胞,胞浆中无颗粒;②Ⅱ型原始细胞,胞浆中含<15个细小嗜天青颗粒,核浆比例稍低;③M_3型的异常早幼粒细胞;④原始和幼稚单核细胞;⑤原始巨核细胞。不包括原始红细胞及小巨核细胞。

3.如原始细胞计数不符合以上诊断标准,而临床上高度怀疑时,应经常追查骨髓象、血象及临床情况,如发展迅速或检查发现有急性白血病特征的染色体异常,可按急性白血病处理。

二、病理分类

(一)急性非淋巴细胞白血病

1976年,法、美、英三国的7位著名血液学家制定了FAB分型诊断急性白血病的标准,1985年又进行了补充和修改。我国于1986年也按FAB分型诊断标准修订了国内标准,其要点如下：

【ANLL 分为 7 型】

1.急性粒细胞白血病未分化型（M_1 型）　①骨髓中原始粒细胞≥90％。②早幼粒细胞少，中幼粒细胞及以下阶段粒细胞罕见或不见。

2.急性粒细胞白血病部分分化型（M_2 型）　①骨髓原始粒细胞在非红系细胞中占 30％～90％，单核细胞＜20％。②早幼粒细胞及以下阶段细胞＞10％。

3.早幼粒细胞白血病（M_3 型）　①骨髓中颗粒增多的早幼粒细胞＞30％。②早幼粒细胞胞浆中嗜苯胺蓝颗粒粗大、密集或融合者，称为粗颗粒型（M_{3a} 型）。③早幼粒细胞胞浆中颗粒细小者称为细颗粒型（M_{3b} 型）。④常有 t（15：17）染色体异常。

4.急性粒-单核细胞白血病（M_4 型）　粒系、单核系两种细胞同时在骨髓及周围血中增多。表现多样，常分为以下 3 种亚型：①骨髓符合 M_2 型，伴不同阶段的单核细胞＞20％；或周围血中单核细胞＞$5×10^9$/L，为 M_{4a} 型。②骨髓原始及幼稚单核细胞≥30％，伴有原始粒细胞及早幼粒细胞≥20％，为 M_{4b} 型。③符合上述任 1 项的基础上，骨髓中出现 5％～30％的嗜酸粒细胞称为 M_{4Eo} 型。这类嗜酸粒细胞除典型的嗜酸颗粒外，还有大的嗜碱不成熟颗粒及不分叶的核，氯乙酸酯酶及 PAS 细胞化学染色呈现明显阳性。

5.急性单核细胞白血病（M_5 型）　①骨髓中原始单核细胞占非红系细胞≥80％，称为未分化型（M_{5a} 型）。②骨髓中原始单核细胞＜80％，原始和幼稚单核细胞＞30％称为部分分化型（M_{5b} 型）。

6.急性红白血病（M_6 型）　①骨髓中红系细胞＞50％或非红系原始细胞＞30％，其中15％或 10％以上为形态异常的幼红细胞（巨幼样变、双核或多核红细胞）。②原始粒细胞或原始单核细胞＞20％（按非红系细胞计数），血片中原始粒细胞或原始单核细胞＞5％。

7.急性巨核细胞白血病（M_7 型）　①骨髓原始巨核细胞≥30％，外周血中有原始巨核细胞，如原始细胞呈未分化型不能确定时，应经电镜血小板过氧化物酶活性证实（或经因子Ⅷ相关抗原的单抗或血小板膜糖蛋白Ⅱb/Ⅲa 或Ⅲa Ⅰ、a 的单抗检测证实）。②如骨髓干抽，需经骨髓活检证实有原始巨核细胞增多及网状纤维增生。③细胞化学中过氧化物酶、氯乙酸醋酶、α-丁酸萘酚酯酶染色均为阴性，PAS 呈块状阳性，少数病例酸化磷酸酶呈现阳性。

【ALL 分为 3 型】

1.第 1 型（L_1 型）　①原始和幼稚淋巴细胞以小细胞（直径＜12μm）为主，核呈圆形、凹陷及折叠少、染色质较粗，结构一致，核仁少而小，不清楚，胞浆少，呈轻或中度嗜碱性。②过氧化物酶或苏丹黑染色呈阳性的原始细胞＜3％。

2.第 2 型（L_2 型）　以大细胞（直径＞12μm）为主，核形不规则，可有凹陷及折叠，核仁较清楚，一个或多个，胞浆量较多。

3.第 3 型（L_3 型）　细胞以大细胞为主，核型较规则，染色质呈均匀细点状，1 个或多个核仁，较明显，呈小泡状，胞浆量较多，呈深蓝色，空泡明显，呈蜂窝状。

（二）关于形态学、免疫学、细胞遗传学（MIC）分型

1985 年，国际上成立了 MIC 分型协作组，组织了 FAB 协作组成员及免疫学家、细胞遗传学家对 ANLLMIC 分型进行了讨论，提出了具体的分型标准。目前，国外对免疫学分型及细胞遗传学核型变化的观察已广泛开展应用,而在国内尚不够普遍。

白血病的免疫学分型是利用单克隆抗体(单抗)检测相应白细胞表面或细胞浆内的抗原,可以更细微地分析正常和恶性细胞的表现型,精确地了解被测白细胞的不同分化阶段,从而有助于临床分型、判断预后及指导治疗。然而到目前为止,还没有找到细胞表面标记与 FAB 分型 $M_1 \sim M_5$ 之间的相关性,这是由于至今还没有能够制备出抗粒细胞和单核细胞系列特异性抗原及各自分化发育阶段特异性抗原的抗体。只有 M_3 型有一些表型相关性。90% 以上的 M_1 型 ANLL 细胞表达 $CD33^+$、$HLA-DR^+$,76% $\sim$ 79% 的 M_4 和 M_5 表达 $CD14^+$。M_6 的抗血型糖蛋白 A(或抗血型糖蛋白 H 和 C),M_7 的抗血小板糖蛋白 Ⅱb/Ⅲa 被认为是鉴别这两型 ANLL 的敏感而特异的单抗。

与形态学相关的特异性染色体异常,比较肯定的有 $M_2/t(8:21)$、$M_3/t(15:17)$,另外还有 $M_5a/t(11q)$、$M_4Eo/ir\ iv(16)$ 等。

ALL 的免疫学分型与形态学分型是不相关的,而与预后有一定的关系。1986 年前 ALL 的免疫学分型是采用五分法,依据 HLA-DR,CD_9,CD_{10},Sm1g,Cyu,CD_2,CD_5,CD,的表达与否,将 ALL 分成 Common 型(表达 $HLA-DR^+$、$CD_9{}^+$、$CD10^+$)、未分化型(可能表达 $HLA-DR^+$、$CD_9 +/-$ 或只表达早期造血细胞标记 $CD38^+$)、T 细胞型($CD_2{}^+$、CDs^+、$CD3^{-/+}$)、前 B 细胞型(Cyu^+)及 B 细胞型($Sm1g^+$),其中以 Common 型的预后最好。

1986 年后,ALL 的免疫分型分为两大类七分法,即非 T-ALL 的 6 型(包括 Ⅰ～Ⅳ 4 个亚型,再加上前 B 细胞和 B-ALL)和 T-ALL(CD7 为最敏感的标记,又可分为早、中、晚期胸腺细胞 3 个时期),2 岁以下儿童多属非 T-ALL 的 Ⅰ、Ⅱ 型,预后较好。成年人多为第 Ⅳ 型,对化疗的反应差。Ⅲ 型对化疗反应较好,Ⅱ 型对化疗反应虽好但易复发。

总之,MIC 分型中必须强调的是以形态学(M)为主。免疫学(I)及细胞遗传学(C)可补充形态学的不足。在实际工作中常可出现形态学、免疫学和细胞遗传学的发现不一致,应仔细综合分析,结合临床表现、形态学、细胞化学、遗传学,甚至分子生物学等多参数综合分析判断才可得出较准确的诊断。

三、治疗原则

1. 一旦诊断为急性白血病,应尽早地给予足量化疗。

2. 选用作用机制不同,对细胞周期作用不同及毒性不同的药物组成方案联合治疗。以期从各个不同的环节影响白血病细胞的代谢,达到杀灭的目的。基本上不采用单一药物治疗。

3. 同时注意髓外白血病(包括中枢神经系统及睾丸白血病)的治疗。

4. 对不同类型的白血病采用的化疗方案不同。对不同对象采用个体化的治疗原则,对老年人及某些继发性白血病尤应如此。

四、联合化疗

白血病的化学治疗分为诱导缓解、巩固强化及维持治疗 3 个阶段,后两阶段也称缓解后治疗。

(一)诱导缓解治疗

急性白血病确诊时体内约有 $10^{11}\sim10^{12}$ 个白血病细胞,诱导缓解治疗后白血病细胞降到 10^9 以下,达到白血病的完全缓解(CR)。诱导缓解治疗是否最大限度地降低白血病细胞数与 CR 缓解期的长短有着明显的关系。

【急性非淋巴细胞白血病(ANLL)的诱导缓解治疗】

1.目前对 ANLL 诱导缓解治疗的国际标准方案是 DA 方案或 DAT 方案。DA 方案:用柔红霉素(DNR)$40\sim60mg/(m^2\cdot d)$,静脉注射×3 日,阿糖胞苷(Ara-C)$100\sim200mg/(m^2\cdot d)$,静脉滴注,或分 2 次,皮下注射×7 天。DAT 方案:DNR 及 Ara-C 用法同 DA 方案,另加 6.硫鸟嘌呤(6-TG)$100mg/12$ 口服,每 12 小时 1 次,共 7 日,约 $60\%\sim70\%$ 的患者经过 $1\sim2$ 个 DA 或 DAT 方案,可以获得 CR。美国加州洛杉矶组(UCLA)对 33 例>60 岁的患者和 74 例年轻患者用 DA 方案治疗的 CR 率均在 76%。德国 AML 协作组(AMLCG)对 162 例>60 岁患者的 CR 率为 45%。北京协和医院用 DA 方案治疗 ANLL 的 CR 率是 75%。由于 DNR 对心肌有毒性,故其总量应限制在 $0.55g/m^2$ 以下。

亦可用其他蒽环类药物,如阿霉素、表阿霉素、阿克拉霉素代替 DNR 与 Ara-C 合用,但效果均不及柔红霉素。20 世纪 80 年代后期出现的 4-去甲氧柔红霉素(IDR),其抗白血病作用强于 DNR,采用 IDR 与 Ara-C 组合的方案,1 个疗程即达 CR 的病例数多于传统的 DA 方案,且 IDR 能通过血-脑脊液屏障,对心肌的毒性亦低于 DNR,与 DNR 无交叉耐药,还为口服制剂,应用方便,该药已在国内外用于临床。

2.我国自 20 世纪 70 年代起用三尖杉酯碱(H)或高三尖杉酯碱与 Ara-C 组成 HA 方案治疗 ANLL。H 的用法为 $2\sim4mg/(m^2\cdot d)$,静脉滴注×7 日,Ara-C 的用法为 $100\sim200mg/(m^2\cdot d)$,静脉滴注或分 2 次皮下注射×7 日。用 HA 方案 $1\sim2$ 疗程后 ANLL 的 CR 率也可达 60% 左右,与 DA 方案相近。天津血液病研究所用 HA 方案治疗 142 例 ANLL 获得总 CR 率为 73.2%,其用药方法为 H $4\sim6mg/d$,Ara-C $200\sim400mg/d$,静脉滴注×($7\sim10$)日。近年来有人用 HDA 方案(即 H 加 DA 方案)可使 CR 率提高到 $70\%\sim80\%$,毒性未见明显增加。

3.有人将足叶乙甙(VP-16)按 $75mg/m^2\cdot d$,静脉滴注×($5\sim7$)日,加 DA 方案成为 DAE 方案,CR 率未见提高,但 CR 期较 DA 方案为长($14\sim15$ 个月),毒性亦未见增加。DAE 方案尤其对 M_4 及 M_5 型的效果更好,但对>55 岁的患者效果较差,应慎用。

4.在 20 世纪 80 年代末,我国首先用全反式维甲酸(ATRA)治疗 ANLL 的 M_3 型,取得了肯定的疗效,剂量为 $20\sim40mg/(m^2\cdot d)$,分 $2\sim3$ 次口服,疗程为 $30\sim40$ 日,CR 率可达 90% 左右,其机制主要是诱导早幼粒细胞向中晚幼及以下各阶段粒细胞成熟分化,一般不会促使 DIC 的发生。ATRA 的副作用是口唇干燥脱屑、头痛及骨痛,大多数患者均可耐受。少数(约 3.4%)患者可出现 ARDS(呼吸窘迫综合征)以及骨髓坏死、脑梗死及肢体静脉血栓形成、颅压增高等,大多与治疗后白细胞快速增高有关。ATRA 仅对 ANLL 的 M_3 型有效,目前已成为治疗 M_3 型 ANLL 的首选药物,但对其他类型的 ANLL 及 ALL 均无效。ATRA 对 M 型 ANLL 的缓解期较短,常需与其他化疗方案(DA 或 HA)交替应用。

【急性淋巴细胞白血病（ALL）的诱导缓解治疗】

ALL 诱导缓解治疗的基础方案是 VP 方案（长春新碱＋泼尼松），但除儿童 ALL 外，VP 方案对成年人患者的疗效极差（CR 率<50%，CR 期<6 个月）。如在 VP 方案的基础上加用左旋门冬酰胺酶（L-ASP）或 DNR（或任一种蒽环类药），CR 率可增加为 70%～80%。

目前国际上常用 VDLP（或 VDP）方案治疗 ALL，即长春新碱（VCR）1.5mg/（m² · d），静脉注射，第 1、8、15、22 日，DNR 40mg/（m² · d），静脉注射第 1～3 日，L-ASP 6000IU/（m² · d），肌肉注射，第 17～28 日，泼尼松（PDN）60mg/m² · d，口服第 1～14 日（第 15 日开始逐渐减量），28 日为一疗程。约 70%～80%患者于 1 个疗程后即可 CR。

国内常用 VDCP 方案，与 VDLP 不同的是，第 15、16、17 日增加 3 次 DNR，以环磷酰胺（CTX）代替L-ASP，剂量为 6000IU/（m² · d），静脉注射，第 1、15 日，其疗效与 VDLP 相似。

对 ALL 的诱导缓解方案还可联合甲氨蝶呤（MTX）、鬼臼类（VM-26 或 VP-16），CR 率都可在 80%～90%左右。

（二）巩固强化治疗

巩固强化治疗的目的是进一步减少患者体内白血病细胞的负荷（一般在 CR 后，体内仍存有 10^6～10^9 个白血病细胞，或数量更少的微小残留病灶）。巩固强化治疗要求约在 6～8 个月内完成 6～8 个疗程。

【ANLL 的巩固强化治疗】

1.一般采用原方案巩固 4～6 个疗程。

2.中剂量或大剂量 Ara-C 治疗，中剂量与大剂量的疗效相仿，而大剂量的毒性较严重，故常采用中剂量，即 1.0g/（m² · d），q 12h×6 次。

3.组成新方案，如加用 VP-16[100mg/（m² · d）×5]，米托蒽醌[10mg/（m² · d）×5]及 Fludarabin[30mg/（m² · d）×5]等。

【ALL 的巩固强化治疗】

1.用原方案巩固 4～6 个疗程。

2.中、大剂量 MTX。用法为 MTX 500～1500mg/m²（中剂量）或 1500～2500mg/m²（大剂量）静脉滴注（24 小时内），以后用四氢叶酸钙 12mg，肌肉注射，每 6 小时 1 次，共 8 次。

3.用其他与诱导治疗方案无交叉耐药的药物组成新方案。

（三）维持治疗

1.对于 ANLL 患者目前是否需用维持治疗尚有争论。持反对意见者认为 ANLL 用维持治疗后并不能延长无病生存期（DFS）（在巩固强化治疗后 5 年 DFS 可达 40%），化疗的毒性反应还可降低生活质量。而坚持要维持治疗者认为，在巩固强化治疗后 2 年内，每 4～6 个月强化一次是有益的。

2.ALL 患者采用维持治疗者复发率明显低于不用者，故多数人主张应进行维持治疗持续 3 年左右。传统的方案为每月用巯嘌呤（6-MP）或 6-硫鸟嘌呤（6-TG）100mg/（m² · d），口服 ×5～7 日，MTX 12mg/m²，口服 1 周 2 次。由于即使如此用药，仍有半数以上患者可有复发，故又有人提出在上述方案的基础上定期（每 3～6 个月 1 次）再加强化治疗，亦持续 3 年，可能会改善患者的 DFS 期。

（四）髓外白血病的防治

由于人体存在血-脑脊液屏障及血睾屏障，抗白血病药物很难在中枢神经系统（CNS）及睾丸局部形成有效的药物浓度。局部残留的白血病细胞往往是日后白血病复发的根源，故对CNS白血病（CNS-L）及睾丸白血病（T-L）的防治是对急性白血病治疗的重要组成部分。

【CNS-L 的防治】

1.预防 CNS-L 的治疗　　目前主张在所有的急性白血病 CR 后均采取预防 CNS-L 的治疗，其措施包括：①鞘内用药：选用药物为每次 MTX $7.5mg/m^2$＋地塞米松 $1.5mg/m^2$，每周 2 次，共 6 次。以后每 6～8 周重复一次，持续 1～2 年。也可用 Ara-C$30mg/m^2$ 代替 MTX 或与 MTX 交替使用。②全身用药如为大剂量 MTX 或大剂量 Ara-C 时，脑脊液中的浓度亦足以杀灭白血病细胞。③放疗：脑脊液放疗 1800～2400cGy，分次于 3 周内完成，能使颅内及脊髓组织中的白血病细胞被杀灭。

2.CNS-L 的治疗　　当急性白血病患者颅内压增高＞0.02KPa（$200mmH_2O$），脑脊液中白细胞数＞$0.01×10^9/L$，涂片见白血病细胞者即可诊断为 CNS-L。治疗措施为：①上述预防措施（MTX 或 Ara-C＋地塞米松鞘内注射），每隔 2～3 日 1 次，直至颅内压及脑脊液检查恢复正常，以后逐渐延长注射间隔至每 2 个月 1 次，持续 2 年左右。②放疗：在预防 CNS-L 期间用过放疗者禁用。当上述化疗措施使颅内压及脑脊液正常后，继续用全颅放疗 2400cGy，分次于 3 周内完成后再做脊髓照射 1200cGy，分次于 3 周内完成。

【睾丸白血病（T-L）的防治】

1.T-L 的预防　　于全身应用大剂量 MTX 或 Ara-C 时，即可预防 T-L 的发生。

2.T-L 的治疗　　一般用全身放疗（2000～2400cGy，于 15 日内完成），同时全身进行较强的再诱导治疗或手术切除。

（五）复发及难治性白血病的治疗

虽然白血病的化疗近 10 多年来取得显著的进展，也只有 20％～30％的患者 CR，ANLL 和＞50％的 ALL 可能达到无病生存（DFS）。约 40％～60％的急性白血病会有复发，且仍有 30％～40％的患者经过诱导缓解化疗后不能达到 CR。

目前，多数人认为白血病复发是由原发性耐药的白血病细胞亚群所致，而由化疗诱发的继发性耐药的可能性较小。临床上，复发性白血病的发生及其治疗效果取决于白血病本身的异质性外，还与诱导缓解治疗的强度是否够及缓解期的长短有关。如果再用原诱导方案不能缓解或有两次以上的复发者，称为难治性白血病。

【治疗原则】

1.部分复发的白血病患者仍可试用标准的诱导化疗方案（DA 方案或 DAT 方案）。

2.使用与原方案无交叉耐药的药物组成新方案。

3.采用中剂量或大剂量的 Ara-C 为主的方案。

4.根据患者的临床状况、年龄及病期选用化疗。对年轻患者、临床状况较好及复发早期者可采用较强的化疗，而高龄、临床状况较差的晚期患者对强化疗耐受性差，多倾向采用保守些的化疗或用小剂量化疗。

5.取得第二次缓解后，如条件合适，应作骨髓移植（异基因骨髓移植或自身骨髓移植）。

【具体治疗方案】

1.复发或难治性 ANLL 用中剂量 Ara-C（4～8 次）或联合其他化疗药物,如中剂量 Ara-C＋MTZ＋VP-16（缓解率可达 69％,缓解期 46 个月）或中剂量 Ara-C＋AMSA（120～150mg/m²×3 日）,CR 率亦可达 66％～79％。

2.复发或难治性 ALL ①约 50％的复发 ALL 采用原诱导缓解方案（VDLP）还能取得缓解。②大剂量 MTX3 次/周,以后用甲酰四氢叶酸钙,CR 率可达 33％～75％。③组织新的强化再诱导方案,VDLP 或 AE 方案（Ara-C 200～400mg/d×7～10 日,VP-16 100mg/d×5 日）,CR 率亦可达 60％。

总之,联合化疗是目前临床上治疗白血病最常用的手段,其 CR 率可达 60％～90％,但由于:①化疗的作用是全身性的,有很大毒性,无限制增加化疗的剂量及强度仍不能消灭残留白血病细胞,这是复发的根源,所以对残留白血病细胞的检测与清除是提高疗效的重要途径。②耐药性白血病的出现亦是化学治疗的主要障碍之一。原发耐药的发生机制可能与药物传输机制异常有关,使药物摄入减少,降低药物活化,细胞代谢及修复机制改变。今后应对耐药的患者找出其耐药机制,应用相应的药物（如环孢素）阻断其耐药。

五、综合治疗

对急性白血病的综合治疗,除联合化疗外,还包括骨髓移植及生物反应调节剂的应用。

（一）骨髓移植（BMT）

骨髓移植:包括异基因骨髓移植（Allo-BMT）和自体骨髓移植（Auto-BMT）,在治疗复发与难治性白血病、清除微量残留白血病、治愈白血病中有一定的作用,特别是异基因骨髓移植。

（二）生物反应调节剂

生物反应调节剂可通过改善患者的免疫反应,加速骨髓再生,补充血细胞及杀伤白血病细胞等作用进行抗白血病治疗,包括免疫治疗和细胞因子治疗。目前,临床上在急性白血病化疗后应用,粒细胞集落刺激因子（G-CSF）和粒-巨噬细胞集落刺激因子（GM-CSF）取得较好效果,应用后可以明显缩短骨髓抑制期和粒细胞缺乏期,减少感染发生率及发热天数,使强化疗更为安全。文献报道,GM-CSF 还可提高 Ara-C 对 ANLL 祖细胞的杀伤,与化疗药物联合应用有助于提高化疗的疗效。但多数人认为细胞因子的应用,对急性白血病的缓解及患者的寿命延长均无更好的效果,且可能诱发髓系恶性细胞增殖,故不宜用于 ANLL 白血病的治疗。

使用方法:GM-CSF 每天 6～12μg/kg,皮下注射×（7～10）日。G-CSF 每天 5～10μg/kg,皮下注射,一般于给药 3～4 日后出现白细胞上升的第一个高峰,7～8 日后出现第二个高峰,此时可出现幼稚粒细胞,以后白细胞再缓慢下降达稳定水平。

副作用:发热、潮红、皮疹和肌肉骨骼疼痛。GM-CSF＞每天 16μg/kg 时还可出现静脉炎、毛细血管渗出增加、出血、肾衰竭及血栓形成等,而 G-CSF 除可引起骨疼和发热外,几乎无其他副作用。

第二节　慢性白血病

一、慢性粒细胞白血病

全世界慢性粒细胞白血病(CML)的发病率不一,以澳大利亚为最高,2.3/10 万。美国、日本、哥伦比亚及加拿大为其次,(1.2～1.3)/10 万。我国于 1986～1988 年间调查的 615 万人中,CML 年发病率为 0.36/10 万,其发病率随年龄增长而逐步上升。50～59 岁组形成一发病小高峰,各年龄组中男性均高于女性。

【诊断要点】

①脾大。②外周血白细胞>30×10^9/L,不成熟粒细胞>10%,原始粒细胞<10%。③外周血淋巴细胞<10%。④骨髓粒细胞系统增生,以中间阶段细胞为主,(原始粒细胞+早幼粒细胞)<10%,嗜碱粒细胞增多。⑤中性粒细胞碱性磷酸酶积分降低或消失。⑥Ph 染色体[t(9;22)]阳性和/或 bcr-abl 融合基因阳性。凡符合上述 6 项中的 4 项或以上者,诊断可成立。

【病理分型】

(一)Ph^+CML

大多数 CML 属此型。除有典型的临床症状外,尚有 Ph 染色体,即 t(9;22)染色体异常。基因分析发现,其 9 号染色体 q34 区带的癌基因 c-abl 移位至 22 号染色体的断裂点丛集区,组成 c-abl/bcr 复合体,与本病的发生有关。

(二)Ph^-CML

多见于>60 岁的男性,易有贫血及血小板降低,无 t(9;22)染色体异常,脾脏不大或轻度肿大,白细胞计数常<50×10^9/L,嗜碱粒细胞多,容易发生急性变,对治疗反应差,预后不良。婴幼儿型(<3 岁)者 HbF 升高,HbA_2 降低。

(三)慢性中性粒细胞白血病(CNL)

此型为 CML 的变异型还是一种独立疾病,目前还有争论。多见于>60 岁者。骨髓及周围血中白细胞增多以成熟中性粒细胞为主,无嗜酸及嗜碱粒细胞增多,中性粒细胞碱性磷酸酶积分>300,Ph 染色体阴性。

(四)慢性嗜酸粒细胞白血病(CEL)

临床上较少见,亦有人认为系 CML 的变异型。其特征为骨髓及周围血中嗜酸粒细胞明显增多(>60%),有不成熟的嗜酸粒细胞及原始细胞,Ph 染色体多为阴性。

【临床分期】

(一)慢性期

1.临床表现　无症状或有低热、乏力、多汗、体重减轻等。

2.血象　白细胞计数增高,主要为中性中、晚幼和杆状粒细胞,原始细胞(Ⅰ型+Ⅱ型)<

5％～10％,嗜酸和嗜碱粒细胞增多。

3.骨髓象增生　明显活跃至极度活跃,以粒细胞系增生为主,中、晚幼粒细胞和杆状核粒细胞增多,原始细胞(Ⅰ型＋Ⅱ型)≤10％。

4.染色体　Ph染色体阳性。

5.CFU-GM培养　集落或集簇较正常明显增加。

（二）加速期

1.不明原因的发热、贫血、出血加重或骨骼疼痛。

2.脾脏进行性肿大。

3.非药物性血小板进行性降低或增高。

4.原始细胞(Ⅰ型＋Ⅱ型)在血中及/或骨髓中＞10％。

5.外周血嗜碱粒细胞＞20％。

6.骨髓中有显著的胶原纤维增生。

7.出现Ph染色体以外的其他染色体异常。

8.用治疗CML慢性期的药物治疗无效。

9.CFU-GM培养增殖和分化缺陷,集簇增多。

具备上述9项中2项者,考虑为加速期。

（三）急变期

1.原始细胞(Ⅰ型＋Ⅱ型)或原始淋巴细胞＋幼稚淋巴细胞,原始单核细胞＋幼稚单核细胞在外周血或骨髓中＞20％。

2.外周血中原始粒细胞＋早幼粒细胞≥30％。

3.骨髓中原始粒细胞＋早幼粒细胞＞50％。

4.有髓外原始细胞浸润或白血病瘤块形成。

具备上述之一者就可诊断为急变期。

【治疗原则】

1.CML慢性期多用单药治疗。亦有人主张在患者脾不大,白细胞＜$40×10^9$/L,且增长不快时,不必急于用药。但多数人认为一旦诊断CML,即进行化疗为宜,使白细胞控制在＜$10×10^9$/L水平。

2.加速期及急变期的CML不宜再采用慢性期的药物治疗。急变期应按急性白血病进行联合化疗。

3.如果条件允许,在慢性期应考虑进行干扰素或异基因骨髓移植治疗。

4.CML的治疗目的应是达到基因缓解,或至少延长慢性期,提高生存质量。

【单药化疗】

1.白消安(BUS)　为烷化剂,1953年起就开始用于CML的慢性期治疗,有肯定的疗效。用药量根据患者白细胞数量的多少而调整,常用口服剂量为2～8mg/d。一般用药7～14日后白细胞开始下降,血象逐渐恢复正常,脾脏缩小,骨髓象及中性粒细胞碱性磷酸酶恢复正常,达到骨髓缓解。此时可减少BUS用量,逐渐停用。由于BUS在体内排泄速度较慢,易在体内积蓄,在停用后一段时间内血象可能继续下降。其副作用是皮肤黑色素沉着、肺纤维化及骨髓纤维化,其最大缺点是无法防止急变,不能使 Ph 染色体减少。

2.羟基脲(HU)　是一种核糖核苷二磷酸还原酶,能间接抑制 DNA 合成,是 S 期特异性药物,能使白细胞迅速下降,对 CML 慢性期及加速期均有效。无体内积蓄作用。常用剂量为 $1\sim 4g/d$,分 $2\sim 3$ 次口服,白细胞降至 $10\times 10^9/L$ 时停用,或视白细胞数量而减量。由于 HU 治疗 CML 的急变率比 BUS 低,对 BUS 耐药的病例改用此药仍有效,且 5 年生存率为 82%,较 BUS 的为高(BUS 为 21%)。故有人提出今后羟基脲(HU)应为治疗 CML 的首选药。HU 副作用较少,但仅能使 CML 达到血液学缓解,不能防止急变,亦不能减少 Ph 染色体。

3.STI571　化学成分为 2-苯胺嘧啶,是一种强的酪氨酸激酶抑制剂。其作用机制是选择性地阻遏 ATP 与 abl 激酶结合,从而有效地抑制 bcr/abl 激酶底物中酪氨酸残基的磷酸化,使酪氨酸激酶失活,进而阻止了一系列的细胞内信号传递。STI571 对用 α-干扰素治疗失败的完全缓解率(CR)可达 33%~100%,可使部分患者 Ph^+ 细胞下降到<35%或为 0。

4.其他　靛玉红或甲异靛是我国研究首创,用于治疗 CML 慢性期的新药。每日用量为 $75\sim 300mg$,分次服用。副作用为腹泻及骨关节疼痛。国外还用 6-MP、马法兰、苯丁酸氮芥、二溴甘露醇等单药治疗 CML,疗效均不及 HU 及 BUS。

【联合化疗】

20 世纪 80 年代后,联合化疗治疗 CML 慢性期的报道日益增多,将 BUS＋6-MP 合用或 HU＋6-MP,BUS＋VCR＋6-MP＋PDN 均认为较单一用药的效果快,但副作用(主要是肝功受损)也大,联合化疗对 CML 的生存期并无明显延长,无优越性。CML 急变期时需用联合化疗,视急变的细胞类型采用不同的方案。如急淋变用 VP 方案(VCR＋PDN)或 VAP 方案(再加阿霉素),缓解率可达 55%~60%。急粒变的疗效常不满意,这是因为 CML 患者长期用化疗后产生内源性耐药,正常干细胞群减少的影响。常用的方案是 DA 方案或 DAT 方案及 VEAGP 方案(即 VCR＋CTX＋Ara-C＋6-TG 或 6-MP＋泼尼松),剂量均较治疗急性白血病的为小。

【综合治疗】

1.近年来用重组干扰素 α(IFNα)　治疗 CML 慢性期较为有效,约可使 70%患者获血液学缓解,30%~40%患者获遗传学缓解(Ph 染色体消失或减少),约 10%~20%患者获生物学缓解(无 bcr 基因重排或 RT-PCR bcr/abl mRNA 阴转),患者生存期(72 个月)明显长于用 BUS 或 HU 治疗(为 52 个月)。用法为 300~600 万单位皮下注射,每周 3 次,持续 1~2 年。常见的副作用为流感样症状,发热伴全身肌肉、关节酸痛,可用镇痛退热剂减轻,偶见的其他副作用为免疫性溶血、血小板减少或甲状腺炎、体重下降、心律不齐等。IFNα 对 CML 的治疗机制尚不十分清楚,可能是抑制造血细胞增殖或纠正造血干细胞的粘附功能,使之归附于骨髓基质层。

2.骨髓移植或造血干细胞移植　目前认为骨髓移植是唯一可使 CML 患者根治的方法。约可使半数以上患者达到遗传学或基因缓解,5 年生存率达 60%以上。用大剂量放射治疗与化学治疗以清除患者的白血病细胞,再输入骨髓或造血干细胞使其造血功能重建,其来源可用自身骨髓或外周血干细胞、同基因骨髓或异基因骨髓。

采用骨髓移植后,仍有 20%~30%患者会有复发,约 20%~30%患者死于骨髓移植相关的合并症(移植物抗宿主病及间质性肺炎等)。故采用骨髓移植是需要具备一定的条件和决心的。

二、慢性淋巴细胞白血病

慢性淋巴细胞白血病(CLL)平均发病年龄为 50 岁,高峰在 60～80 岁,其发生率随年龄而增加。在欧美各国的发病率较高,80 岁年龄组每 10 万人口每年发生 20 例。亚洲国家的发生率仅为美国和其他西方国家的 10%。男性于女性约为 2∶1。近年来,我国 CLL 似有增加的趋势,但无统计资料。北京协和医院 1952～1981 年的资料统计,CLL 仅占白血病的 3.2%。

【诊断要点】

①临床可有疲乏、消瘦、低热、贫血或出血表现,亦可有淋巴结、肝脾大。②外周血白细胞 $\geqslant 10 \times 10^9/L$,成熟淋巴细胞 $\geqslant 50\%$,成熟淋巴细胞绝对值 $> 5 \times 10^9/L$,持续增高时间 $\geqslant 3$ 个月。③骨髓增生活跃,成熟淋巴细胞 $\geqslant 40\%$。④可除外其他引起淋巴细胞增多的疾患(如病毒感染、传染性单核细胞增多症、结核病等)和淋巴瘤合并白血病,幼淋细胞白血病。

【病理分型】

CLL 绝大多数起源于 B 淋巴细胞,仅少数属 T 淋巴细胞。

【临床分期】

1.1981 年巴黎国际 CLL 工作会议的分期标准(Binet 分期),普及于欧洲各国。

A 期:淋巴组织累及颈、腋窝、腹股沟淋巴结和肝、脾五个区域中的 0～2 个区域。

B 期:淋巴组织累及 3～5 个区域。

C 期:有淋巴组织累及(不论数多少)及贫血(Hb<100g/L)或/和血小板减少($< 100 \times 10^9/L$)。

2.Rai 分期标准(1975 年),普遍用于美国。

0 期:外周血淋巴细胞绝对计数 $\geqslant 15 \times 10^9/L$,骨髓中淋巴细胞比例 $\geqslant 40\%$。

Ⅰ期:0 期+淋巴结肿大。

Ⅱ期:0 期+肝或/和脾大。

Ⅲ期:0 期+贫血(Hb<110g/L)。

Ⅳ期:0 期+血小板减少($< 100 \times 10^9/L$)。

目前 Binet 分期法及 Rai 分期均在我国临床广泛应用。

【治疗原则】

1.以烷化剂治疗为主,在 Binet A 期或 Rai 0 期患者,如病程进展缓慢可不予以治疗。因为烷化剂早期治疗患者的生存期并不延长,而伴随出现第二肿瘤的危险性升高。对暂不治疗的患者应定期随访。Rai Ⅲ期～Ⅳ期及 BinetB、C 期一旦确诊,即应给予治疗。

2.CLL 病情变化较多,治疗应个体化。

【单药化疗】

1.苯丁酸氮芥 用法多种多样,一般为 0.1～0.2mg/kg 每日口服,持续至血象恢复正常后用维持量或间断应用,也可用大剂量冲击治疗,即 0.4mg/kg,每周 1 次,或苯丁酸氮芥 6mg+

泼尼松 30mg,口服×6 周。

2.环磷酰胺(CTX)　单用 CTX 治疗效果较差。CTX 多与 VCR(2mg/w)及泼尼松(40mg/d×7 日)组合成 COP 方案(CTX 100mg/d×7 日)应用。

3.其他新药　阿糖腺苷的衍生物磷酸氟代阿糖腺苷(Fludarabine 25~30mg/m^2 iv×5 日,每 4 周 1 次)及腺苷类药物 Cladribine 及脱氧助间型霉素、Pentostatin 等(4~5mg/m^2·w)。均在临床观察使用中。

【联合化疗】

联合化疗对 CLL 治疗并不优于苯丁酸氮芥,常用的有 COP 方案或 CAP 方案(CTX+Ara-C+PDN)等。

【综合治疗】

1.CLL 合并 Coombs 阳性的自身免疫性贫血或血小板减少时,采用皮质类固醇治疗。一般用泼尼松 60~100mg/d,如 3~4 周内无效,应在 1~2 周内将药物逐步停用。换用 CTX(100mg/d)或其他免疫抑制剂。

2.放射治疗:对肿大淋巴结或脾脏局部照射,可减轻肿瘤负荷及脾功能亢进的作用,但目前已少用。

3.对有低丙种球蛋白血症的 CLL 患者,静脉注射大剂量免疫球蛋白,可显著减少轻度至中度感染的发生。

4.干扰素 α 对 50%~70%早期 CLL 患者可减少淋巴细胞数,提高血清免疫球蛋白水平,改善辅助 T 细胞和抑制 T 细胞的比例。

三、毛细胞白血病

毛细胞白血病(HCL)为病因不明的一种恶性淋巴细胞增殖性疾病,其细胞表面免疫学标志属 B 淋巴细胞系,介于中、晚期淋巴细胞和前浆细胞之间,具有全 B 细胞的抗原。以往认为 HCL 很少见,仅占白血病细胞的 2%,近年来有增多趋势,具体数字不详。

【诊断要点】

①临床多有贫血、发热及脾大。②全血细胞减少。③周围血及骨髓中可见毛细胞,在相差显微镜及电镜中可见细长的毛发状胞浆突起。④95%的毛细胞对酸性磷酸酶染色呈阳性,且不受酒石酸所抑制。

【病理分型】

国外根据临床及毛细胞形态分为普通型(Ⅰ型)和变异型(Ⅱ型),后者常有白细胞增高,分类中粒细胞及单核细胞不减少,形态学中毛状突起较Ⅰ型者短而宽,少数为球状突起,细胞体积不及Ⅰ型者大。

【临床分期】

第 1 期:Hb>120g/L+脾大≤10cm 或 Hb 85~120g/L+脾大<4cm。

第 2 期:Hb>120g/L+脾大≥10cm 或 Hb 85~120g/L+脾大 4~10cm。

第 3 期:Hb 85~120g/L+脾大≥10cm 或 Hb<85g/L+脾大>4cm。

【治疗原则】

①发现毛细胞白血病后应立即进行治疗。②患者白细胞低,应积极预防感染的发生。③全血细胞减少及出血、感染患者应考虑切脾治疗。

【单药化疗】

去氧助间型霉素(DCF)是一种腺苷脱氨酶抑制剂,治疗 HCL 的有效率可达95%,约50%可获完全缓解。用法为 $4\sim5mg/m^2$ 静脉注射,每 2 周 1 次,以后可逐渐延长用药间隔,每 4 周 1 次,一般疗程为 4 个月。

【联合化疗】

HCL 血象常为全贫,不宜用联合化疗。

【综合治疗】

1.脾切除 已被广泛用于治疗 HCL,可去除大量毛细胞及解除脾功能亢进,使血象上升。

2.生物反应调节剂 主要是干扰素 α(IFNα)。国外于 1984 年开始应用,能抑制毛细胞的增殖和促进粒、巨核系细胞增殖成熟,对 HCL 的有效率为 70%~90%,约 10%患者可达 CR。在脾切除失败的患者亦可再用 IFNα,用量为 300 万单位,隔天皮下注射,逐渐增加为 600 万单位隔天一次。疗程为 6 个月,以后减量维持治疗 2~3 年,以免复发。IFN 最常见的副作用是流感样症状,多于最初用药阶段出现,以后可逐渐消失。

第八章　骨与软组织肿瘤

第一节　成骨源性肿瘤

一、骨肉瘤

【概述】

骨肉瘤是最常见的原发恶性骨肿瘤,好发于青少年和青年,其病理特点是肉瘤细胞直接形成骨样组织。恶性程度高,早期发生远处转移。

【诊断步骤】

诊断主要依据于临床,影像学表现和病理活检。质量良好的普通X线平片对大多数骨肉瘤病例可提供有力的诊断依据。CT、磁共振等对病变范围可提供更详细资料。病理活检是必不可少的诊断步骤,应作为常规的诊断方法。根据Enneking的骨肿瘤外科分期,除明确骨肉瘤的病理诊断外,还要考虑肿瘤累及的解剖间室和是否有远处转移。

诊断困难时,需要临床、X线和病理三结合会诊予以解决。

(一)病史采集要点

1.年龄　多数发生在10～25岁,平均17～20岁。男女之比约2：1。

2.疼痛的特点

(1)疼痛部位、时间与程度:持续多、严重多、夜痛多。

(2)疼痛与休息的关系:休息时疼痛不缓解。

3.行走与活动情况　引起和加重疼痛。

(二)体格检查要点

1.一般情况　全身情况良好。

2.局部检查　主要发生在生长活跃的干骺端,股骨远端和胫骨近端是最常见的肿瘤发生部位,次为肱骨近端等处。皮温升高明显,肿块边界不清、压痛明显,可有表浅静脉怒张。关节功能部分受限。

3.特殊检查　无特殊。

4.全身情况　晚期有恶病质现象。

（三）辅助检查要点

1.血液检查　半数病人血沉加快。碱性磷酸酶可有升高,肿瘤进展快,发生转移的病例可明显升高,切除肿瘤和化疗后可降低,如果复发或转移可再次升高,因此,碱性磷酸酶可作为对复发和转移的监测和对预后评估的指标之一。乳酸脱氢酶和淀粉酶 A 也有类似表现。

2.影像学检查　质量良好的 X 光片是早期诊断的关键,骨破坏、肿瘤成骨、骨膜反应和软组织肿块都常见。肺部 CT 可显示较早期小的转移灶。放射性核素全身骨扫描可显示及骨转移灶的部位。磁共振有助于对髓内和软组织病变范围显示更为清楚。

3.病理　肉眼所见:肿瘤穿破骨皮质,达骨膜下方,再侵入周围软组织。显微镜下所见:梭形或多形性肉瘤细胞及其形成的肿瘤性骨样组织是骨肉瘤的病理特征,后者是诊断骨肉瘤的关键。

【诊断对策】

（一）诊断要点及依据

根据患者的病史、临床症状、体征及 X 线所见,不难诊断。

1.病史与症状　患部疼痛发生最早,开始为间歇性隐痛,后为持续性和渐进性加重,活动时疼痛加重,夜间痛明显。局部肿胀,开始较轻微,逐渐进行性增大。疼痛和肿胀可影响邻近关节的活动。病史一般2～4个月,肿瘤分化好者病史可在半年。随着病情进展,可出现发热,消瘦,贫血。

2.局部表现　检查可见局部肿胀,压痛。肿块的大小或肿胀程度随着肿瘤侵犯范围和部位深浅而有所不同,边界不清。其硬度与肿瘤的成分不同有关。肿瘤表面皮肤张力增高,发亮,皮温可升高,浅静脉怒张。肿瘤发生关节附近可影响关节功能。

3.X 线表现　X 线平片是诊断骨肉瘤的基本和重要的影像学手段,典型表现为长骨干骺端浸润性、弥漫性骨质破坏,其骨质破坏可表现为筛孔状、斑片状或虫蚀状等不同形态,破坏程度不同,范围不一,边缘不清,病变可呈溶骨和硬化混合存在,或以一种为主。病变累及周围软组织时,表现为软组织阴影,并可见各种形态的瘤骨阴影,可表现为针状、棉絮状或高密度的象牙质样。骨膜反应呈 Codman 三角或"日光"放射状表现。Codman 三角是在肿瘤边缘掀起骨膜与皮质相交处,形成新骨,表现为骨膜反应性三角。胸片可显示肺转移灶。

（二）临床类型:分型,评分系统

随着对骨肉瘤的深入研究,发现除了上述的"典型"骨肉瘤外,有些骨肉瘤的临床,病理和 X 线表现等各有不同,预后也不同,具有各自的一些特征。从而将一些骨肉瘤从典型骨肉瘤中分出来,形成骨肉瘤的亚型。

1.毛细血管扩张性骨肉瘤　肿瘤由囊腔构成,内含扩张的血窦,其组织学改变有时类似动脉瘤样骨囊肿。临床病情进展快,病理性骨折多见。X 线以溶骨性破坏为主。需与动脉瘤样骨囊肿,尤文肉瘤等鉴别。活检可确诊,临床、X 线和病理三结合会诊有助于本瘤的诊断。

2.小细胞性骨肉瘤　肿瘤病理以小圆细胞为主,并可见肿瘤性类骨组织,需与尤文肉瘤鉴别。

3.骨皮质旁骨肉瘤　也称骨旁骨肉瘤,其特征是肿瘤生长在皮质骨旁,低度恶性,生长缓慢。肿瘤境界清楚,质硬。需与骨化性肌炎鉴别。发病年龄较一般骨肉瘤大,平均 30 岁,多见于股骨下端的后方,多数病例病程较长。X线的典型表现是肿瘤呈分叶状,或圆形,类圆形致密肿块,边缘清楚,肿瘤与骨之间常有一透亮带,无骨膜反应。治疗以大块切除为主,切除不彻底容易发生复发。预后较好。

4.骨膜型骨肉瘤　病变主要发生在骨膜和骨皮质,肿瘤与骨皮质紧密相连,可侵犯软组织形成软组织肿块。病灶以分叶状软骨为主,边缘可见分化差的梭形细胞。多见于胫骨和股骨。X线表现为骨干或干骺端皮质的肿块,可见钙化,成骨改变。髓腔一般不受侵犯。MRI可了解骨髓腔受侵犯情况。

5.低度恶性骨肉瘤　一种分化良好的骨肉瘤,病理显示肿瘤细胞的多形性和异型性不明显。起病较缓慢。X线表现为局部的溶骨破坏,需与良性肿瘤和其他低度恶性骨肿瘤鉴别。手术可采用局部广泛切除或截肢,结合化疗,预后较好。

6.多发性骨肉瘤　主要表现为骨的多处骨肉瘤和多块骨的骨肉瘤。

7.放射性骨肉瘤　多见于一些肿瘤放疗后诱发所致,因此有局部放疗史。通常有较长的潜伏期,一般约3年以上,可长达10多年。

（三）鉴别诊断要点

根据患者的病史、临床症状、体征、X线、MRI和病理活检,不难鉴别。注意鉴别急性化脓性骨髓炎:后者起病急、高热、局部红肿热痛、白细胞升高等分层穿刺有诊断价值,X线破坏在发病2周以后。

【治疗对策】

（一）治疗原则

早期、及时的诊断极为重要。一旦确诊应立即开始治疗。过去对骨肉瘤的治疗主要采用高位截肢手术。过去单纯手术治疗的5年生存率仅有5%～20%。自20世纪70年代开始结合化疗以来,骨肉瘤的生存率得到不断地改善。当今骨肉瘤的治疗是以化疗和手术为中心环节的综合治疗,化疗包括了术前和术后两个阶段,化疗方案采用以大剂量MTX-CF、阿霉素、顺伯和异环磷酰胺为主的联合用药。在有效的辅助化疗基础上,大部分病例实施保留肢体的方式。

（二）治疗方案

1.辅助化疗　手术结合应用化疗使骨肉瘤的5年生存率由20%增加到50%以上,甚至达到了70%,取得了令人瞩目的疗效。化疗作用在于杀灭血循环中的瘤细胞和微转移灶,同时控制原发瘤的生长,有利于手术切除。药物以大剂量MTX-CF、阿霉素、顺伯和异环磷酰胺为主。对经术前化疗的手术切除肿瘤标本进行评定肿瘤细胞破坏情况,可了解骨肉瘤对术前化疗的反应和效果,对预后的评价和术后化疗方案的调整有一定的指导价值。

2.手术治疗

（1）手术指征:除广泛转移和身体主要器官不耐受手术外,所有病人均宜尽早手术。

（2）手术时机:一般经过新辅助化疗后,身体一般情况良好者。

（3）手术方式:手术名称、目的、原理、手术方法、术中关键环节。

1)截肢术:截肢是治疗骨肉瘤主要术式之一。截肢通常适用于肿瘤浸润广泛,神经血管受侵犯,邻近肌肉皮肤广泛受累,患肢已无法保留者。截肢平面原则上应为骨肿瘤外科分期中的根治性截肢手术边缘，即间室外的手术切除。但在某些部位可采用广泛性切除边缘，如股骨下段肿瘤可做股骨中上段截肢术。截肢术前后化疗有助于提高生存率。

2）改良截肢术：在彻底切除肿瘤的前提下，保留肢体的部分功能，从而减轻截肢所带来的残废。

①Tikhoff-Linberg 肢体段截术：适用于肱骨上段骨肉瘤，主要神经血管未受侵犯，手术将神经血管保留，将肿瘤段的骨、肌肉和皮肤一起切除，然后将前臂上移固定于胸壁，主要血管可切除多余部分后重新吻合。术后虽然患肢明显缩短，但手的功能仍可保留，减轻了残废的程度。

②Salzer 手术：即下肢旋转成形术，适用于发生在膝关节周围的骨肉瘤，但主要神经未受侵犯。手术保留神经，切除肿瘤段的骨，肌肉和皮肤，将踝关节上移置于对侧膝关节水平，旋转小腿 180°，使跟骨位于前面，胫骨上端与股骨断端固定，血管可切断重建。该手术的优点在于踝关节可代替膝关节的功能，有利于发挥假肢的功能，并减少截肢术后的神经瘤疼痛。

3）保留肢体手术：随着对骨肉瘤的早期和及时地诊断，在有效术前化疗的基础上，肢体重建技术的提高，骨肉瘤保留肢体的手术在合适的病例逐步得到开展，而且手术适应证在不断扩大。

①开展保肢术的条件

a.骨肉瘤范围较局限，病变主要在骨内，或累及周围软组织的范围较局限，主要神经血管未受侵犯，估计手术切除肿瘤可达到外科分期中的广泛切除边缘。手术切除肿瘤时，应完整地将肿瘤和肿瘤外部分正常组织一同切除。

b.切除肿瘤后仍有正常肌肉维持肢体一定的功能，皮肤应完好。

c.有条件开展术前和术后化疗。

②肢体重建方式：主要的长骨肿瘤切除后，需要进行肢体骨骼的重建，而且重建后应有良好的软组织覆盖。主要的重建方式有：

a.假体置换：假体置换的优点是：可以术后早期肢体活动和恢复一定的功能，一般不受化疗的影响，假体可以根据病变部位、大小和长度进行定制。不足是远期效果欠佳，可发生松动、假体折断、骨折、感染等并发症。

骨水泥假体是假体置换的可选择的方式之一。利用骨水泥可塑形、相容性好、加上钢钉有较好硬度和强度的特点，可在术前或术中根据病变骨的大小、长度进行自行制作，替代病变骨。骨水泥假体主要用于上肢的重建。骨水泥还可用于瘤腔的充填。

b.自体骨：可采用吻合血管或游离自体髂骨或腓骨移植，修复骨肿瘤切除后的骨缺损。

c.异体骨移植：可以异体半关节移植重建肢体，还可同时结合自体骨移植、给予骨形态发生蛋白等辅助措施，促进骨的生长。以异体骨修复的主要问题在于：异体骨的免疫排斥反应；容易并发感染；异体骨所需的爬行替代时间很长，用于下肢时不能长期负重；化疗影响异体骨移植的骨愈合；异体骨移植可有明显的骨吸收，容易发生骨折等等问题。由异体骨移植引起的并发症如感染、骨折、严重的骨质吸收、畸形等达到 20%～30%。因此，在以异体骨移植进行肢体重建时，应充分考虑可能发生的并发症。

异体骨移植较适合非负重的上肢骨重建，低度恶性的肿瘤，软组织条件好的患者。下肢负重骨重建,高度恶性肿瘤需要进行术后化疗和放疗,以及软组织条件差者,应慎重应用异体骨移植。

③术中并发症的预防与处理

骨肿瘤手术切除的无瘤污染原则与技术:手术时恶性肿瘤有局部播散及促使远处转移的可能性,虽然肿瘤的播散和转移与肿瘤性质、特性和机体的免疫功能有关,但手术操作的不当对肿瘤的播散和转移有促进的可能,对此应有足够的重视。

a.术前检查和皮肤准备应动作轻巧。

b.切口应能充分显露肿瘤,避免挤压肿瘤。

c.用锐性分离而少用钝性分离,分离时应在肿瘤包膜外正常组织中进行,避免穿破肿瘤包膜或进入肿瘤内手术,尽量完整地整块切除肿瘤。

d.可使用电刀,减少出血,同时使小血管封闭,减少血源播散。

e.活检部位应完整切除。

f.手术时以纱布或纱垫保护好周围正常组织。

g.应先结扎静脉,再结扎动脉,可减少转移的发生。

h.切除肿瘤后,在关闭切口前或肢体重建前,应反复冲洗创面,更换手套,手术器械应冲洗后再用。

④手术方式评价及选择:不同术式的优缺点、适应范围、临床分型与治疗选择。

【术前准备】

1.入院后检查项目　常规检查。

2.术前专科准备事项　MRI了解骨和软组织病变的范围。

【术后观察及处理】

（一）术后一般处理

体位、引流、功能活动,1周后可开始功能活动。

（二）术后专科处理

专科的特殊处理:抬高患肢,制动3天。

（三）术后并发症的观察与处理

注意有无血管损伤或痉挛,如患肢出现缺血性改变,立即解救血供。

【疗效评价】

1.国际常用疗效评价标准介绍。

2.各种治疗方法的疗效。

假体重建相对近期并发症少,较受欢迎。

【出院随访】

1.出院带药　根据化疗方案定。

2.注意事项　防止化疗并发症。

3.复查项目及时间周期　每3个月复查局部和肺部。

4.随访规范化　骨肉瘤肺转移的预防、观察和处理,一般采用术后每12周拍肺部CT,坚持至术后 2～3 年。近年对骨肉瘤肺转移,采取积极治疗的态度,关键在于早期发现,早期手术切除。

【预后评估】

未经治疗的骨肉瘤患者,大多数在 1～2 年内因肺转移而死亡。已发生肺转移者,多在 6 个月内死亡。骨肉瘤的预后与肿瘤的部位、分期、诊断是否早期及时、治疗是否及时合理等多种因素有关。对未发生转移、侵犯范围相对局限的骨肉瘤及时诊断,及时进行术前化疗,按照外科分期选择手术类型,按照无瘤污染原则和技术施行手术,坚持术后化疗,并结合支持疗法、免疫疗法和应用中医中药等综合性治疗,其 5 年生存率可达到 70% 以上。

二、骨瘤

【概述】

骨瘤由成熟的板层骨或交织骨构成,属良性肿瘤,肿瘤呈局限膨胀生长。多发性骨瘤并发肠息肉和软组织肿瘤者称为 Gardner 综合征,临床少见。

【诊断步骤】

(一)病史采集要点

1.年龄:骨瘤约占骨肿瘤总数的 5%,占良性骨肿瘤的 9%,男性略多,发病年龄多在 20～40 岁。

2.疼痛的特点:可无任何感觉。

3.行走与活动情况:过度的行走引起和加重疼痛。

4.有无过去或现在关节外伤史。

(二)体格检查要点

1.一般情况　全身情况良好。

2.局部检查　好发部位在颅骨和颌骨,其次为股骨和胫骨。无明显压痛。

(三)辅助检查要点

骨瘤在组织学上表现为致密或象牙骨瘤,由致密的板层骨组成,骨小梁粗大,可见较多成骨细胞,少有哈佛系统。X 线片能提供诊断信息。

【诊断对策】

(一)诊断要点及依据

根据患者的病史、临床症状、体征及 X 线所见,不难诊断。

在颅骨表现为局部密度增加,可呈象牙质样,边缘清晰,在长管状骨表现为局部的骨隆起。

(二)临床类型

分型,评分系统:

无特殊分型。

(三)鉴别诊断要点

X 线摄片可区分其他骨肿瘤。

【治疗对策】

（一）治疗方案

1.非手术治疗　无症状者不需治疗,可予观察。但诊断不明确时,可切除以排除其他肿瘤。

2.手术治疗

（1）手术指征

适应证和禁忌证:对有症状者可手术切除,应将骨瘤和骨膜从基底部一起切除。手术效果好,很少复发。

（2）手术时机。

（3）手术方式:手术名称、目的、原理、手术方法、术中关键环节。

瘤体切除术:关键是基底彻底切除干净,防止反复。

（4）主要术中并发症的预防与处理:注意血管神经损伤。

（5）手术方式评价及选择:不同术式的优缺点、适应范围、临床分型与治疗选择。

【术前准备】

1.入院后检查项目:常规检查。

2.术前专科准备事项。

【术后观察及处理】

无特殊。

（一）术后一般处理

体位、引流、功能活动。

（二）术后专科处理

专科的特殊处理。

（三）术后并发症的观察与处理

【疗效评价】

1.国际常用疗效评价标准介绍。

2.各种治疗方法的疗效。

【出院随访】

1.出院带药:拆线后出院,无须带药。

2.注意事项。

3.复查项目及时间周期:手术局部再次肿大时可复查。

4.随访规范化:每年随访。

【预后评估】

预后良好。

三、骨样骨瘤

【概述】

骨样骨瘤是发生在皮质骨的一种良性病变,其特点是病灶中心表现为 1cm 以内边界清楚的"瘤巢"或核心,周围由增生反应骨包绕。

【诊断步骤】

(一)病史采集要点

1.年龄　骨样骨瘤约占骨肿瘤总数的 1%,占良性骨肿瘤的 2%,男女之比为 1.7∶1,好发年龄 10～20 岁,多发生在胫骨和股骨。

2.疼痛的特点

(1)疼痛部位、时间与程度:明显,阿司匹林类药物可以缓解。

(2)疼痛与肿胀关系:无明显肿胀。

(3)疼痛与休息的关系:休息时疼痛不缓解。

3.行走与活动情况　过度的行走引起和加重疼痛。

(二)体格检查要点

1.一般情况:全身情况良好。

2.局部检查

(1)外观:局部膨隆。

(2)压痛部位与程度:多深在。

(3)局部皮温:有无皮肤发热。

3.特殊检查。

4.全身情况。

(三)辅助检查要点

X 摄片多提示病灶,必要时 CT 扫描。

病理表现:肿瘤核心为瘤巢,周围为增生骨。镜下可见病灶由骨样组织、不成熟的骨小梁和周围的致密骨构成。病理检查有时显示不典型表现,因此,需要结合病史、X 线表现和病理做出诊断。

【诊断对策】

(一)诊断要点及依据

1.病史与症状　主要表现为疼痛,服用阿司匹林可缓解,但不能单纯以此作为确诊的依据。疼痛时间长可伴有肌萎缩、跛行。

2.局部表现　压痛局限,压痛部位可有局限隆起或肿胀。

3.X 线表现　多发生在皮质骨内,可有骨干变粗,皮质增厚和硬化。在皮质骨可见 1cm 以内的透亮区,称为瘤巢,瘤巢中心较致密,周围反应性骨增生。病变部位包括瘤巢的 CT 扫描,可清楚显示瘤巢的特征,对诊断和指导手术切除有价值。

（二）临床类型：分型，评分系统

无特殊分型。

（三）鉴别诊断要点

应排除皮质内骨脓肿，Garre 硬化性骨髓炎，骨结核、应力性骨折和无菌性坏死。

【治疗对策】

（一）治疗原则

手术切除瘤巢以及周围增生骨可治愈，但术中要确切将瘤巢去除。复发者多为手术不彻底所致。

（二）治疗方案

1.非手术治疗　用阿司匹林可缓解。

2.手术治疗

（1）手术指征：适应证和禁忌证：诊断明确应手术。

（2）手术时机：应早。

（3）手术方式：手术名称、目的、原理、手术方法、术中关键环节。

（4）主要术中并发症的预防与处理：准确切除瘤巢，防止血管神经损伤。

（5）手术方式评价及选择：不同术式的优缺点、适应范围、临床分型与治疗选择。

【术前准备】

1.入院后检查项目：常规检查。

2.术前专科准备事项。

【术后观察及处理】

1.术后一般处理　体位、引流、功能活动。

2.术后专科处理　专科的特殊处理。

3.术后并发症的观察与处理

【疗效评价】

1.国际常用疗效评价标准介绍。

2.各种治疗方法的疗效。

【出院随访】

1.出院带药　无特殊。

2.注意事项　逐渐加强活动，防止病理性骨折。

3.复查项目及时间周期　每 3 个月。

4.随访规范化　每年随访。

【预后评估】

预后良好。

四、骨母细胞瘤

【概述】

骨母细胞瘤是一种特殊类型的临床较为少见的原发性骨肿瘤,大约占全身骨骼肿瘤发生率的 1‰,多发生于中轴骨骼,其特点为骨母细胞产生大量的矿化不良的骨样组织和编织骨成分,一般为良性或局部侵袭性。

【诊断步骤】

(一)病史采集要点

1.年龄　为儿童以及少年。

2.疼痛的特点

(1)疼痛部位、时间与程度:多中度疼痛。

(2)疼痛与肿胀关系:肿胀可以明显。

(3)疼痛与休息的关系:休息时多缓解。

3.行走与活动情况　过度的行走引起和加重疼痛。

(二)体格检查要点

1.一般情况:全身情况良好。

2.局部检查:压痛或不明显肿块。

3.特殊检查。

4.全身情况。

(三)辅助检查要点

X 线表现病灶,病理学证实。

病理改变:大体标本所见肿瘤体积差别较大,瘤巢病灶与骨样骨瘤相似,直径超过 1.5cm,肿瘤组织多呈紫红色或灰褐色,质地坚实,有砂粒样感。骨母细胞瘤镜下所见:肿瘤组织由大量增殖的骨母细胞、分化成熟的骨小梁、排列规则的骨样组织和富含血管的间质构成。

【诊断对策】

(一)诊断要点及依据

诊断主要依靠病理检查。

1.病史与症状　骨母细胞瘤的临床特征不易描述,概括其特征有如下几方面:在青春期出现不缓解的疼痛性脊柱侧弯时应怀疑此症。病理检查:瘤组织中有大量的骨母细胞、骨样组织和血管纤维组织。

发生在长管状骨的骨母细胞瘤病变不常见,一般位于骨干部位;脊柱的发病率较高,占41%～50%。

2.局部表现　可见脊柱侧弯。

3.X 线表现　X 线表现主要为溶骨膨胀性破坏,边界多较清楚,可见其内有钙化斑点和索条状钙化;骨破坏区的骨壳可不完整。可伴少量骨膜反应。

（二）临床类型：分型，评分系统

特殊类型：侵袭性骨母细胞瘤，是骨母细胞瘤与骨肉瘤的界限病变，有复发和转移现象，并不是完全为恶性，而为中间型，主要由上皮样骨母细胞组成。

（三）鉴别诊断要点

易与骨母细胞瘤相混淆的肿瘤有骨样骨瘤、骨肉瘤、骨巨细胞瘤、骨纤维结构不良、动脉瘤样骨囊肿及血管瘤等。应从临床表现、影像学和病理三结合全面分析资料加以鉴别诊断，以指导临床治疗和评估预后。

骨母细胞瘤与骨样骨瘤在组织学上很相似，主要是肿瘤的大小，疼痛特点和巢灶周围的骨反应等两者多不同。骨样骨瘤患者的疼痛有规律，夜间疼痛加剧和服用水杨酸类药有效，骨破坏不超过 2cm，膨胀不明显，且周围骨增生硬化明显。

侵袭性骨母细胞瘤应与骨母细胞瘤和骨肉瘤进行鉴别。普通型骨母细胞瘤一般无巨型上皮样骨母细胞，无侵袭性生长，细胞核分裂象罕见。Shatz 等报道了 15 例侵袭性骨母细胞瘤，强调上皮样骨母细胞的出现是病理诊断的主要根据。侵袭性骨母细胞瘤和骨肉瘤均有恶性生物学行为，但侵袭性骨母细胞瘤的恶性程度远较骨肉瘤为低，与骨肉瘤不同的是细胞无明显间变，核分裂不多，无病理性核分裂，无病理性软骨出现，可见反应骨壳。

【治疗对策】

（一）治疗原则

手术治疗是针对肿瘤组织学表现的特点，可进行局部刮除和植骨填塞空腔。

（二）治疗方案

1.非手术治疗　对于无法手术、术后复发的患者或需辅助治疗的患者需用放射疗法。对照射病例更应注意是否会转化成纤维肉瘤或骨肉瘤。对于反复复发的侵袭性骨母细胞瘤和无法彻底切除的骨母细胞瘤，主张用化疗治疗。

2.手术治疗

（1）手术指征

适应证和禁忌证：侵袭性骨母细胞瘤病变刮除后复发率较高，只有在那些无法行边缘或广泛切除的部位，才选择刮除术，在反应区外的广泛性大块切除复发率极低。脊柱上的骨母细胞瘤经局部刮除后多可治愈，复发率也较低。若同时有神经根或脊髓压迫症状时，椎管减压手术治疗旨在减压。

（2）手术时机。

（3）手术方式：手术名称、目的、原理、手术方法、术中关键环节。

（4）主要术中并发症的预防与处理：防止周围器官损伤。

（5）手术方式评价及选择：不同术式的优缺点、适应范围、临床分型与治疗选择。

【术前准备】

1.入院后检查项目。

2.术前专科准备事项。

【术后观察及处理】

1.术后一般处理　体位、引流、功能活动。

2.术后专科处理 专科的特殊处理。

3.术后并发症的观察与处理

【疗效评价】

1.国际常用疗效评价标准介绍。

2.各种治疗方法的疗效。

【出院随访】

1.出院带药。

2.注意事项。

3.复查项目及时间周期:每 3 个月 X 线观察病灶切除后修复和有无复发。

4.随访规范化:每 3 个月过渡到每年随访。

【预后评估】

预后一般情况良好。

第二节 成软骨源性肿瘤

一、软骨肉瘤

【概述】

软骨肉瘤是一类细胞有向软骨分化趋向的恶性肿瘤,来源于软骨组织,特征为瘤细胞产生软骨而不产生骨。软骨肉瘤可分为原发性和继发性两类,前者发病时即为恶性,后者系由多发性内生软骨瘤和多发性骨软骨瘤恶变。从其发生部位来看,可分为中央型和周围型。前者发生于骨髓腔或皮质内部,后者发生于骨膜下皮质或骨膜。

【分类】

(一)从其发生部位可分为

1.中央型 发生于骨髓腔或皮质内部。

2.周围型 发生于骨膜下皮质或骨膜。

(二)根据肿瘤的发展过程可分为

1.原发性 发病年龄早,恶性程度高,发展快,预后差。

2.继发性 为骨软骨瘤、软骨瘤等良性肿瘤的恶性变,发病较晚,发展缓慢,预后稍佳。

【诊断步骤】

(一)病史采集要点

1.部位 多发生在四肢长管骨,以股骨、胫骨、肱骨最多见,在扁平骨中以骨盆及肩胛骨为常见。

2.症状 局部疼痛和肿块,肿块坚硬,表面光滑或凹凸不平,伴有不同程度的肢体功能障碍。骨盆的肿瘤向盆腔内生长时,可引起直肠或膀胱压迫症状。

原发性软骨肉瘤,发病年龄一般都在 30 岁以下,男性多于女性,好发于四肢长骨,尤以股骨下端、胫骨上端和肱骨上端的干骺端最为多见。其他如肋骨、髂骨、肩胛骨或胸骨等亦有发病。发生于短骨者少见。主要症状为钝性疼痛。随病情发展由间歇性转为持续性,并影响邻近关节使之活动受限。局部扪及肿块,可无明显压痛,周围皮肤可有充血红热现象。

继发性软骨肉瘤一般为 30 岁以上成年人,男性多见。好发于骨盆,其次为肩胛骨、股骨及肱骨。出现肿块为主要表现、病程缓慢、疼痛不明显,周围皮肤无红热现象,临近关节时,可引起关节肿胀、活动受限,如刺激压迫神经则可引起放射性疼痛、麻木等。位于胸腔和骨盆的肿瘤,一般难以发现,直至肿瘤压迫内脏,产生相应症状后才被发现。

(二)辅助检查要点

1.X 线　不规则的骨质破坏区,界限不清,内有棉絮状、斑片状或环形钙化,可有三角形或放射状骨膜反应,常见软组织肿块阴影。

根据 X 线表现可分为:①中央型:以原发性为多。原发性者,肿瘤发生于干骺端髓腔内,呈一大的单房或多房状透亮区,边缘不规则,其间夹杂不规则的钙化点和碎骨片。有时可见大量的絮状钙化及骨化斑块遮盖骨质区,形成一致密的阴影。肿瘤膨胀生长,可使骨皮质变薄,一旦肿瘤穿破骨皮质或并发病理骨折、肿瘤很快侵入周围软组织中,形成软组织肿块,其内可见散在钙化点。由于肿瘤的刺激,骨膜下常有多层状新生骨形成,使骨皮质增厚或肿瘤穿破新生骨而出现"袖口"征。继发性肿瘤的 X 线表现为:肿瘤的溶骨性透亮阴影增大,边缘模糊,钙化点增多,聚集成堆可见钙化影溶解消失,最后肿瘤穿破皮质,在软组织中发展并形成钙化阴影。②周围型:较中央型少见。其中继发性较原发性为多。骨软骨瘤的恶性变,常在原发骨软骨瘤的基础上显示软骨帽增大变厚,形成界限模糊的软骨组织肿块,肿瘤内及其周围软组织中,有多量散在的斑点状或絮状不规则钙化,有时可有粗而长的新骨形成,骨质部分也可显示小梁紊乱和破坏征象。软骨瘤恶变除显示生长迅速外,也可由于肿瘤的破坏,而使原有的典型软骨瘤表现消失。少数病例可发生袖口状骨膜反应。

术前需明确肿瘤在骨髓腔内侵袭的范围,通常可应用骨扫描、CT 及 MRI 来明确。MRI可以进一步了解肿瘤在骨及软组织中的范围,是早期明确中心型软骨肉瘤的主要检查手段之一。放射性同位素扫描在中央型软骨肉瘤中,病变部位表现为核浓集现象,而且同位素聚集的范围不超过肿瘤的真界限,通过检查可以发现隐蔽的播散病灶。

2.病理表现　软骨肉瘤从组织学角度分为低度恶性、中度恶性和高度恶性三级。这样就可以分清软骨肉瘤的恶性程度。结合这三种分类,可以弄清表现复杂的软骨肉瘤,使治疗具有针对性。

表 8-2-1　ONeal 和 Ackerman 的组织学分级

低度恶性(一级)	中度恶性(二级)	高度恶性(三级)
1.偶见极肥硕的细胞核	许多肥硕细胞核	核大小极不一致 许多肥硕细胞核
2.少数双核细胞核	可见双核细胞	许多双核细胞
3.无多核巨细胞	无多核巨细胞或少见	多核巨细胞常见

续表

低度恶性(一级)	中度恶性(二级)	高度恶性(三级)
4.软骨内化骨不规则	软骨内化骨奇特、杂乱	一般不见软骨内钙化
5.钙化多见	偶见轻度钙化	无钙化

【诊断对策】

(一)诊断要点

根据病人的平均年龄较高,四肢长骨及肩胛骨、盆骨、肋骨为软骨肉瘤的好发部位的特点,病程较长,具有疼痛的肿块。X线有不规则的骨质破坏及软组织肿块,肿瘤中显现不规则的钙化斑,是诊断上的重要依据,最终确诊需要病理学的诊断。

(二)鉴别诊断要点

应与体积较大,在肿瘤基底有大量骨质硬化的骨软骨瘤鉴别。体积较大而范围广泛软骨瘤,不仅在临床及X线表现,而且在病理组织学上也应注意与软骨肉瘤鉴别。此外,还应与硬化性骨肉瘤鉴别。有广泛黏液变性的软骨肉瘤在X线片上只产生溶骨性破坏,并有巨大的软组织肿块,与纤维肉瘤难以鉴别。

1.软骨瘤　瘤内也有散在砂粒样钙化点,但较软骨肉瘤小且数量亦少,骨皮质完整,无骨膜反应。

2.骨肉瘤　该病由肉瘤性结缔组织演变成的肿瘤性骨样组织和骨组织组成。病史短,年龄小,骨肉瘤含有肿瘤骨特有的特征性。

3.软骨纤维样肉瘤　从组织排列形式来看呈良性损害,复发率低。

【治疗对策】

由于软骨肉瘤对放疗和化疗效果很差,只有短期姑息效果,所以外科治疗成为最主要的手段,并有可能获得治愈。待明确诊断后,分别按具体情况考虑作局部广泛切除节段截除或截肢术。对多数软骨肉瘤的外科手术应以力求局部彻底切除为主,对复发性者或原发恶性程度高,发展快的病例始作截肢或关节离断术,对于低度、中度和重度恶性软骨肉瘤的5年生存率分别为78%、53%和22%。

软骨肉瘤的预后主要取决于两个方面:

1.是否能广泛完整切除。

2.组织学恶性程度分级。周围型及骨膜型软骨肉瘤的组织学恶性度分级低于中心型软骨肉瘤,即使组织学分级一致,它们的预后也明显好于中心型软骨肉瘤。由于某些软骨肉瘤生长缓慢,即使在切除原发肿瘤10年以后还可以发生局部复发和转移。

外科治疗:手术治疗最有效的方法为手术切除。

(1)截肢或关节离断术:发展快的病例或复发性者。

(2)局部大块切除及节段截除:对复发性者或原发恶性程度高。

(3)局部广泛切除:对多数软骨肉瘤。

二、骨软骨瘤

【概述】

骨软骨瘤是一种向皮质骨外生长的常见良性骨肿瘤,又称外生骨疣,是最常见的良性骨肿瘤。肿瘤由纤维膜、软骨帽和瘤体三部分组成,肿瘤表面的软骨帽是该瘤特点。可分为孤立性或多发性,多发性骨软骨瘤为常染色体显性遗传,又称为骨干续连症或遗传性多发性骨疣。

【诊断步骤】

(一)病史采集要点

1.病程　多发生于儿童期,发病年龄常见在 10～20 岁。生长缓慢,骨骺融合后,肿瘤停止生长,好发于股骨和胫骨,其次为肱骨、手足的短管状骨。

2.症状　主要表现为肿块,一般无明显疼痛,常因局部发现硬肿块而就诊。出现疼痛可由于肿瘤刺激或压迫周围的肌肉、肌腱或神经,也可因肿瘤恶变增大产生的刺激和压迫所致。肿块旁可因摩擦产生滑囊,并发生滑囊炎。发生在脊柱可压迫脊髓或神经根。

肿块可随生长发育而增大,随着发育成熟,肿瘤的生长速度变缓慢,甚至不再增长。软骨帽生长活跃可转变为软骨肉瘤,单个的骨软骨瘤恶变率约 1%,但多发性遗传性骨软骨瘤的恶变率为 10%,而且多见于骨盆和肩胛带等中轴骨,多在中年后发生。恶性变主要表现为肿块停止生长后又出现增大,或短期内增大明显,出现疼痛,影像学有恶性表现。

多发性骨软骨瘤可使骨骼发育畸形,患者多有家族史。

(二)辅助检查要点

1.X 线表现　骨软骨瘤发生在长骨干骺端,肿瘤起自骨皮质,不与髓腔相通,可带蒂或宽基底型,带蒂肿瘤的方向总是对向着骨干,瘤体可见钙化影,表面为软骨帽。脊柱、骨盆和肩胛骨等躯干骨除了作常规 X 线平片,还可借助 CT 清楚显示肿瘤的部位和范围。多发者可见不同程度的骨骼畸形。

恶性变时表现为不规则的骨质破坏,边界模糊,钙化带中断、密度减低、模糊,软骨帽明显增厚,骨皮质破坏,瘤骨形成,有骨膜反应,软组织肿块影等征象。

2.病理表现　该瘤是发生在骨表面、具有软骨帽的骨性突出物,软骨帽为白色、半透明的透明软骨组织,其外观可呈分叶状、菜花样、结节样等不同形状。镜下从表面往深层可见典型的三层结构,纤维组织膜、软骨帽和松质骨。软骨细胞排列不规则,软骨组织是肿瘤增殖生长起源,软骨下为松质骨结构。当肿瘤发生恶变时,可见软骨细胞增生活跃,具有软骨肉瘤的病理改变。这种继发于骨软骨瘤恶变的软骨肉瘤多见于多发性骨疣,其预后一般较原发性软骨肉瘤好。

【诊断对策】

根据患者的病史、临床症状、体征及 X 线所见,不难诊断,最终需病理确诊。

【治疗对策】

对骨软骨瘤应定期复查,肿瘤小、无症状者可予观察。有症状、疑恶性变应予手术切除,影响外观也可考虑切除。手术应从肿瘤基底部正常骨质予以切除,包括软骨帽和纤维膜。脊柱和骨盆等躯干骨有恶性倾向,应作广泛切除。

三、软骨瘤

软骨瘤可发生在骨内(内生软骨瘤),骨表面(骨膜软骨瘤)。可以是单一病灶,也可以是多发。

(一)内生软骨瘤

【概述】

内生软骨瘤是一种含成熟软骨的良性肿瘤,发生在髓腔,呈孤立性或多发性,多发性内生软骨瘤称为 Ollier 病,也称为内生软骨瘤病。多发性内生软骨瘤伴有,软组织血管瘤称为 Maffucci 综合征。

【诊断步骤】

1.病史采集要点

(1)发病情况:内生软骨瘤占骨肿瘤总数的 8%,占良性肿瘤的 15%。男女之比 1.7:1。多见于指骨,其次为肱骨和股骨。

(2)临床表现:可有局部肿胀。一般疼痛不明显,但也可有隐痛不适,发生病理性骨折疼痛较明显。

2.辅助检查要点

(1)X 线表现:肿瘤呈膨胀性透亮区,边缘清晰,内有不同程度的钙化,骨皮质完整,但变薄,可发生病理性骨折。发生在长骨的肿瘤,膨胀不如指骨明显,肿瘤内的钙化呈点片状。如无钙化表现,易误诊为纤维结构不良等良性病变。

(2)病理表现:肿瘤组织学显示透明软骨改变,可有钙化或骨化,也可有黏液样变。当肿瘤生长时,可见细胞增殖活跃。内生软骨瘤也可恶性变,继发软骨肉瘤。发生恶变时,肿瘤细胞丰富,细胞核增大,深染,可见双核细胞。对多发性内生软骨瘤发生在骨盆或肩胛骨,应警惕恶性变。软骨瘤与软骨肉瘤有时鉴别困难,应结合临床、影像学改变、发生部位做出鉴别。

【治疗对策】

内生软骨瘤外科分期为 $G_0T_0M_0$ 或 $G_0T_1M_0$,发生在指骨可采用刮除植骨方式进行治疗。发生在骨盆或长骨的肿瘤,单纯刮除容易复发,可采用瘤腔灭活措施减少复发机会。可结合病史、肿瘤的部位和范围,影像学提示的性质,考虑整块切除。如有恶变表现,应予活检明确肿瘤性质,对恶变者需按恶性肿瘤进行处理。

(二)多发性内生软骨瘤

【概述】

多发性内生软骨瘤早在 1899 年首先由 Ollier 描述,故称之为 Ollier 病。较少见,为非遗传性疾病,其特点为多发,常合并肢体的畸形。

【诊断步骤】

该病好发于少年,表现为局部肿胀或肿块,患肢的畸形,如肢体的短缩弯曲、变形等,并随着生长发育而加重。该病可发生恶性变,发生率约 5%~20%。X 线表现与单发者类似,但畸形明显。病理特点同单发,但需注意排除恶性变。

【治疗对策】

由于病变多发,治疗上较为困难,对一般病例可进行定期观察,对病理骨折、可疑恶性变、畸形影响功能活动者需要考虑手术。可作病灶刮除加植骨,骨折可作内固定,明显畸形可作矫形。对恶性变者,应按恶性骨肿瘤原则进行处理,根据病变的部位、范围选择相应的手术类型。

(三)马方综合征

【概述】

马方综合征首先由 Maffucci 在 1881 年描述,为多发性软骨瘤合并血管瘤的病变。

【诊断步骤】

本病罕见,多发生在儿童,患骨生长发育缓慢,根据病变的部位、畸形程度可形成各种畸形。血管瘤发生在皮肤、皮下、肌肉,可表现为局部隆起,质软,可有蓝色外观,发生部位可发生在患肢,或不在患肢。该病可发生恶性变。诊断主要根据 X 线平片软骨瘤表现和软组织有血管瘤,病理可做出诊断。该病需与骨纤维结构不良、干骺续连症进行鉴别。

【治疗对策】

治疗较为困难,主要针对肿瘤巨大、严重畸形影响肢体功能采取相应的肿瘤切除、矫正畸形的手术,对恶性变应按恶性肿瘤治疗原则进行处理,根据部位和病变范围,选择大块切除或截肢。

四、软骨母细胞瘤

【概述】

软骨母细胞瘤是一种由软骨母细胞样瘤细胞构成,并具有一定局部侵袭性的良性骨肿瘤。

【诊断步骤】

(一)病史采集要点

1.发病情况　占全部骨肿瘤的 0.8%,良性骨肿瘤的 1.5%,男女之比为 1.7：1。好发在青少年,大多数在 10～20 岁。多见于股骨、胫骨和肱骨。主要发生在骨骺部。

2.局部酸痛,轻微的肿胀,病变进展缓慢,可影响邻近关节的活动,常于 X 线照片发现病变。

(二)辅助检查要点

1.X 线表现　多见于长管状骨的骨骺端,肿瘤呈圆形或椭圆形的溶骨性骨质破坏,可有膨胀性改变,内有不同程度点状、片块状钙化影,肿瘤周围可见硬化带。

2.病理表现　肿瘤组织为较多的软骨母细胞,细胞呈多边形,边缘清晰,细胞间可见软骨样基质,伴有钙化。还可见数量不等的多核巨细胞,少数病例可同时合并动脉瘤样骨囊肿。

【诊断对策】

在诊断上有时需与含巨细胞的肿瘤和软骨性肿瘤进行鉴别,如骨巨细胞瘤、动脉瘤样骨囊肿、内生软骨瘤等。

【治疗对策】

彻底刮除和植骨。少数病例显示一定的局部侵袭性，出现局部复发，因此，术后应予随访。如肿瘤较大，肿瘤已破坏骨皮质，侵入软组织，或肿瘤复发，发生恶性变，可根据肿瘤的部位、范围作肿瘤大块切除或瘤段切除，并根据肿瘤的性质选择合适的切除方法。

五、软骨黏液样纤维瘤

【概述】

软骨黏液样纤维瘤是一种良性的软骨肿瘤，发病率低，约占原发骨瘤的 1.4%～3%，占所有骨肿瘤的 1.3%。

【诊断步骤】

（一）病史采集要点

1.发病情况　本病起病慢，症状轻，病程长，临床表现无特异性，一般无全身症状。发病年龄多在 10～30 岁，80% 在 30 岁以下，平均约为 16 岁。多见于长管骨，80% 在下肢，其中以胫骨上端最多，次为股骨、腓骨、跟骨、跖骨。上肢以肱骨多见，扁骨中可见于髂骨、脊柱、肋骨、颅骨等。

2.局部表现　肿胀变形和轻度压痛，病变表浅者可触及肿块。累及关节者，可影响关节活动。病灶经刮除术后可有 12.5%～25% 的病例在术后 2 年内复发。少数可恶变为黏液软骨肉瘤或骨肉瘤。

（二）辅助检查要点

X 线示干骺端圆形或椭圆形病灶，偏心性，膨胀性生长，呈多囊状，边缘清楚，硬化。需与骨巨细胞瘤、内生软骨瘤、软骨母细胞瘤、动脉瘤样骨囊肿、非骨化性纤维瘤作鉴别。

【诊断对策】

（一）诊断要点

病人的年龄多在 15～30 岁，好发生在下肢的长骨，症状轻，病期长。X 线为位于干骺端处偏心性溶骨性破坏，以硬化骨与正常骨为界，应考虑为此肿瘤。

（二）鉴别诊断要点

1.良性成软骨细胞瘤　病人年龄略低于软骨黏液样纤维瘤，位于长骨的骨骺，X 线表现为中心局限性溶骨破坏，肥皂泡沫状，显微镜下两者容易鉴别。

2.软骨肉瘤　在显微镜下应与软骨肉瘤鉴别。

【治疗对策】

彻底刮除加植骨，可对瘤腔进行灭活，刮除术可有 10%～30% 的复发率。对于肿瘤较大，复发多次，有较强侵袭性的肿瘤，可根据肿瘤的部位、范围和破坏程度，选择局部的广泛切除。恶性变应给予瘤段骨的广泛性切除。

第三节　软组织肿瘤

【概述】

软组织肿瘤是发生于间叶组织的良、恶性肿瘤。间叶组织包括纤维组织、脂肪组织、平滑肌组织、横纹肌组织、间皮组织、滑膜组织、血管和淋巴组织等。良性如常见的脂肪瘤、纤维瘤等,恶性如各类肉瘤。

【诊断步骤】

(一)病史采集要点

1.发病时间　发现肿瘤时间,良性者可长达数月或数年,恶性者起病快。

2.疼痛特点　有无疼痛,疼痛性质、部位等,如有无静息痛、夜间痛、持续性钝痛还是锐痛。

3.既往治疗　入院前做过哪些治疗,首次发病还是复发,既往化疗方案、手术方式、肿瘤病理组织类型等。

(二)体格检查要点

1.一般情况　良性肿瘤一般良好,恶性病史长者可有消瘦和恶病质。

2.局部检查

(1)肿瘤外观:①是否有局部隆起肿块。②局部皮肤情况,特别是注意有无浅表静脉曲张、红肿情况。③有无合并感染和破溃、溃疡的形成。

(2)触诊:局部皮温有无升高、有无压痛,肿瘤质地,活动度,有无压痛。特别注意肿瘤与周围组织粘连和边界情况。

(3)受累肢体的活动度,受累关节的活动范围。

(4)测量肿瘤大小,受累肢体的周径。

(三)辅助检查要点

主要是影像学检查。软组织肿瘤 X 线片多表现为局部软组织密度增高的阴影或无阳性发现。主要依靠 MRI 和 CT,CT 能显示肺部有无转移,MRI 能更清楚地显示肿瘤和周围组织结构的关系,血供。

全身放射性核素扫描有助于明确肿瘤有无远处转移。

穿刺活检有利于明确肿瘤的良恶性和组织学类型。

【诊断对策】

(一)诊断要点

诊断要临床、影像、病理学三结合,组织学病理类型要依靠病理学活检。穿刺活检为好方法,个别部位深在可在 B 超或 CT 导引下进行。个别部位可切开活检。

1.病史与症状　可见于各年龄段,良性软组织肿瘤多无症状,个别瘤体较大可产生压迫症状。软组织肉瘤可产生疼痛,或瘤体较大部位在压迫静脉回流不畅,或淋巴管受阻,肢体可有肿胀。

2.局部表现　肿瘤表浅可见隆起于体表的软组织肿块,部位深在则无明显隆起。

特别注意局部皮肤有无红肿、皮下静脉充盈、怒张等恶性肉瘤征象，个别病史长可有破溃和溃疡的形成等感染征象。

3.影像学表现

（1）X线常为阴性。X线片主要显示骨膜反应及骨质破坏情况，如出现骨破坏常提示高度恶性肉瘤。

（2）CT诊断软组织肉瘤可以探明肿瘤与邻近骨、肌肉结构的关系。

（3）MRI与CT比较更能从多角度描述肿瘤与邻近组织的异同。除横断面外，可行矢状面、冠状面及局部放大，对各种软组织内部结构的分辨率明显优于CT。MRI T_1 像能显示肿瘤与肌肉的不同界限，T_2 可显示肿瘤与肌肉的对比区别，对肌源性肿瘤的诊断大有帮助。但MRI不能确定肿瘤的良恶性。

4.活检方式及原则　软组织肿瘤的病理组织学形态是临床赖以诊断的依据。术前穿刺活检比较简便、快速，但存在定位不准和标本质量不高问题；切开活检时要注意活检切口兼顾根治性切口方向。

（二）临床类型

纤维组织肿瘤、纤维组织细胞肿瘤、脂肪肿瘤、平滑肌肿瘤、横纹肌肿瘤、血管和淋巴管内皮肿瘤、滑膜肿瘤、间皮肿瘤、神经肿瘤、副神经节肿瘤、软骨及骨肿瘤、多能性间叶肿瘤、其他肿瘤等。

（三）鉴别诊断要点

鉴别诊断有赖于病理学及免疫组织化学检查。

【治疗对策】

（一）治疗原则

治疗软组织肿瘤关键是早期发现和早期治疗，而获得理想效果则取决于首次治疗的正确性和彻底性。良性软组织肿瘤可通过局部切除，恶性软组织肉瘤倡导以手术为主结合放疗、化疗以及生物免疫治疗等综合疗法。

（二）治疗方案

1.手术治疗　①局部切除常用于良性肿瘤切除。②广泛切除用于软组织肉瘤的治疗，切除包含"反应区"以外的正常组织，即肿瘤、假薄膜、3～5cm的正常组织较为适宜，也是切除肉瘤的最低限度。③根治切除，肢体肉瘤常采用肌肉间室及肉瘤切除术。手术关键应切除在此间室的全部肌肉，从肌肉起止点，连同肌肉整块切除。如果肿瘤位于筋膜外或肌肉间隙平面内，则必须行累及肌肉连同筋膜的大块切除。正确的三维根治性切除，疗效不低于截肢。④截肢术，随着综合治疗方法的进展，截肢病例越来越少。截肢病例多属于晚期，高度恶性，合并肺及远处转移，综合治疗不能达到治疗目的时采用。姑息性截肢限于溃疡大出血、严重感染、肢体失去功能。⑤修复重建，广泛切除以及根治性切除后，应采用游离皮瓣、带血管蒂肌皮瓣、植皮等技术修复，有骨缺损者还要采取自体骨移植、异体骨移植或人工假体等手段修复缺损。但功能的修复不能以肿瘤的残留为代价。

2.放射治疗　通过外科手术切除原发肿瘤，再用中等剂量照射控制周围的显微病灶，提高了肿瘤治疗效果。①术后放疗，先行局部广泛切除，待伤口愈合后行术后放疗。②术前放疗，原发肿瘤较大,以及界限不清者均在切取活检后行术前放疗,可降低手术操作引起的种植或远处播散的危险。③后装近距离放射治疗,适宜手术残留肿瘤位于大血管、神经周围者。

3.化疗　软组织肉瘤的化疗可作为手术及放疗的辅助治疗,也是综合治疗的重要方面。化疗对于横纹肌肉瘤、恶性纤维组织细胞瘤、滑膜肉瘤疗效较好。最有效的药物包括:阿霉素、异环磷酰胺、长春新碱、紫杉醇等。

【预后评估】

1.早发现,早诊断,早期治疗对预后有显著影响。延误的诊断及治疗,预后差。

2.Enneking 分期系统列出的肿瘤性质、部位、生长方式、有无转移等对预后有重要影响,手术时要积极考虑上述因素。

3.浅表肿瘤较深部及腹膜后、盆腔肿瘤预后要好。

4.手术治疗方法与预后相关。不彻底的局部切除易复发,规范的广泛切除或根治性切除复发率低,预后较好。

5.手术与化疗、放疗、生物学治疗等综合治疗手段结合较单一的手术或放疗预后要好。

6.高分化肉瘤较低分化肉瘤预后要好。

第九章　常见肿瘤疾病的护理

第一节　鼻咽癌的护理

鼻咽癌(NPC)是原发于鼻咽黏膜上皮的恶性肿瘤,占头颈部恶性肿瘤的78％,是耳鼻咽喉科最常见的恶性肿瘤。发病年龄为30～49岁。95％以上属低分化癌和未分化癌类型,恶性程度高,生长快,易出现浸润性生长及早期转移。以鳞状细胞癌最为多见。

一、常见病因

鼻咽癌的病因可能与下列因素有关:EB病毒感染、环境与饮食、遗传因素。鼻咽癌的发病机制还不清楚,但诸多研究表明鼻咽癌高发区的华人子女染色体的不稳定性与鼻咽癌的发生有关。淋巴结转移是鼻咽癌最主要的转移途径和部位。远处转移是血行转移的结果,是晚期的表现。

二、临床表现

1.症状　以回吸性涕血、耳鸣、听力减退、耳内闭塞感、头痛、面麻、复视、鼻塞为主要症状。

2.体征　颈部淋巴结肿大、舌肌萎缩和伸舌偏斜、眼睑下垂、远处转移、伴发皮肌炎,女性可有停经表现。

三、辅助检查

鼻咽镜检查、鼻咽活检、脱落细胞学检查、X线检查、B型超声检查、CT检查、磁共振成像(MRI)检查、放射性核素检查、血清学诊断。

鼻咽癌确诊依据是病理学诊断。

四、治疗原则

鼻咽癌早期治疗,效果较佳。

1.放射治疗　为目前治疗鼻咽癌的主要方法,包括深部 X 线照射、^{60}Co 放射治疗或加速器,亦可并用腔内放疗。

2.化疗　①主要用于临床Ⅲ期、Ⅳ期已有明确淋巴结转移或远处转移患者,放疗前后的辅助性治疗。多采用联合化疗,可以使肿瘤缩小或消灭微小病灶,提高治疗效果,降低药物不良反应。②常用化疗药物有环磷酰胺＋博来霉素＋氟尿嘧啶(CBF 方案)、氟尿嘧啶＋顺铂(DF 方案)等。

3.中医药治疗　中医药治疗作为鼻咽癌的辅助治疗手段,可提高机体免疫力,并有一定的抗肿瘤作用,可减轻放、化疗的毒性反应,达到协助西药抗癌、提高疗效的目的。

五、护理

1.护理评估

(1)病因:患者有无 EB 病毒感染、有无食用咸鱼及腌制食物的饮食习惯,有无家族史、居住在高发区等。

(2)临床表现:出血症状及生命体征改变,如鼻涕中或痰中带血,头痛、面部麻木,耳鸣、听力减退、耳内闭塞感,复视、鼻塞等。

(3)查体:有无舌肌萎缩和伸舌偏斜、眼睑下垂、眼球固定及对进食、视力、活动等的影响。

(4)辅助检查:阳性检查结果、营养指标及有无复发或远处转移症状。

(5)精神心理状况:患者的压力源、压力应对方式及社会支持系统。

(6)其他:评估患者放、化疗的作用及不良反应,观察胃肠道反应,如恶心、呕吐、腹泻、便秘;骨髓抑制情况,如血常规,以及肝肾功能、发热等的发生及程度。

2.护理要点及措施

(1)鼻腔出血的护理

1)放疗开始 1 周左右,给予鼻腔冲洗,保持鼻咽部清洁,每日用生理盐水 250mL 加庆大霉素 16 万 U 冲洗鼻腔 1 次。

2)对鼻咽分泌物多且无出血倾向的患者,可每日冲洗 2 次,预防误吸脓涕及脱落的坏死组织引起肺部感染,有防臭、消炎和收敛作用。

3)对鼻腔干燥的患者,可使用液状石蜡、芝麻油、鱼肝油滴鼻剂等润滑、湿润鼻腔,防止干燥出血。

4)并发症:鼻出血,由于肿瘤侵犯血管破裂引起。如出血量少者,给予止血药局部应用,出血点烧灼、冷冻、激光、射频等治疗。出血中等量时,用 1%麻黄碱、0.1%肾上腺素浸润纱条或凡士林油纱条填塞前鼻孔或后鼻孔,止血效果好。

5)大出血时,保持呼吸道通畅,立即让患者平卧、头偏向一侧,嘱患者及时将血吐出,防止误吸引起窒息,密切观察生命体征的变化。鼻上部置冰袋或用手指压迫颈外动脉止血。即刻建立2条以上静脉通道,备血、查血常规、出凝血时间等,给予快速扩容抗休克治疗,必要时输血,及外科手术血管结扎或栓塞介入止血治疗。

（2）跌倒的护理

1）对复视、视力下降或丧失的患者要防止摔倒。

2）对放化疗后疲乏、胃肠道反应大、进食少的患者,也要防止摔倒,尤其老年体弱者。可适当加床档保护,减少活动范围。定时巡视,给予及时协助,做好预见性护理。

协助患者进行生活护理,尤其是晨晚间护理。

（3）心理护理

1）做好疾病及治疗相关知识的健康教育,增强患者的信心,减轻压力源。

2）鼓励患者选用积极地应对方式,避免消极情绪。

3）听力下降者,与其耐心交流,必要时借助纸、笔,减轻听力障碍的影响及避免增加口咽部不适,影响交流。

4）对焦虑的患者,注意四轻,保持环境的安静、整洁、舒适,避免不良刺激。

5）运用系统脱敏疗法,建立焦虑等级量表,进行放松练习,用放松对抗焦虑,逐渐减轻或缓解焦虑。

6）对抑郁的患者,适量的运动,家人陪伴,促进与他人交流,增加愉快感。

7）对抑郁症状明显者,严格防止自杀行为,逐级上报,做到班班交接、人人知晓,按时巡视。室内避免锐器,家属陪伴,请心理专科治疗,服用抗抑郁药物等。

（4）营养失调护理

1）放疗期间应给患者补充足够的水分,可口含话梅、橄榄、无花果等,刺激唾液分泌,减轻口干不适。

2）对食欲减退者,适量增加一些调味品,如甜食、酸食、新鲜蔬菜及水果以刺激食欲。

3）胃肠道反应明显者,可根据情况酌情进食流质、半流质,甚至普通饮食,宜进清淡、少油腻、高热量、高蛋白质、高维生素、易消化的食物,少量多餐,避免进食过冷过热食物,避免酸性或辛辣等刺激性食物。避免低血糖的发生。

4）不强迫患者进食,以减轻胃肠道及心理负担,使其更快恢复。

5）监测血红蛋白、血清清蛋白、电解质等指标,观察有无营养失调,必要时口服专用营养剂甚至遵医嘱给予肠内、外营养支持。

（5）舒适改变的护理

1）如有头痛等不适,观察疼痛的程度,按三阶梯止痛原则给予镇痛治疗,并做好疼痛护理。

2）如有面部麻木,避免冷刺激,减轻局部症状。

（6）口（鼻）腔黏膜、皮肤及放疗不良反应的护理

1）口腔护理:放疗期间餐前、餐后、睡前含漱1:5000呋喃西林溶液,避免口腔感染,定时观察患者口腔黏膜变化。吞咽困难或口腔溃疡者给予吸管吸入,避免食物刺激黏膜;进食前给予1%利多卡因喷雾以减轻进食时的疼痛。给予康复新液以利于溃疡组织黏膜的修复。

2）照射野皮肤护理:按国际抗癌联盟（UICC）急性放射反应评分标准评定放射性皮肤损伤

程度。0度:无变化;Ⅰ度:滤疱、轻度红斑、干性脱皮、出汗减少;Ⅱ度:明显红斑、斑状湿性皮炎、中度水肿;Ⅲ度:融合性湿性皮炎、凹陷性水肿;Ⅳ度:坏死、溃疡、出血。从放疗开始即教育患者保持放射野皮肤清洁、干燥,防止外伤,勿用肥皂水擦洗或搓洗,勿随意涂抹药膏或润肤霜,避免阳光暴晒放射野皮肤,勿受过冷过热刺激。Ⅰ度皮炎可外用冰片滑石粉或喜疗妥喷涂;Ⅱ度皮炎片状湿性脱皮时可用喜疗妥湿敷,Ⅲ度融合性湿性脱皮时必须先用湿敷,每天3～4次,一般1～2d渗出消失,肉芽生长,4～5d即可愈合。

3)练习张闭口:张口受限为鼻咽癌患者远期放疗反应,重在预防,无特殊治疗措施,患者放疗后应经常做张口运动,防止咀嚼肌及周围组织的纤维化。一旦发生张口受限,应指导患者进行功能锻炼。

(7)化疗不良反应的护理

1)给予中心静脉置管或静脉留置针,首选经外周静脉的中心静脉导管(PICC),因保留时间长,避免化疗药物对外周静脉的刺激。

2)遵医嘱预防或治疗性使用止吐、抑酸、保肝、水化、退热等药物。

3)观察药物不良反应,观察尿液的颜色及有无尿路刺激征,嘱患者多饮水,每日2000mL以上,减轻肾及膀胱的毒性、促进药物的代谢。

4)Ⅳ度骨髓抑制者,住隔离病房、谢绝探视、避免感冒,预防性使用抗生素,严格无菌操作及加强各种管道护理等;紫外线消毒房间,每天2次,每次30min,避免感染的可能;用软毛刷刷牙,避免磕碰,减少出血的可能。观察有无头晕、耳鸣、腹痛等颅内及内脏出血的可能。遵医嘱使用集落刺激因子,给予升白细胞及血小板的药物并观察药物的效果。

3.健康教育

(1)告知患者保持鼻腔的湿润清洁,不能抠鼻孔,尤其鼻腔填塞及鼻出血停止以后,防止血痂脱落、引起再出血。

(2)告知房间内需保持适宜的温度及湿度,室温18～22℃,湿度50%～60%。

(3)向患者说明出现咳痰咯血时不要食燥热性食物,如韭菜、葱蒜、桂皮及油煎食物,多饮水,可食用化痰止咳、润肺的食物,如甘草、梨。

(4)嘱患者变换体位时要慢,防止摔倒,增强安全意识。

(5)向患者说明在放疗期间需保持皮肤放射野标记的清晰,不能私自涂改,以免照射部位有误,影响疗效及造成其他部位的损伤。

(6)说明可服用益气补虚、扶正抗癌的中药,以利于增强机体免疫力,巩固疗效,减少复发的可能。

(7)向患者说明饮食的重要性,嘱患者多食新鲜蔬菜、水果、大豆及其制品、花生、香菇、西红柿、柑橘等,可以滋阴润肺,提高人体免疫力;少食用咸、熏、烤、腌制品。

(8)告知健康的生活方式:戒烟戒酒,生活起居有规律,劳逸结合,适当有氧运动,增强免疫力,促进康复。

(9)重视健康查体、知识宣教,早发现、早治疗。如生活在我国鼻咽癌高发地区或经常接触油烟、化学毒物,经常吸烟、饮酒或家人、亲属患有鼻咽癌,建议定期查体,每1～2年1次。如年龄30～49岁,有血涕、鼻塞、头痛、耳鸣、耳聋、颈部肿块等,首先考虑鼻咽癌的可能性,应积极进行全面检查。

（10）向患者说明放化疗疗程结束后，仍需定期复查，按医生说明的时间复查，如有不适，要随时到医院专科就诊。

第二节　口腔癌的护理

口腔是消化道的起始部，前方为口唇，两侧为颊部，上部为硬腭，下部为口底，后方与口咽部相连，内有舌体的前 2/3 部分。唇、上下齿龈、硬腭、口底、颊黏膜及舌前 2/3 部分发生的恶性肿瘤都称为口腔癌。在我国，口腔癌是较常见的恶性肿瘤，多发于 40～60 岁的中年人，男性较女性多发。发病率与地区、气候、种族和卫生习惯有关。

一、病因

（一）饮食因素

1.嗜好烟酒　口腔癌患者大多有长期吸烟、饮酒史。

2.喜好咀嚼槟榔块　咀嚼槟榔等混合物能引起口腔黏膜上皮基底细胞分裂活动增加，而导致口腔癌发病率上升。

3.营养摄入不足　维生素 A 缺乏所引起口腔黏膜上皮增厚、角化过度与口腔癌的发生有关。人口统计学研究显示摄入维生素 A 低的国家口腔癌发病率高。

（二）生物因素

1.口腔感染与局部刺激　口腔卫生不良、尖锐牙尖和不良修复体的长期刺激，被认为是口腔癌发生的原因之一。

2.病毒与梅毒　能感染口腔组织又具有潜在致瘤作用的病毒有两种：疱疹病毒和人乳头状瘤病毒。

（三）黏膜白斑与红斑

口腔黏膜白斑与增生性红斑是病因之一，黏膜白斑的癌变率在 3％～6％，舌部扁平苔藓恶变率 4％左右。

（四）环境因素

日光直接照射是唇癌的诱因之一。

二、病理与分期

（一）病理

口腔癌 90％为鳞状细胞癌，分为高、中、低分化鳞癌，其中高分化鳞癌占 60％以上。不常见的病理类型有小涎腺癌（腺癌、黏液表皮样癌、腺样囊性癌及涎腺上皮癌）、基底细胞癌、未分化癌、乳头状瘤病变等，极少见病理类型有恶性淋巴瘤、恶性黑色瘤和肉瘤等。

（二）临床分期

按照美国癌症联合委员会（AJCC）2002版口腔癌 TNM 分期如下（表9-2-1）：

表 9-2-1   口腔癌 TNM 分期

分期	标准
原发肿瘤（T）	
T_X	原发肿瘤无法评估
T_0	无原发肿瘤证据
Tis	原位癌
T_1	肿瘤最大径≤2cm
T_2	肿瘤最大径>2cm,但≤4cm
T_3	肿瘤最大径>4cm
T_4	（唇癌）：肿瘤侵犯穿破骨皮质、下牙槽神经、口底或面部即颏或鼻的皮肤
T_4a	（口腔癌）：肿瘤侵犯邻近结构,例如：穿破骨皮质、侵入深部舌外肌、舌骨舌肌、腭舌肌和颏突舌骨肌、上颌窦、面部皮肤
T_{4b}	肿瘤侵犯咀嚼肌间隙、翼板或颅底和（或）包绕颈内动脉
区域淋巴结（N）	
N_X	无法评估有无区域性淋巴结
N_0	无区域性淋巴结转移
N_1	同侧单个淋巴结转移,直径≤3cm
N_2	淋巴结转移
N_{2a}	同侧单个淋巴结转移,直径>3cm,≤6cm
N_{2b}	多个同侧淋巴结转移,其中最大直径≤6cm
N_{2c}	双侧或对侧淋巴结转移,其中最大直径≤6cm
N_3	转移淋巴结最大直径>6cm
远处转移（M）	
M_X	无法评估有无远处转移
M_0	无远处转移
M_1	有远处转移
TNM 分期分组	
0 期	Tis、N_0、M_0
Ⅰ 期	T_1、N_0、M_0
Ⅱ 期	T_2、N_0、M_0
Ⅲ 期	T_3、N_0、M_0 或 $T_{1\sim3}$、N_1、M_0
Ⅳa 期	任何 T、任何 N_2、M_0

续表

分期	标准
Ⅳb 期	任何 T、N_3、M_0
Ⅳc 期	任何 T、任何 N、M_1

三、临床表现

(1)口腔癌共同的症状和体征是疼痛、溃疡、白斑和肿块。

(2)口腔癌发生部位不同,临床表现也不同。

1)唇癌:其发病率占口腔癌的 12.5%,以下唇的中外 1/3 部位为多见。病变表面常出现血痂及炎性渗出。下唇癌由于闭合功能受影响,可伴有严重的唾液外溢。

2)舌癌:在口腔癌中最常见,多为鳞状细胞癌,85% 以上多发生在舌体。早期症状表现为黏膜表面边界清楚、范围固定、颜色异常。体征明显时,表现为舌部肿块、溃疡伴疼痛不适。肿瘤侵犯舌根时,可出现放射性耳痛;侵入舌外肌引起舌运动受限;全舌受侵则引起舌固定、流涎、进食困难、语言不清。舌癌晚期由于舌运动严重受限、固定、唾液增多外溢,进食、吞咽、语言均感困难,且疼痛剧烈。

3)口底癌:多发生在舌系带两侧的前口底。局部出现肿块和溃疡,逐步可发生疼痛、流涎、舌活动受限、吞咽困难和语言障碍。

4)颊癌:多为鳞状细胞癌,早期病变多表现为黏膜粗糙,随着病情发展,可引起颊部溃疡,出现明显疼痛,严重者可致张口受限,直至牙关紧闭。

5)牙龈癌:次于舌癌居口腔癌第二位。多为分化程度高的鳞状细胞癌,上牙龈癌比下牙龈癌多见。牙龈癌以溃疡型多见。早期向牙槽突及颌骨浸润,引起牙松动疼痛。继续发展可破坏颌骨,波及口底,侵入闭口肌群,发生开口困难,下齿槽神经受损,下唇麻木。上颌牙龈癌可侵犯上颌窦。

6)腭癌:多指硬腭癌,以腺癌为多见。腭癌多为外生型,易渗出和形成血痂,触之易出血,早期易侵犯骨质;晚期可出现牙松动或脱落。腭癌的淋巴结转移主要侵及颌下淋巴结。

7)磨牙后区癌:磨牙后区癌发病率不高,仅约占口腔癌的 7%。主要表现为局部疼痛溃疡和张口受限,有时疼痛可向耳部放射。淋巴结转移率为 26%～44%。

四、诊断

(一)临床检查
望诊和触诊是口腔癌检查或早期诊断的最好的检查手段,有助于了解病变波及的范围。

(二)辅助检查
1.X 线平片及断层摄影　在口腔癌侵犯上、下颌骨及鼻旁窦时能提供较多有价值的信息,但对口腔癌的定位信息、肿瘤侵犯范围特别是侵犯原发灶周围软组织的情况尚不能满足诊断和制定治疗计划的需要。

2.MRI、CT 检查   可帮助确定病变范围和有无骨受侵情况以帮助准确分期。

3.超声波检查   颈部彩色超声对判断颈部淋巴结的性质有一定帮助。

(三)脱落细胞学检查

适用于病变表浅的无症状的癌前病变或病变范围不清的早期鳞癌,作为筛选检查,然后对阳性及可疑病例再进一步作活检确诊。

(四)病理学检查

是诊断肿瘤的主要依据。对口腔癌的病理检查主要是直接取材活检。

五、治疗

(一)治疗策略

1.原发灶处理   原发灶处理方法有手术、放疗、化疗及其他治疗(包括低温治疗、激光治疗、免疫治疗、生物治疗等)。治疗方式以手术和放疗为主,手术和放疗的综合治疗效果优于单一治疗。

2.颈部淋巴结处理   如病变小、切缘阴性,厚度小于 2mm,无其他不良预后因素,可不处理颈部淋巴结;如病灶大有不利预后因素,则颈部需要处理。

(二)手术治疗

早期如没有造成残疾、影响美容和功能的危险均应首选外科手术治疗,或采用以外科治疗为主的综合疗法。

(三)放射治疗

对早期、未分化癌及低分化的口腔癌可首选放射治疗,对于已累及骨质、颈淋巴结转移的晚期肿瘤行单纯的放疗难以根治,需要进行综合治疗。

(四)化学治疗

化疗多数作为手术和放疗的辅助治疗,晚期患者可给予姑息化疗。口腔癌术前辅助化疗可以缩小肿瘤,为手术创造条件,还可提高远期疗效。常用药物有紫杉类药物、顺铂、氟尿嘧啶、甲氨蝶呤等。

(五)其他

冷冻疗法、激光疗法、高温加热疗法等多用于早期浅表的口腔癌与晚期复发肿瘤的姑息治疗。免疫疗法及生物治疗可用于其他治疗的辅助治疗。

六、护理

(一)护理要点

1.饮食护理

(1)吞咽功能训练:由于口腔的正常功能被破坏,加之手术后手术视野涉及会厌和喉返神经,致使经口进食时食物易误入气管引起呛咳,进食受到影响。特别是对于刚拔除胃管改由口进食者,应指导进行吞咽动作的训练,指导坐位或半坐卧位进食,进食速度不宜过快。

(2)饮食指导:鼓励少食多餐,宜进食高蛋白、高热量、高维生素(B族维生素)、易消化的清淡饮食,进食前后应用温开水漱口,以促进食欲。忌食煎炒、辛辣、刺激性、过硬、过热的食物,以保护口咽部黏膜。避免如热咖啡、冰激凌及柑橘类饮料等过热过冷或刺激口腔黏膜的食物。如疼痛影响食欲,可给予 2%利多卡因于溃疡面喷雾,减轻疼痛后再进食。因口腔疼痛或吞咽困难不能进食者给予静脉营养支持,以促进组织的修复和神经功能恢复。

2.口腔放疗并发症的预防及护理

(1)放疗前:做好口腔护理预防组织损伤,减少局部刺激非常重要。4 戒烟禁酒、饭前饭后及时漱口清洁口腔。放疗前拔除龋齿,常规洁齿,积极治疗隐性感染灶。预防牙源性感染,避免并发放射性颌骨骨髓炎。

(2)放疗期间及放疗后处理:指导患者保持良好的口腔卫生习惯,每次进食后及时漱口,早晚刷牙;放疗除抑制异常细胞增生外,对正常口腔黏膜细胞也有杀伤作用,常因抵抗感染能力下降导致口腔黏膜病变。放疗期间使用含庆大霉素漱口水与 2.5%的碳酸氢纳漱口水交替漱口。口腔局部溃疡及感染时,局部涂抹维生素 E 粉剂、喷洒表皮生长因子或涂擦碘甘油。如放疗后出现口腔内灼痛时,可于每次放疗结束后用含 2%利多卡因的漱口水或冰水漱口,以减轻疼痛。

(3)口腔黏膜疼痛的护理:绝大多数的患者在放疗中甚至放疗后数月均口腔黏膜疼痛,使饮食和睡眠受到影响。疼痛者给予低能氦-氖激光理疗,可降低口腔黏膜的疼痛程度,缩短疼痛持续时间;饭前给予含利多卡因的漱口液含漱,减轻进食疼痛,必要时给予止痛药物,如芬太尼贴剂。

3.口腔修复术后的护理　口腔癌手术往往需要切除一些重要的解剖结构,这不仅造成较大的组织缺损,还会严重影响术后的功能。口腔癌修复不仅能关闭手术创面,还为患者功能恢复创造了一定的条件。术后修复包括软组织缺损修复、舌缺损和口底缺损修复、软腭缺损的修复、面颊部洞穿缺损的修复、骨组织复合缺损的修复等。护士需观察皮瓣有无渗血及血供情况,指导患者保持口腔清洁。

(二)健康教育

(1)鼓励加强营养摄入,改掉不良饮食习惯,避免进食辛辣、坚硬的食物,宜高蛋白、高热量、高维生素饮食,禁烟酒。

(2)养成良好的口腔卫生习惯,保持口腔湿润;鼓励患者进食后立即用淡盐水或温开水漱口。

(3)大部分口腔癌术后存在不同程度的外形改变及社交功能及语言功能的障碍,应指导家属配合调配饮食,鼓励患者参与康复训练。

(4)康复期坚持进行功能锻炼,可进行张口训练、含话梅或咀嚼口香糖等练习舌的搅拌和吞咽功能。

(5)定期复查,治疗后应定期随诊,主要检查局部及颈淋巴结,了解有无复发。出院后 1 年内每 3 个月复查 1 次,2~3 年内每 6 个月 1 次,4 年后每年复查 1 次,不适随诊。

七、预后

口腔癌的预后与肿瘤类型和临床分期密切相关。口腔癌无淋巴结转移 5 年生存率为 50%～70%；早期口腔癌治愈率较高，单纯放疗或手术治疗均能获得良好疗效，5 年生存率可达 95%。舌癌以手术为主的 3～5 年生存率在 60% 以上。早期口底癌的预后较好，晚期预后则较差，平均在 50% 左右。牙龈癌的 5 年生存率较好，为 62.5%，其中下牙龈癌较上牙龈癌为好。腭鳞癌的预后比腭涎腺癌为差，5 年生存率为 66%，晚期及有淋巴结转移者预后不良，5 年生存率仅约 25%。颊癌的预后亦受临床分期、病理类型及治疗方式等多种因素的影响。

第三节　肺癌的护理

肺癌是支气管、肺的癌，亦称支气管肺癌，绝大多数源于支气管黏膜上皮或腺体，是最常见的肺部原发性恶性肿瘤。常有区域性淋巴转移和血行播散。

一、流行病学特征及病因

(一)肺癌发病情况

肺癌是当今世界上严重威胁人类健康和生命的恶性肿瘤，它的发病率在多数国家都有明显增长的趋势。据估计全世界每年有 100 万左右新增肺癌患者，在女性及青年人群中发病率均迅速增长。美国肺癌的增长率比其他各种恶性肿瘤迅速。日本男性肺癌死亡率也将超过胃癌跃居恶性肿瘤之首。近 20 年我国的肺癌发病率和死亡率均较大幅度增高。目前在我国肺癌是增长率最快的恶性肿瘤之一，在我国许多大城市，肺癌已在恶性肿瘤的发病率中占据第 1 位。根据上海卫生局 2005 年公布的信息资料显示，2002 年和 2003 年上海男性恶性肿瘤发病率最高者为肺癌；上海女性肺癌发病率仅次于乳腺癌。

尽管目前肺癌的早期诊断和综合治疗有了较大进展，但其 5 年生存率仍低 15%。据估计全世界每年死于肺癌的患者达 921000 人，在癌症死亡中肺癌已是男性的第 1 位死亡原因，女性为第 3 位死亡原因。预测至 2025 年我国每年死于肺癌者可达 90 万人。WHO 报告肺癌和艾滋病将是 21 世纪危害人类最严重的两种常见病。

(二)肺癌发病年龄

肺癌的病因尚不明确，但与年龄有关，尤其 40 岁以上，发病年龄一般自 50 岁后迅速上升，在 70 岁达高峰，70 岁以后略下降。男性肺癌患者多于女性。

(三)病因

1.吸烟　吸烟与肺癌的关系已经通过大量研究证明。据调查，80%～90% 的肺癌与吸烟有关，肺癌患者中 75% 有重度吸烟，且发病率和死亡率与吸烟的年限和剂量呈依赖关系，每日吸烟 40 支以上者，发病率比不吸烟者高 4～10 倍。吸烟量越多，吸烟年限越长，肺癌死亡率越高。烟叶中的苯并芘等多种致癌物质和烟雾中所含的二氧化碳、烟碱、亚硝胺及微量的砷等可导致支气管上皮细胞纤毛脱落、上皮细胞增生、鳞状上皮化生、核异形变等病理改变。国外的研究结果表明：家庭及办公室内若有人吸烟，则不吸烟者每日从空气中所吸入的有害物质并不少于吸烟者，而且不吸烟者对烟草中有害物质的刺激反应大于吸烟者。

2.空气污染　肺癌发病率在发达国家比不发达国家高，城市高于农村，表明环境污染与肺癌有关。污染主要来自汽车废气、工业废气、公路沥青等，这与空气中或物质中含有苯并芘等致癌物质有关。女性肺癌的发病与室内空气污染有关，如烹调时的油烟（菜油和豆油高温加热后产生的油烟凝聚物）、焦油、煤油、接触煤烟或其不完全燃烧物等，为肺癌的危险因素。

3.职业因素　从事石棉、烟尘、无机砷化合物、氯甲醚、铬、镍、氡、芥子体、氯乙烯、煤烟和沥青、接触大量电离辐射的人，肺癌发病率高，且与吸烟有协同致癌作用。

4.不良饮食习惯　维生素A及其衍生物β胡萝卜素能抑制化学致癌物诱发的肿瘤。缺乏或减少食物中维生素A的摄入或血清维生素A含量低时，患肺癌的危险性增高。

5.慢性肺部疾病　肺部慢性炎症、结核瘢痕等与肺癌有显著的关系。

6.遗传因素　myc、ras、c-erbB等已对确定为与肺癌相关的基因。基因p53、Rb及第3对染色体短臂基因上部分区域的缺失也可能促进肺癌的发生。

二、病理分类及临床分期

肺癌的生长速度和转移扩散的情况与癌肿的组织学类型、分化程度等生物特征有关。肺癌发病部位以右肺为多见，上叶多于下叶。癌肿可分布于主支气管到细支气管。

（一）按解剖学分类

1.中央型肺癌　按癌肿位置接近肺门称之为中央型肺癌，肿瘤发生在段支气管以上至主支气管，约占肺癌的3/4，多为鳞状上皮癌和小细胞未分化癌。

2.周围型肺癌　位于肺的周围部分者称为周围型肺癌，肿瘤多发生在段支气管以下的小支气管和细支气管，以腺癌为多见。

（二）按组织病理学分类

2010年版的《中国肺癌指南》一书中采用了2004年WHO公布的《肺及胸膜肿瘤组织分类修订方案》，将肺癌分为两大类即小细胞肺癌和非小细胞肺癌。

1.非小细胞肺癌　占所有肺癌的85%以上，主要包括鳞状细胞癌（鳞癌）、腺癌、大细胞癌等。其中，以鳞癌为最常见，在原发性肺癌中约占50%，男性多见，与吸烟的关系最密切，患者的年龄多在50岁以上，以中央型肺癌为多见。鳞癌细胞生长缓慢、转移较晚，通常先经淋巴转移，手术切除效果较好，但对放疗和化疗的效果不如小细胞癌敏感。腺癌是美国最为常见的肺癌，以女性为多见，也是非吸烟者中发生率最高的类型。腺癌多数起源于较小的支气管上皮，以周边型为主，易侵犯胸膜。腺癌富有血管，早期即可发生血行转移至肝、脑和骨。对化疗、放疗敏感性较差。大细胞癌较少见，恶性程度较高，多为中央型。癌细胞分化程度低，常常在发生脑转移后才被发现，预后很差。细胞呈双向分化或间变，约80%腺样分化，10%鳞状分化，因此于腺癌或鳞癌难以区分。

2.小细胞肺癌(SCLC,又称小细胞未分化癌)　肺癌中其恶性程度最高,多见于男性,患者患病年龄较轻,对化疗、放疗较敏感。近年来,小细胞肺癌的发病率有明显增高趋势,已占肺癌的 25%。小细胞肺癌好发于肺门附近的主支气管,倾向于黏膜下生长,引起管腔狭窄,多为中央型;局部外侵较早,生长快,远处转移多见,以淋巴转移为主,常转移至脑、肝、肾、肾上腺等。早期侵犯肺门、纵隔淋巴结及血管。因此,在初次确诊时 60%～88% 的患者已全身转移。

近年来发现肺癌细胞均来自呼吸道黏膜的干细胞,35%～60% 或更多肺癌并非为单一分化的细胞,往往由 2 种或 3 种不同分化细胞构成。

三、临床表现

肺癌的临床表现与肺癌的部位、大小、类型、是否压迫和侵犯邻近器官以及是否伴有转移等有密切关系。多数肺癌患者在就诊时已有症状,仅 5% 无症状。早期肺癌特别是周围型肺癌往往没有任何症状,中晚期肺癌除了有食欲减退、癌症引起的恶病质之外,可出现癌肿的压迫、侵犯邻近器官、组织或远处转移时的征象。咳嗽、血痰、胸痛、发热、气促为肺癌常见的五大症状,其中以咳嗽最为常见,而最有诊断意义的症状则为血痰。其常见的症状和体征如下。

(一)由原发肿瘤引起的症状和体征

1.咳嗽　为肺癌最常见的早期症状,由于癌肿刺激支气管黏膜而出现阵发性干咳、刺激性呛咳。部分患者往往认为咳嗽乃吸烟所致而忽视了它。肿瘤增大导致支气管狭窄时,咳嗽可带高音调金属音。

2.咯血　以中央型肺癌多见。肿瘤组织本身血管丰富,常引起持续性痰中带血,侵犯血管可引起断续地少量咯血,然而大量咯血则少见。

3.胸闷、气促　多与癌肿阻塞气管及并发肺炎、肺不张或胸腔积液等有关。肿瘤压迫大气管时,出现吸气性呼吸困难。弥漫性细支气管癌(腺癌)病变广泛,气促进行性加重,发绀严重。

4.发热　多为低热,亦可发生高热,早期为肿瘤引起阻塞性肺炎,晚期由继发感染、肿瘤坏死所致,抗生素治疗效果多不明显。

5.体重下降　为肺癌晚期的常见症状。由于肿瘤毒素和慢性消耗的原因,加之感染、疼痛等所致的食欲下降,患者出现消瘦或恶病质。

(二)肺癌局部扩展引起的症状和体征

1.胸痛　病变累及胸膜或纵隔时,患者出现持续、不规则的胸部钝痛或隐痛。肿瘤侵犯胸壁或肋骨时,呈现部位较固定和持续性的胸痛。

2.胸腔积液　病变侵犯胸膜可引起胸腔积液,常为血性。大量胸腔积液可导致患者气促。

3.声音嘶哑　为肿瘤压迫或转移至纵隔淋巴结及主动脉弓下淋巴结,压迫喉返神经所致。

4.上腔静脉压迫综合征　肿瘤侵犯纵隔、压迫上腔静脉时,头部和上腔静脉回流受阻,导致头面部、颈部和上肢水肿及前胸部瘀血、静脉曲张,引起头痛、头晕或眩晕。

5.Horner 综合征　见于肺尖部肿瘤,亦称 Pancoast 肿瘤,压迫位于胸廓上口的器官或组织而引起同侧上眼睑下垂、同侧瞳孔缩小、眼球凹陷、额部少汗等交感神经病变的症状。压迫亦会导致胸肩剧烈火灼样疼痛、上肢水肿、上肢静脉怒张和运动障碍等。

6.臂丛神经压迫综合征　癌肿侵犯臂丛神经下支第 8 颈神经,第 1、第 2 胸神经时,引起上肢无力和感觉障碍。

7.吞咽困难　因肿瘤或淋巴结转移压迫食管、侵入纵隔所致。亦可引起支气管-食管瘘。

(三)癌肿远处转移引起的症状和体征

1.淋巴结和皮肤转移　最常见的部位为锁骨上淋巴结转移,可有皮下结节。

2.肝转移　可有畏食、肝区疼痛、肝大、黄疸和腹水等。

3.骨转移　可有转移局部的疼痛和压痛,常转移至肋骨、脊柱骨、骨盆等。

4.脑转移　可表现为头痛、呕吐、眩晕、复视、共济失调、偏瘫、颅内压增高等。

(四)肺癌的肺外表现

又称副癌综合征,包括内分泌、神经、肌肉或代谢异常的综合征。往往出现在肺部肿瘤出现之前,肿瘤切除后症状可减轻或消失,肿瘤复发又可出现。

1.杵状指和肥大性骨关节病　多侵犯上、下肢长骨远端。

2.异位内分泌综合征　①异位促肾上腺皮质激素分泌:引起库欣综合征,表现为肌力减弱、浮肿、高血压、尿糖增高等。小细胞肺癌多见。②异位抗利尿激素分泌:引起稀释性低钠血症,有全身水肿、嗜睡、定向障碍、水中毒症状。多见于小细胞肺癌。③异位甲状旁腺分泌:引起高血钙、低血磷、精神紊乱等,有多尿、烦渴、便秘、心律失常。见于肺鳞癌。④异位促性腺激素:引起男性乳房发育等。⑤神经肌肉综合征:重症肌无力、小脑性运动失调、眼球震颤及精神改变等。见于小细胞肺癌。

四、诊断

(一)体格检查

肺癌早期可无阳性体征。癌肿致部分支气管阻塞时,体检可发现单侧局限性哮鸣音和湿啰音。随着病情的进展患者可出现消瘦,应仔细检查有无气管移位、肺不张、肺炎及胸腔积液等体征。肺癌晚期压迫侵犯邻近器官,可有声音嘶哑、前胸浅静脉怒张、锁骨上及腋下淋巴结肿大,部分患者有杵状指(趾)、库欣综合征等体征。

(二)影像学检查

1.X 线检查　是诊断肺癌最基本和常用的检查手段。中央型肺癌肺门处可见不规则的半圆形阴影,外围可有阻塞型肺炎和肺不张,并呈现横 S 型的 X 线征象。周围型肺癌显示肺野中有结节或肿块阴影,边缘不规则或毛刺,个别可见癌性空洞。若有支气管梗阻,可见肺不张。从早期发现可提高治愈率着手,对那些由于职业、遗传背景或有吸烟史的高危人群,应每年进行一次 X 线检查。

2.胸部 CT 和 MRI 检查　胸部 CT 可发现更小和特殊部位的病灶,了解病灶对周围脏器、组织侵犯程度,显示纵隔、肺门淋巴结的肿大,有利于肺癌的临床分期。MRI 检查能明确肿瘤与淋巴结或大血管之间的关系,但它对肺内病灶分辨率不如 CT 扫描高。螺旋 CT 连续性扫描速度快,可更好地进行图像三维重建,显示直径小于 5mm 的小结节。还可显示中央气管内病变和第 6~7 级支气管和小血管。明确病灶和周围气管、血管关系。正电子发射计算机断层显像（PET）有助于肺癌及淋巴结与身体其他部位转移的定性诊断。

3.放射性核素扫描、支气管或血管造影等检查　了解肿瘤的部位、大小、淋巴结肿大等情况。

（三）脱落细胞学检查

包括痰脱落细胞及胸腔积液肿瘤细胞学检查，是目前诊断肺癌简单方便的非创伤性诊断方法之一。痰脱落细胞学检查阳性率可达70％～80％，中央型肺癌阳性率2/3，周围型肺癌1/3。为提高痰阳性率，必须是深部咳出的新鲜痰，标本送检一般应连续3次以上，晨起所咳的痰或带血的痰液涂片阳性较高。

（四）支气管镜检查

是诊断肺癌最重要的手段，可直接观察到肿瘤大小、部位及范围，如可观察位于气管和主、叶、段或亚段支气管腔、管壁的病变，并可活检或吸取分泌物进行病理诊断，同时估计手术的范围和方式，近端支气管肿瘤诊断的阳性率可达90％～93％。

（五）经皮肺穿刺活检

经胸壁肺穿刺检查，主要用于周围型肺癌。在胸部X线、CT或B超监视下穿刺容易确定病灶的位置。

（六）其他

有淋巴结活检、经支气管细针穿刺活检、胸腔镜检查、纵隔镜检查、肿瘤标志物检查、开胸肺活检等。

五、治疗

肺癌的治疗应根据患者全身的状况、肿瘤的病理类型和侵犯范围、发展趋势，结合细胞分子生物学的改变，综合考虑，有计划地制订治疗方案，以最适当的经济费用取得最好的治疗效果，以最大限度提高治愈率和改善生活质量。肺癌的合理治疗是采取以手术切除为基础的综合治疗方法，即包含手术、放疗或中医药物疗法。小细胞肺癌多选用化疗＋放疗＋手术；非小细胞肺癌（鳞癌、腺癌、大细胞癌的总称）则先手术，然后放疗和化疗。

（一）外科治疗

手术是治疗肺癌的首选方法。适应于Ⅲa期前的非小细胞肺癌。目的是彻底切除肺部原发癌肿病灶、局部和纵隔淋巴结，尽可能保留健康的肺组织。若出现膈肌麻痹、声音嘶哑、上腔静脉阻塞征、对侧淋巴结（纵隔、肺门）或锁骨上淋巴结转移或其他远处转移、严重心肺功能不全者则丧失了手术的机会。

1.手术方式　肺切除手术方式的选择决定于肿瘤部位、大小和肺功能。目前我国肺癌手术切除率为85％～97％，总的5年生存率为30％～40％。

（1）肺叶切除：为肺癌手术的首选手术方式。病灶仅累及一叶肺或叶支气管应考虑肺叶切除术。对周围型肺癌，一般采用肺叶切除同时加淋巴结切除。

（2）单侧全肺切除：肿瘤直接侵犯到肺叶之外，超过肺叶切除的范围时才考虑一侧全肺切除。对中央型肺癌可施行一侧全肺切除加淋巴结切除术。全肺切除对心肺功能的损伤大，术后并发症大大高于肺叶切除术,应严格掌握手术指征。

(3)袖式肺叶切除术:适应于肿瘤已侵及主支气管或中间支气管、为避免支气管切端被肿瘤累及而不能实行单纯肺叶切除术者。即为保留正常的邻近肺叶,可切除病变的肺叶并环形切除一段受累及的主支气管,再吻合支气管上下切端。

(4)肺段或肺楔形切除:是指切除范围小于一个肺叶的术式,属于局部切除术。采用肺段切除治疗肺癌的指征如下:①心、肺功能差,病灶为周围型,小于3cm者。②对侧已行肺叶切除的肺癌患者,其新病灶为小于4cm的周围型。③有角化的高度分化的肺癌无淋巴结转移者。与肺叶切除相比,行肺段切除术的复发率高,长期年生存率减少5%～10%。

肺癌手术治疗对肺功能的要求:最大通气量(MBC)占预计值应$\geq$50%;时间肺活量(FEV$_1$/FVC)$\geq$50%;第1秒用力呼气量(FEV$_1$)$\geq$1000mL;动脉血氧分压(PaO$_2$)$\geq$60mmHg;动脉血二氧化碳分压(PaCO$_2$)$\leq$50mmHg。做全肺切除术的肺功能要求更高些:MBC占预计值应$\geq$70%,没有明显的阻塞性肺气肿;FEV$_1$在正常范围;PaO$_2$$\geq$80mmHg;PaCO$_2$$\leq$40mmHg。

手术禁忌证:胸外淋巴结转移,脑、肾等远处转移,广泛肺门、纵隔淋巴结转移,胸膜广泛转移或心包腔内转移,上腔静脉阻塞综合征,喉返神经麻痹等。

2.微创外科在肺癌治疗中的应用　电视辅助胸腔镜下(VATS)肺癌的切除术,对老年心肺功能不良的T$_1$N$_0$M$_0$的非小细胞肺癌在胸腔镜下做肺楔形切除,既切除了病灶,又具有对肺功能的损伤小等优点。

(二)放射治疗

放疗是肺癌治疗的一种重要手段,主要用于手术后残留病灶的处理和联合化疗的综合疗法。对于不能手术的晚期癌肿患者采用姑息性放疗对控制骨转移性疼痛、脊髓压迫、上腔静脉综合征、支气管阻塞及脑转移引起的症状有较为肯定的疗效。为提高手术切除率,通过放疗可使肿瘤缩小,从而有可能缩小手术范围,故有些患者可行术前放疗。对于部分非小细胞肺癌有学者提出术中放疗的报道,然而一般认为术中放疗应该和术后放疗相结合。

根据治疗的目的,肺癌的放疗可分为根治性放疗、姑息性放疗、术前放疗、术后放疗以及近距离放疗等。放疗对小细胞肺癌效果较好,鳞癌次之,腺癌和细支气管肺泡癌效果最差。放疗的剂量一般为40～60Gy,疗程4～6周,一般在患者术后1个月左右,全身情况改善能耐受后开始放疗。

放疗的不良反应包括疲乏、食欲减退、骨髓造血功能抑制、低热、放射性肺炎、肺纤维化和放射性食管炎等。放射性肺炎可用肾上腺糖皮质激素治疗。

(三)化学治疗

化疗是肺癌的一种全身性治疗方法,它对局部肺内病灶及经血道和淋巴道的微转移病灶均有作用。可分为根治性化疗、姑息性化疗、新辅助化疗、辅助化疗、局部化疗和增敏化疗。小细胞癌对化疗最敏感,最佳联合化疗方案的总缓解率可达80%～90%;鳞癌次之,腺癌效果最差。化疗不可能完全清除癌细胞,可单独用于晚期肺癌以缓解症状,或与手术、放疗综合应用,推迟手术或放疗后的局部复发和远处转移的出现,提高疗效。化疗是小细胞肺癌首选及主要的治疗,也可与手术治疗和放疗合并使用,防止肿瘤转移和复发。与手术、放疗并列作为非小细胞肺癌治疗的三大手段之一。

小细胞癌一线化疗的标准方案为 EP 方案,即依托泊苷＋顺铂。其他常用的联合化疗方案包括 IP 方案(伊立替康＋顺铂);CAV 方案(环磷酰胺＋多柔比星＋长春新碱)等。二线化疗方案可选药物有托泊替康单药或联合用药,如异环磷酰胺、紫杉醇等紫杉类药物、多西他赛、吉西他滨、伊立替康、环磷酰胺、多柔比星、长春新碱、口服依托泊苷等。

非小细胞肺癌的化疗仍以铂类为基础的方案。鳞癌可选用 GP 方案(吉西他滨＋顺铂或卡铂)、DP 方案(多西他赛＋顺铂或卡铂)、NP 方案(长春瑞滨＋顺铂)、TP 方案(紫杉醇＋顺铂或卡铂)、氮芥、甲氨蝶呤、洛莫司汀、顺铂、依托泊苷等;非鳞癌可选用 PP 方案(培美曲塞＋顺铂或卡铂)、EP 方案(依卡泊苷＋顺铂)、环磷酰胺、甲氨蝶呤、氟尿嘧啶、多柔比星等。

目前采用 2～3 个化学治疗药物的联合方案为多,每 3～4 周为一周期。应注重个体化化疗,用药后应观察压迫或转移症状有否减轻,病灶的影像有无缩小。大多数化疗药物在杀伤肿瘤细胞的同时,可引起正常细胞的损害,尤其对于生长旺盛的正常细胞损害更严重。

(四)其他治疗方法

1.局部治疗方法　经支气管动脉和肋间动脉灌注加栓塞治疗,经纤维支气管镜行激光或电刀切割肿瘤治疗,经纤维支气管镜内植入放疗源做近距离照射,经纤维支气管镜内置气管内支架等,对缓解症状有较好的效果。

2.免疫治疗　与化疗联合应用可以明显延长患者生存时间。卡介苗、短小棒状菌、干扰素、白介素-1、白介素-2、胸腺素、集落刺激因子等生物制品,或左旋咪唑等药物可激发和增强人体免疫功能。

3.生物靶向治疗　吉非替尼是肺癌生物靶点治疗中较为成熟的药物,它是一种表皮生长因子受体酪氨酸激酶抑制剂。主要用于接受过化疗的晚期或转移性非小细胞肺癌的治疗。其他靶向治疗的药物,如盐酸厄洛替尼、贝伐单抗、西妥昔单抗、重组人血管内皮抑制素(恩度)等与化疗联合应用可以提高晚期肺癌的生存率。

4.中医药治疗　按患者临床症状、脉象和舌苔等辨证论治,部分患者的症状可得以缓解并延长生存期。中医药对增强机体抵抗力、减少化疗和放疗的不良反应亦有一定作用。

5.肺癌并发症治疗

(1)恶性胸腔积液的治疗:目的是减轻症状,提高生活质量和延长生存期。恶性胸腔积液者,可给予胸穿抽液、注入化疗药物、免疫功能调节药物或胸腔封闭治疗。但在注入药物前,应尽可能抽尽胸腔内液体。有中等量和大量积液时,为避免纵隔摆动和复张后肺水肿,应先经皮置细硅胶管在 24h 内缓慢放净胸腔内液体,然后注入胸腔后夹管。除博来霉素外,其他药物可 2 种联合应用,但剂量必须减少 1/3。为减少毒副作用,可同时应用 5mg 地塞米松胸腔内注射。每 1～2h 变动体位,使药物分布均匀,24～48h 后拔管。

(2)颅脑转移:有颅脑转移者,如果原发灶已控制、脑内转移只是单个病灶者,可考虑手术治疗后全颅放疗或全颅放疗后结合 γ 刀治疗。对于多发或弥漫性转移者,可采用全颅放疗。如果脑转移合并其他部位转移或肺原发灶未控制者,可考虑全颅放疗结合化疗。

(3)骨转移:外放疗是治疗肺癌骨转移的有效方法。根据影像学转移灶部位,姑息放疗可对有可能危及生命和影响生活质量的骨转移灶以及癫痫症状产生较好疗效。此外,也可以选择双磷酸盐或密钙息等阻止骨溶解的药物,并产生止痛效果。

（4）其他：合并气管或主支气管阻塞者,可经支气管镜局部治疗,或放置内支架后外放疗和（或）后装内放疗。出现上腔静脉阻塞综合征时,可给予脱水药物、糖皮质激素、放疗和化疗,也可考虑放置上腔静脉内支架治疗。肝转移可选用介入治疗、放疗或其他局部（如乙醇和射频）处理。

6.对症治疗　包括止痛、止血和平喘等缓解症状的治疗。

六、护理

（一）心理社会支持

患者一般在肺部肿瘤未确诊前往往会有猜疑;患者得知自己患肺癌后,会面临巨大的身心应激,有的精神濒于崩溃,充满恐惧或绝望;有许多中晚期肺癌治疗效果不理想,生活能力衰退,情绪可转向抑郁、绝望。家庭主要成员对疾病的认识,对患者的态度,家庭经济情况,亦直接影响和加重不良心理反应。

（二）围术期护理

围术期护理包括手术前、后护理,并发症的观察和预防,同时注重手术后的功能锻炼,以期改善和提高患者的生活质量。

1.术前护理　常规术前护理基本上与一般术前护理相近。应做好手术前指导,包括指导患者腹式呼吸、有效咳嗽和咳痰、戒烟等。

（1）戒烟：指导并劝告患者停止吸烟。因为吸烟会刺激支气管、肺,使支气管分泌物增加,妨碍纤毛的清洁功能,导致支气管上皮活动减少或丧失活力。

（2）教会患者有效的咳嗽与咳痰、做深呼吸、翻身、坐起、在床旁活动的方法,指导患者使用深呼吸训练器,并说明这些活动对促进肺扩张和预防肺部并发症的重要意义。

（3）指导患者练习腿部运动,防止下肢深静脉血栓的形成。指导患者进行手术侧手臂和肩膀运动练习,以便术后维持正常的关节全范围的运动和正常姿势。告知患者术后24h内会经常被叫醒,做深呼吸、咳痰和改变体位,要有一定的心理准备,尽量利用短暂的时间进行休息。介绍胸腔引流的设备及术后留置胸腔引流管的重要性和注意事项。

2.手术后护理

（1）一般护理：生命体征观察、排尿、伤口局部的护理及疼痛等情况的观察与一般术后护理要求相似。

（2）术后合适的体位：肺切除术后麻醉未清醒时取平卧位,头侧向一边,以免导致吸入性肺炎;清醒后如血压平稳,可采用半坐位（床头抬高30°～45°）,这种体位有利于膈肌下降,促进肺扩张和胸腔积液的排出;肺叶切除的患者可允许平卧或侧卧位,并可转向任一侧,但病情较重,呼吸功能较差应尽量避免健侧卧位,以免压迫正常的肺,限制其通气;肺段或楔形切除术者,应避免手术侧卧位,尽量选择健侧卧位,以促进患侧肺组织扩张。全肺切除术者,应避免过度侧卧,可采取1/4侧卧位（小幅度的侧卧）,以避免纵隔移位和压迫健侧肺组织而导致呼吸循环功能衰竭。若有明显的血痰或支气管胸膜瘘管者,应取患侧卧位。尽量避免头低足高仰卧位,以防止横膈上升而妨碍通气。每1～2h定时给患者翻身一次,加强皮肤护理,预防褥疮的发生,同时可避免肺不张或深静脉血栓的形成。协助患者坐起时,要从健侧扶患者正常的手臂和头背部,并注意保护术后患者的体位和各种引流管。

(3)术后呼吸道护理

1)呼吸的观察:应密切观察患者呼吸情况,即呼吸频率、幅度和节律,胸廓运动是否对称,双肺呼吸音;有无气促、发绀等缺氧征象以及动脉血氧饱和度等。

2)给氧和呼吸支持的护理:肺切除术后,按医嘱给予氧气吸入,一般给予鼻导管吸氧,流量2～4L/min,多数患者术后2～3日能适应肺容量的减少,若缺氧症状改善后可间断吸氧。对呼吸功能不全,术后需用机械通气治疗,带气管插管者,有条件时常将这些患者安排在重症监护室。患者返回病房时,护士应密切观察导管的位置,防止气管导管的滑脱或移向一侧支气管,防止意外。

3)协助并鼓励患者有效的咳嗽、咳痰、深呼吸:咳嗽和深呼吸是简单而有效的呼吸治疗方法,有助于清除肺内分泌物,预防肺不张,促使肺扩张,改善肺部循环;有助于胸膜腔内液体的排出。术前应充分强调其重要性,详细评估患者的咳嗽咳痰的能力和有效性。术后每隔1～2h 1次。定时给患者叩击背部。叩击时患者取侧卧位,叩击者双手手指并拢,手背隆起,指关节微屈,从肺底由下向上、由外向内轻叩拍胸壁,促使肺叶、肺段处的分泌物松动流至支气管。边叩击边鼓励患者咳嗽。患者咳嗽时,固定胸部伤口,以减轻疼痛。术后最初几日内护士协助固定患者胸部,协助咳嗽和排痰,逐步过渡到可教会患者自己或教会家属固定胸部。实施时先协助患者坐起,支持其胸背部伤口,可采用以下方法:a.护士站在患者健侧,伸开双手,双手从胸部前后紧托胸部伤口部位以固定。固定胸部时各指靠拢,压紧伤口又不得限制胸部膨胀。可采用指按患者胸骨切迹上方气管刺激患者咳嗽;也可同时嘱患者慢慢轻咳嗽,再深吸一口气,然后用力将痰咳出。患者咳嗽时略施压力按压胸部,有助于患者将痰咳出。b.护士站在手术侧,一手放在手术侧肩膀上并用力向下压,另一手置于伤口下支托胸部,深呼吸数次后咳嗽。正确的固定方法不应按压胸骨及限制膈肌的正常活动。当患者咳嗽时,护士的头应在患者身后,可保护自己避免被咳出的分泌物溅到。有效咳嗽的声音为音调低、深沉且在控制下进行。有些患者做深呼吸时出现一时昏厥,这是由于深呼吸增加胸内压力,阻止静脉血流回心脏,减少心排血量,血压降低导致脑供血不足所致;也由于过度换气时呼出大量二氧化碳,而使血中二氧化碳突然减少,呼吸减慢造成缺氧。一般数分钟后症状可自行缓解,护士要注意保护患者,防止摔倒撞伤。

4)稀释痰液、清除呼吸道分泌物:若术后呼吸道分泌物黏稠而不易咳出者,可通过超声雾化吸入或气源启动的高频射流雾化吸入,以达到稀释痰液、解痉、抗感染的目的。常用药物有糜蛋白酶、地塞米松、β_2受体兴奋剂、抗生素等。雾化吸入稀释痰液时应鼓励患者配合深呼吸,药液量不宜过多,一般雾化时间以10～20min 为宜,避免患者的过度劳累。

5)机械吸痰:吸痰可帮助术后患者排出呼吸道分泌物并刺激咳嗽。护士需掌握肺部听诊,以评估患者有无吸痰的需要。应采用适时的吸痰技术和频率,即根据痰液情况决定吸痰的时机。应预防吸痰导致的低氧血症,可在吸痰前后提高吸氧浓度,充分给氧,每次吸痰时间不得超过15s,两次间隔应让患者休息1～2min。吸痰后护士要评估吸痰效果并记录痰量和性质。

(4)胸腔闭式引流管的护理:肺切除后常规放置胸腔闭式引流管。胸腔闭式引流管护理是肺癌术后的重要部分,应保持有效的胸腔引流,即做到引流管的通畅、密闭和合理的固定等。术后的胸腔引流一般在手术室置管。通常放置两根引流管,分别从锁骨中线第 2 肋间和腋中线第 6~8 肋间放入,前者引流管较细,主要以引流胸腔内气体为主;而后者引流管较粗,主要以引流胸腔内的液体和血液为主。

1)引流装置的位置:胸腔闭式引流主要是靠重力引流,水封瓶应置于患者胸部水平下 60~100cm,并应放在专门的架子上,防止被踢倒或抬高。搬运患者时,先用两把止血钳双重夹住胸腔引流管。

2)患者的体位:术后患者通常为半卧位,如果患者躺向插管侧,注意防止压迫胸腔引流管。

3)引流管的长度与固定:引流管的长度以能将引流管固定在床缘,且能使它垂直降到引流瓶为宜。过长时易扭曲,还会增大无效腔,影响通气。过短时患者翻身或坐起时易牵拉到引流管。

4)维持引流系统的密闭:为避免空气进入胸膜腔,所有接头应连接紧密。目前多使用一次性的塑料引流瓶,不易打破,但注意引流伤口周围用纱布包盖严密。

5)密切观察引流管是否通畅,防止受压、扭曲、堵塞和滑脱。检查引流管是否通畅的方法,是观察是否引气体排出和长管内水柱的波动。正常的水柱上下波动 4~6cm。若波动停止,表明该系统被堵塞或肺已完全膨胀,如发现气胸或张力性气胸的早期症状,应怀疑引流管被血块堵塞,设法挤压引流管。当发现引流液较多时,可按需挤压引流管的堵塞局部,通过挤压引流管可使堵塞管子的血块移动,保持引流管通畅。挤压引流管的方法,可用一只手固定引流管,另一只手握紧引流管朝引流瓶方向滑动。由于胸腔引流术是个痛苦的经历,尤其是挤压时产生的负压,让患者感到异常疼痛,故不可将挤压引流管作为常规操作,应通过评估,当证实存在有血块堵塞时,再进行挤压。

6)密切观察引流液色、质、量:术后第一个 24h 内引流液约 500mL,为正常引流量。若引流量突然增多(每小时 100~200mL)且为血性时,应考虑出血的可能,应立即通知医生。引流量过少,密切巡视引流管是否通畅。

7)胸腔引流管置管期间的各项操作应遵守无菌原则,预防感染。胸腔引流瓶中的液体应装蒸馏水或生理盐水。

8)并发症的观察与预防:全肺切除术后的胸腔引流管一般呈钳闭状态,以保证术后患侧胸腔内有一定量的渗液,以减轻纵隔移位。一般酌情放出适量的气体或引流液,以维持气管、纵隔位于中间位置。每次所放液体速度宜慢,液量每次不宜超过 100mL,以避免快速多量放液体引起纵隔突然移位,甚至导致心脏骤停。应密切观察有无皮下气肿、气管移位等并发症。

9)胸腔引流管拔管的注意事项:肺癌手术患者的胸腔引流管一般安置 48~72h 后,如查体及胸片证实肺已完全复张,8h 内引流量少于 50mL,无气体排出,患者无呼吸困难,可拔出胸腔引流管。拔管时患者应取半卧位或坐在床沿,鼓励患者咳嗽。挤压引流管后夹闭。嘱患者深吸一口气后屏住。患者屏气时拔管,拔管后立即用凡士林纱布覆盖伤口。拔管后,要观察患者有无呼吸困难、气胸和皮下气肿。检查引流口覆盖情况,是否继续渗液等。

（5）疼痛护理

1）术后常规给予自控式硬膜外持续止痛，并向患者详细介绍自控镇痛给药方法。

2）观察硬膜外持续止痛管的位置及连接是否完好，嘱患者活动时动作宜缓慢，不宜过猛，防止硬膜外止痛管的滑脱。

3）定时评估患者疼痛的部位、性质和程度，寻找疼痛原因。如腹带包扎时使胸管受压上翘紧贴患者胸壁引起疼痛，胸液引流不畅引起胸痛，往往在去除上述诱因后，患者疼痛得以缓解。

4）协助患者咳嗽、咳痰时应用双手压住固定伤口以减轻疼痛。

5）如疼痛严重影响患者的休息和活动，患者因疼痛影响有效咳嗽应给予不影响呼吸和咳嗽的止痛药或止痛贴剂。

（6）术后的活动与锻炼

1）鼓励患者早期下床活动，并制定合适的个体化活动方案：其目的是预防肺不张，改善呼吸循环功能，增进食欲，振奋精神。术后第1日，患者生命体征平稳无禁忌证，应鼓励和协助患者下床或在床旁站立移步。若带有引流管应妥善固定保护；应严密观察患者病情变化，在活动期间尤其是刚开始活动初期，若患者出现头晕、心悸、出冷汗、气促等症状时应立即停止活动。术后第2日起，可扶持患者围绕病床在室内走动3～5min，以后根据病情可逐步增加活动量。

2）手臂与肩关节的运动：目的是预防手术侧胸壁肌肉粘连、肩关节强直以及失用性萎缩。先进行被动运动，逐步过渡到主动运动。即患者麻醉清醒后，可协助患者进行臂部、躯干和四肢的轻微活动。术后第1日开始左肩、臂的主动运动。如抬高肩膀，肩膀向前向后运动；抬举肘部，使肘部尽量靠近耳朵，然后固定肩关节将手臂伸直；将手臂高举到肩膀高度，将手肘弯成90°，然后旋转肩膀而将手臂向前、向后划弧线等。锻炼时患者可先躺着进行，然后可改为坐姿、站姿。可以在患者进行锻炼前，给予适量的镇痛药，协助患者咳出痰液，以便患者能更好地配合，运动量以患者不感到疲乏和疼痛为宜，逐步适应肺切除后余肺的呼吸容量。

（7）术后并发症预防与护理

1）出血：可能因手术时胸膜粘连紧密，止血不彻底或血管结扎线脱落；胸腔内大量毛细血管充血以及胸腔内负压等因素而导致胸腔内出血。应严密观察生命体征，定时检查伤口敷料以及引流管旁的渗血或出血情况，严密观察胸腔引流液的色、质、量并记录。若术后3h内胸腔引流液量超过100mL/h，且呈色鲜红，伴有血凝块，有失血性休克征象，疑为活动性出血，应及时报告医生，在中心静脉压监测下加快输液输血速度，遵医嘱给予止血药，同时保持胸腔引流管通畅，定时挤压胸管。必要时考虑剖胸止血。

2）肺不张：采用保留肋骨的剖胸术，尤其是中断肋骨剖胸方法，术后6h患者即能恢复有效的咳嗽，也使得肺不张发生率大大下降。肺不张可能与手术采用全麻方式导致患者膈肌受抑制，术后软弱无力或胸部包扎过紧等，从而限制呼吸运动，使患者咳嗽无力。术后患者不能有效排痰，易导致分泌物潴留堵塞支气管，引起肺不张。术后肺不张主要应注重预防，如采用双腔气管插管防止术中呼吸道分泌物流入对侧呼吸道，手术结束时拔除气管插管前充分吸痰，术后必要时协助医生行纤维支气管镜下吸痰，病情严重者可行气管切开，以保证呼吸道通畅。

3）支气管胸膜瘘：是肺切除术后严重的并发症之一。可能与下列因素有关：支气管缝合不严密；支气管残端血供不良；支气管缝合处感染、破裂；余肺的表面肺泡或小支气管撕裂；术前放射治疗等。目前肺切除术后早期支气管残端瘘已少见。多发生在术后1周内。术后2周内仍持续有大量气体从胸腔引流管排出,患者出现发热、刺激性咳嗽、痰中带血或咳血痰、呼吸音减低、呼吸困难。考虑存在支气管胸膜瘘时,可用亚甲蓝注入胸膜腔,患者咳出带有亚甲蓝的痰液即可诊断。支气管胸膜瘘时,支气管分泌物流入胸腔,继发感染可引起脓胸;空气经瘘管进入胸膜腔,可造成张力性气胸、皮下气肿,甚至大量的胸腔积液经瘘孔流入支气管内,导致窒息。一旦发生窒息先兆,应及时报告医生,将患者置于患者卧位,以防瘘出液流向健侧,并配合抢救,必要时再次剖胸修补瘘孔。

4)术后早期肺功能不全:多发生于术前肺功能不良或切除肺超过术前估计范围者。对肺功能不良的患者,应用呼吸机支持辅助呼吸,帮助患者渡过手术,一般术后第5～7日即可停用呼吸机。随着无创机械通气的广泛应用,术前先用面罩加压机械通气辅助呼吸,同时帮助患者有效的咳嗽、咳痰有利于防止术后早期肺功能不全。

（三）化学治疗的护理

肺癌化疗护理的特点如下:化疗作为肺癌治疗的主要综合措施之一,应根据患者全身情况、评估静脉情况、熟悉所用药物的毒副作用和所采用的化疗途径等给予个体化疗护理。肺癌的外周静脉途径化疗的总有效率为40%左右。介入化疗如支气管动脉灌注(BAI)化疗、支气管动脉与肺动脉双重灌注(DAI)化疗、经皮动脉导管药盒系统(PSC)途径的近期总疗效率在80%以上,故为许多有适应证肺癌的化疗手段之一。

(1)铂类药物是肺癌联合化疗的基础药物,如顺铂的催吐作用强,应充分做好水化、按医嘱给予对症支持治疗。注意监测24h尿量,观察有无耳鸣、头晕、听力下降等不良反应。

(2)肺癌化疗药物中应用紫杉醇类等抗代谢类药物者居多,该类药物血管毒性强,局部外渗易导致局部组织坏死。另外该类药物可出现过敏反应,应详细询问过敏史,密切观察患者的脉搏、呼吸、血压的变化,严格掌握剂量和用药时间,尤其在开始用药的第1小时内应每15min测量1次脉搏、呼吸、血压的变化,对有可能过敏反应者最初30min内应控制滴速,若出现明显的过敏反应终止用药,配合抢救。对化疗前常用的辅助药物如激素等解毒拮抗剂.注意用药的剂量、时间应准确。

(3)肺癌患者化疗次数较多,应合理选择血管。一般化疗不宜选择下肢静脉。然而对出现上腔静脉压迫综合征患者应避免患侧上肢静脉的注射,宜选择下肢静脉化疗为宜,因为如用上肢静脉注射化疗药物,其静脉血液回流心脏受阻致使药物在局部较长时间滞流而加重局部的刺激作用,此外大量液体可加重上腔静脉压迫综合征症状。

(4)肺癌化疗结合放疗应用,可能导致两者的不良反应会更早出现,不良反应的严重程度加剧,应密切观察,及时处理。

(5)对于老年肺癌患者,尤其是大于70岁者,化疗的争议较大。由于老年患者代谢慢、机体功能衰退、全身合并症多、化疗对机体损伤大,根据患者的全身耐受情况,多主张单药化疗为好,应紧密观察其不良反应,用最小的剂量达到最大的缓解率,提高老年患者的生活质量为治疗目的。

（四）放射治疗的护理

急性放射性肺炎是肺癌放射治疗中较多见且危害较大的并发症。肺癌患者正常肺组织接受常规放疗 20Gy 后即会产生永久性损伤,照射 30～40Gy 3～4 周后,所照射的肺即呈现急性渗出性炎症,但多不产生症状,若伴发感染,即出现急性放射性肺炎的表现;照射后 6 个月左右出现肺纤维化改变,到 1 年左右达到最严重地步。

放射性肺炎的形成与受照射面积的关系最大,与剂量及分割也有关,面积、剂量越大发生放射性肺炎的概率越高。放射性肺损伤发生的另一个重要因素是应用化疗,化疗可加重放疗造成的肺损伤,某些药物本身就会引起药物性肺炎及肺纤维化,更易引起肺损伤。

重症阻塞性肺气肿患者更易并发放射性肺炎。对全身情况很差,伴有严重心、肝、肾功能不全者禁用放疗。

放射性肺炎的主要临床表现为咳嗽、咳大量的黏液痰、气促、白细胞升高,可出现体温升高,严重者可出现呼吸困难,听诊可闻及干湿啰音。X 线摄片显示病变范围与照射野一致的肺炎。应密切观察患者的体温变化,密切观察放疗期间和放疗后血象中白细胞的情况;观察呼吸情况,有无咳嗽、咳痰加重。放疗中应每周检查血象,如血白细胞明显下降,要暂停放疗。应卧床休息,给予高热量、高蛋白质、易消化饮食;高热者给予物理降温或药物降温;按医嘱给予抗炎、止咳、化痰、平喘等症处理;一旦急性放射性肺炎诊断明确应按医嘱及时给予大剂量肾上腺皮质激素治疗,维持数周后逐渐减量停止使用激素;根据呼吸困难的严重程度,必要时给予氧疗。

放射性肺炎一旦发生,治疗难度很大,故重在预防。对肺癌患者应精确设野,使正常肺组织受量减至最少,照射容积降至最低;合并应用化疗应选择适当药物,并与放疗间隔适当时间,以利于正常肺组织恢复;对有长期大量吸烟史及慢性肺病者更应注意,以降低肺损伤的发生率,减轻损伤程度,减少放疗相关死亡。

(五)生物靶向治疗的护理

皮疹、腹泻、厌食、口腔溃疡等为吉非替尼和厄洛替尼常见的不良反应,因而在服用这些药物时应密切观察头面部和躯干的皮肤是否异常,注意保持清洁,用温水轻轻清洗皮肤,勿搔抓、勿使用刺激性清洁剂,注意防日光暴晒。应密切观腹泻患者的大便次数、量和性状,注意保持肛周皮肤的清洁、完整。腹泻频繁者,必要时按照医嘱使用止泻药物并酌情减量治疗。

厄洛替尼最为严重的不良反应为间质性肺炎,故用药期间应密切观察患者有无咳嗽、胸闷、气促、发绀、发热等症状。应注意休息,适当活动,加强营养,防止受凉感冒,必要时按医嘱给药和氧疗。

(六)营养和液体平衡的护理

提供高热量、高蛋白质、丰富维生素、易消化吸收、多样化、营养丰富的食物,鼓励进食。一般蛋白质 100～150g/d,总热量 20900～25080kJ/d(5000～6000kcal/d)。对伴有营养不良者,经肠内或肠外途径补充营养,改善患者的营养状况。

放疗或化疗期间引起患者食欲下降,恶心、呕吐者应注重配制患者喜爱的食物,以适口、清淡为原则,少量多餐。注意调整食物的色、香、味,刺激提高患者的食欲。必要时给予静脉高营养。

肺癌术后严格掌握输液的量和速度,防止左心衰竭、水肿的发生。全肺切除术后应适当控制钠盐的摄入量,24h 补液量控制在 2000mL 以内为宜,以维持的液体平衡。同时应注意营养的补充,一般患者意识恢复后且未出现恶心现象,拔除气管插管 4～6h 后,如无禁忌证即可开始饮水,逐步过渡到进食流质、半流质,直至普食。术后饮食护理应遵循上述提供丰富营养的食物外,还应以维持水、电解质平衡,改善负氮平衡,提高机体抵抗力,促进伤口愈合为原则。

七、康复支持

(一)呼吸功能的康复

早期有效咳嗽、腹式呼吸等为预防术后肺不张、防止胸膜粘连、恢复肺功能的关键措施,进一步的康复锻炼措施如下。

1.腹式深呼吸　指导患者应用腹式深呼吸可改善与恢复肺癌术后的肺功能,同时可减轻疼痛。采用深长而缓慢地呼吸,即尽量用鼻吸气而用口呼气,每日 4～6 次,每次 5～10min,患者可平卧或坐位,两手分别置于胸、腹部,膝关节屈曲,深吸气时腹部尽量隆起,然后缓慢呼气,置于腹部的手向上向后压,以帮助膈肌上移使腹部收缩。可练习吹气球或吸深呼吸训练器可促使肺充分膨胀。

2.不同手术部位的呼吸训练　根据肺癌手术部位的不同,可采取有针对性的局部训练的技术,以提高有效咳嗽、腹式呼吸的整体效果。如加强肺上部通气,可双手叉腰,放松肩胛骨,再进行深呼吸;为加强肺下部通气和膈肌运动,可在吸气时尽量抬高双手,使双手高于头部,呼气时手还原;为加强肺下部通气和膈肌运动,可身体屈向对侧深呼吸,吸气时尽量抬高双手,使双手高于头部,呼气时手还原。

3.全身呼吸运动

(1)站立呼吸:双手叉腰,两脚分开与肩同宽,充分放松肩胛骨,进行深呼吸。

(2)单拳呼吸:单手握拳并举起,举起时深吸气,放下时缓慢呼气。

(3)托天呼吸:双手握拳,有节奏地缓慢举起并放下,举起时吸气,放下时缓慢呼气。

(4)蹲站呼吸:双手自然放松,做下蹲动作时吸气,站起时缓慢呼气。

(二)康复运动

对长期卧床的患者应指导患者进行抬臂、抬肩、手达到对侧肩部、举手过头或拉床带活动,可防止患侧肩关节强直,有利于血液循环,防止血栓形成,患者体力恢复时,应尽早下床活动,也有利于防止深静脉血栓形成。患者可根据自身的体质、病情、个人的爱好,结合季节特点,选择适宜自己的休闲康复运动,如散步、打太极拳、钓鱼或登山等,以不过度劳累逐步恢复到正常时的活动量。

(三)其他的康复指导

(1)宣传吸烟对人体健康的危害,提倡戒烟,并注意避免被动吸烟。力争改善劳动条件和生活环境,对职业性致癌物接触者和高发地区人群,定期进行重点普查。开展防止肺癌的宣传教育,对高危人群做到早发现、早治疗。

(2)尽量少到人多或空气污染的公共场所,避免呼吸道感染。

(3)戒烟:使患者了解吸烟的危害,鼓励并坚持戒烟。

(4)饮食指导:少吃刺激性食物以及生痰伤肺的食物,多吃富含维生素 A 及 C 的食物,以及清肺润肺食物。

（5）对肺癌缓解期患者，教育家属帮助患者切实安排好每日的生活、休息、饮食和活动，最大程度上发挥家庭支持，以增强治疗信心，维持较好的生活质量。

（6）若出现伤口疼痛、剧烈咳嗽及咯血等症状，或存在进行性倦怠情况，应及时到医院复诊。

（7）指导门诊随访知识，掌握下次放疗、化疗的时间，准时就诊，定期复查。

第四节　食管癌的护理

一、流行病学特征及病因

（一）流行病学特征

食管癌是常见的一种消化道癌肿，其发病率和死亡率各国差异很大。国外食管癌以亚洲、非洲、拉丁美洲的某些地区如印度、日本、巴西、智利等地的居民发病率较高，而欧洲、北美和大洋洲地区发病率很低。我国是世界上食管癌高发地区之一，每年平均死亡病例约 19 万人，男多于女，发病年龄多在 50 岁以上。在我国主要高发区有：河北、河南、山西三省交界的太行山区、河南林州市（林县）和苏北地区。食管癌的发生有一定的民族差异，我国新疆哈萨克族居民的食管癌发病率最高（33.90/10 万），而以苗族为最低（1.09/10 万）。不同民族中食管癌发病率的不同，可能与其生活习惯和遗传易感因素有关。

据卫生部统计，我国食管癌发病率呈现逐年明显的下降趋势，1995 年我国食管癌男性发病率为10.1/10万，与 1980 年相比（21.0/10 万）下降 55％，女性下降 53％。至 2000 年，发病率男性居于肺癌、胃癌、肝癌、结肠癌之后，位于第 5 位。女性居于乳腺癌、胃癌、肺癌、结肠癌之后，位于第 5 位。

（二）病因

关于食管癌的发病因素，近年来有许多深入的调查研究及实验室观察，一般认为食管癌可能是多种因素所致的疾病。

1.亚硝胺类化合物　亚硝胺类化合物是一种很强的致癌物，已知有十几种亚硝胺能引起动物的食管癌。这类化合物主要包括亚硝胺和亚硝酸胺两大类。在食管癌高发区的粮食蔬菜和饮水中均可以检测到较高含量的亚硝胺及其前体，其含量与当地食管上皮增生、食管癌的发病率呈正相关。

2.吸烟和饮酒　长期吸烟和饮酒与食管癌的发生有关。吸烟量多者食管癌发病率比不吸烟者高 7 倍，大量饮酒者比不饮酒者食管癌发病率要高 50 倍。

3.食管损伤及炎症　长期食用粗、硬食物和进食过快、过烫，易引起食管黏膜的机械性及物理性的刺激与损伤，反复损伤可以造成黏膜上皮增生、间变，最后导致癌变。同时食管慢性损伤为致癌物质进入创造条件，从而促进癌的发生。各种原因引起的经久不愈的食管炎，可能是食管癌的前期病变,尤其是有食管黏膜上皮细胞间变或不典型增生者,癌变的危险性更大。

4.真菌毒素 已发现有 10 多种真菌毒素,能诱发动物不同器官的肿瘤。在某些高发区的粮食中、食管癌患者的上消化道中或切除的食管癌标本上,均能分离出多种真菌。其中某些真菌有致癌作用,有些真菌能促使亚硝胺及其前体的形成,更能促进癌肿的发生。

5.营养和微量元素 某些微量元素缺乏,可能与食管癌的高发有关。在食管癌高发地区的粮食、蔬菜、饮水中测得钼含量偏低。长期缺乏维生素和蛋白质以及核黄素,也是食管癌高发区的一个共同特点。

二、病理分类及临床分期

(一)解剖和分段
食管上起于下咽部,下至食管胃结合部,总长度为 22~24cm。国际抗癌联盟(UICC)将食管分为:颈段,从食管入口(下咽部)到胸骨切迹(胸骨入口,距门齿 18cm);上胸段,自胸骨入口至气管分叉(距门齿 24cm);气管分叉至贲门入口,这一段一分为二,上 1/2(到距门齿 32cm)为中胸段食管,下 1/2(到距门齿 40cm 处)为下胸段食管。国内外资料显示,中段食管癌最多,占 50%左右,下胸段次之(30%),上胸段(14%)和颈段(6%)较少。

(二)病理分型
食管癌中 95%为鳞状细胞癌,少数为腺癌或肉瘤。

1.髓质型 以浸润性生长为主,可以沿食管周径和腔内浸润,表面常有深浅不一的溃疡,切面呈灰白色,均匀致密。

2.溃疡型 其突出表现是有深溃疡形成,溃疡边缘凹凸不平,表面有炎性渗出,溃疡可穿透浆膜浸润邻近器官或引起穿孔。

3.缩窄型 癌肿浸润食管全周,呈环形生长,造成管腔狭窄,常较早出现阻塞。肿瘤长度一般不超过 3cm,切面结构致密,富含结缔组织。

4.腔内型 多伴有较宽的基底或蒂与食管相连,表面有糜烂或不规则小溃疡。

(三)扩散及转移
1.局部蔓延 癌肿在黏膜下向食管全周及上、下扩散,同时也向肌层浸润,并侵入邻近组织,如气管、支气管、肺门、纵隔或主动脉。

2.淋巴道转移 为食管癌转移的主要途径,食管上段癌可转移至锁骨上窝及颈部淋巴结;中段及下段癌常转移至食管旁淋巴结、气管分叉处淋巴结、胸主动脉旁淋巴结及腹腔淋巴结。无论上、中、下段食管癌均可转移至锁骨上淋巴结,也可逆行转移至腹腔淋巴结。

3.血行转移 食管癌较少通过血液循环转移至其他器官,如果发生也在晚期,以转移到肝、肺、骨、肾、大网膜、腹膜和肾上腺为多见。

三、临床表现

(一)早期症状

食管癌早期无明显临床症状,仅有轻度胸骨后不适、食管烧灼感或疼痛,偶有局部异物感,进食时偶有梗阻感,下段食管癌可引起上腹部不适、呃逆等症状。症状间歇出现,常被忽视。

(二)中晚期症状

临床上食管癌的典型症状为进行性吞咽困难,先是硬食咽下缓慢,继而只能进半流质、流质,严重者滴水不进并频繁呕吐黏液,患者明显脱水,体重下降,营养不良。

1.梗阻 当食管癌出现较为明显的进食梗阻时,肿瘤常已侵犯食管周径 2/3 以上,长度已达 3cm。梗阻症状随着病情发展进行性加重且呈持续性。

2.疼痛 胸骨后或背部肩胛区持续性钝痛常提示食管癌已有外侵,引起食管周围炎、纵隔炎,但也可以是肿瘤致食管深层溃疡所致;下胸段或贲门部肿瘤引起的疼痛可以发生在上腹部,常提示有腹腔淋巴结转移。

3.出血 食管癌患者有时也会因呕血和黑便而就诊。对肿瘤有穿透性溃疡者可浸润大血管,特别是浸润胸主动脉者,可造成致死性出血。

4.声音嘶哑 常是肿瘤直接侵犯或转移淋巴结压迫喉返神经所致。

5.体重减轻和厌食 患者在短期内体重明显减轻或出现厌食症状时,常提示肿瘤有广泛转移。

6.其他 如恶病质、气管食管瘘及全身广泛转移的相应症状。

四、诊断

除根据病史、临床表现和体格检查外,主要有以下检查。

1.食管 X 线钡餐检查 是食管癌常规检查方法之一,可以观察病变的部位、长度、有无外侵、外侵的范围和程度以及梗阻的情况,对选择治疗方案有重要意义。早期食管癌的 X 线表现有:①局限性黏膜皱襞紊乱和中断;②局限性管壁僵硬;③局限性小的充盈缺损;④小龛影。晚期食管癌的 X 线表现一般为充盈缺损、管腔狭窄或梗阻。

2.食管 CT 及 MRI 检查 可以了解全食管与周围脏器的关系,肿瘤外侵程度,纵隔淋巴结转移情况及远处器官转移情况,对于制定手术及放疗计划很有意义。

3.食管腔内超声显像(EUS) 是近年来开展的诊断食管癌的重要方法,不但可以测定肿瘤的浸润深度,有利于术前准确分期,亦可检测肿瘤与邻近器官的关系,以及区域淋巴结转移情况。食管 EUS 的应用已逐渐广泛,国外已成为术前常规检查方法之一。

4.食管拉网细胞学检查 适用于有症状而食管造影无所发现者。可用双腔带网气囊,通过食管采集脱落细胞进行检查,以确定其病理形态。病例阳性率可达 90%,简便易行。

5.食管镜检查 可直接观察肿块的形态、大小、部位,并可行多点的活检和脱落细胞学检查,为食管癌诊断提供细胞学和病理学依据。

五、治疗

目前对食管癌的治疗大致分为手术治疗、放射治疗、化学治疗和免疫治疗。食管癌早期或较早期以手术治疗为主，中、晚期食管癌需行手术与放疗、化疗、免疫等综合治疗，以进一步提高疗效，减少肿瘤的复发和转移。

（一）手术治疗

为治疗食管癌的首选方法。食管癌手术的目的主要有两个方面：一是根治性切除肿瘤，以期获得长期生存；二是恢复消化道功能，解除进食梗阻，提高生活质量。因此，只要患者全身状况许可，除有远处转移的Ⅳ期病例外，均应争取手术治疗；对于Ⅳ期病例，如全身情况允许，为解除进食梗阻症状，也可以有选择地进行姑息性的手术。常用手术切除方式有：

1. 根治性手术　Ⅱ期以内病例及部分Ⅲ期食管癌，除彻底切除肿瘤外，连同食管周围的脂肪结缔组织一并切除，并做区域淋巴结清扫。区域淋巴结清扫分为二野清扫和三野清扫。二野清扫术是给予纵隔和胃上部淋巴结清扫。三野清扫术是包括颈部、胸部和腹部区域淋巴结的清扫。近年来，三野清扫术越来越受到广泛的推荐。该手术以胃或结肠做食管重建术。

2. 不经胸食管钝性剥脱术　对癌瘤侵犯食管黏膜肌层者，或一般情况较差，心肺功能不能耐受开胸手术的腹段或颈段食管癌患者，可采用不经胸食管钝性剥脱术。

3. 胸腔镜和电视胸腔镜手术　现已用于食管癌的分期和食管切除手术，不少患者因心肺原因不能耐受开胸手术而采用胸腔镜手术。

4. 姑息性手术　是指肿瘤已有远处转移或侵犯重要生命脏器，或有广泛淋巴结转移，无法全部切除肿瘤，而给予部分切除或利用机体的脏器重建消化道，缓解患者吞咽困难的外科手术方法，如各种转流手术、食管腔内置管术和胃、空肠造瘘术等。这类手术并不能延长患者的生存期，主要为了减轻吞咽困难，改善生活质量。

（二）放射治疗

食管癌放疗适应证较宽，除了食管穿孔形成食管瘘、远处转移、明显恶病质及严重心、肺、肝等疾病外，均可行放疗。

1. 放疗的形式

（1）术前放疗：目的在于使难以手术切除的肿瘤缩小，便于手术切除，同时改善术前患者的一般状况，便于耐受手术治疗。行术前放疗患者应在放疗结束后 4～6 周手术。

（2）术后放疗：目的在于杀灭不能切除或残留病灶，以及术后消灭亚临床病灶，防止局部复发。有报道对于术后无淋巴结转移者，术后预防性放疗疗效最好，其余情况均未显示出术后放疗的优越性。

（3）单纯根治性放射：目的在于治愈患者，最大限度地杀灭肿瘤细胞，同时又尽可能地保护正常组织，减轻放射性损伤，提高患者的生活质量。它的适应证：①适用于早期食管癌，拒绝手术者，或由于内科疾病不宜手术者。②上胸段和颈段食管癌，由于邻近器官限制及手术创面大，适于放疗。③中胸段食管癌的肿瘤明显外侵，与降主动脉的间隙完全消失，不宜手术者。④全身状况中等，至少可进流质，无远处转移，无穿孔出血征象，无内科禁忌证。

（4）姑息性放疗：目的在于缓解症状，改善进食，延长生存期，减轻患者的痛苦，适于晚期食管癌。

2.放疗反应

（1）急性放射反应：最常见的为急性放射性食管炎和气管炎，发生于常规放疗开始后2周左右，在4周达到高峰，需要对症处理。可出现食管穿孔、气管食管瘘、出血，常发生于肿瘤有深部溃疡者，一旦发生这些并发症，必须中止放射治疗，改用支持治疗、抗感染或止血等对症处理，严重者应立即手术（止血或穿孔修补或胃造瘘术）。

（2）后期放射损伤：常见的是放射性气管狭窄，轻度导致顽固性咳嗽，严重者导致窒息死亡。另外放射性食管狭窄也较普遍，可以通过食管扩张术或支架术解决。肺纤维化是另一常见的后期反应，多发生于近椎体的后段、肺门，为纤维条索状致密影，在放射野内多见，为不可逆的放射后遗症。放射性脊髓病偶见，严格控制脊髓受量是预防其发生的唯一办法。

（三）化学治疗

不仅用于治疗晚期食管癌，而且用于与手术及放射结合的治疗方案。临床采用多种药物联合应用，其中常用药物为顺铂、氟尿嘧啶、长春瑞滨、紫杉醇等。几乎所有联合用药都是以顺铂为基础。

六、护　理

（一）手术前护理

1.心理疏导　食管癌患者多系吞咽困难为主诉入院，往往对进行性加重的进食困难、体重下降焦虑不安，迫切希望早日手术。但食管癌手术范围较大，术后并发症较多，所以往往表现出紧张、焦虑、恐惧等反应，护士应加强与患者和家属的沟通，实施耐心的心理疏导，强调治愈的希望，使其积极配合治疗与护理。

2.营养及水、电解质的补充和纠正　大多数患者因长期吞咽困难而有低蛋白血症，水、电解质失衡。术前应评估患者营养状况，指导患者进食高热量、高蛋白质、含丰富维生素的流质或半流质饮食。若有高度梗阻，进食困难者，可行静脉营养治疗，纠正水、电解质失衡；必要时输血，并纠正低蛋白血症。

3.口腔卫生　口腔是食管的门户，口腔的细菌可随食物或唾液进入食管，在梗阻或狭窄部位停留、繁殖，造成局部感染，影响术后吻合口愈合。口腔内细菌还能被吸入气管，引起呼吸道感染。因此，术前应积极治疗口腔慢性疾患，早晚刷牙，餐后漱口，保持口腔的清洁卫生。

4.呼吸道准备

（1）治疗与预防呼吸道感染：食管癌患者多系老年男性患者，常有长期吸烟史，往往伴有慢性支气管炎、肺气肿，肺功能较差。术前应劝其严格戒烟至少1～2周，加强排痰，并予异丙托溴铵（爱全乐）1mg、异丙托溴铵1mg＋布地奈德（普米克令舒）2mg或异丙托溴铵1mg＋氨溴索（沐舒坦）15mg进行雾化吸入2～3次/d，必要时静脉使用抗生素控制感染。

（2）术前呼吸训练指导：手术后患者常因伤口疼痛、虚弱无力而不愿深呼吸或咳嗽排痰，易导致呼吸道分泌物潴留和呼吸功能不全。因此，术前应训练患者有效咳嗽和深呼吸的技巧，加深体验,以利于术后主动排痰,达到预防术后肺炎、肺不张的目的。

(3)深呼吸功能锻炼器的使用

1)目的:帮助患者进行正确的深呼吸训练,改变不良的呼吸方式;充分扩张小气管和肺泡;增强肺功能,提高肺的顺应性;减少肺部并发症。

2)使用方法:①在患者入院时即开始使用,从术前至术后,坚持练习 2 个月以上,并做好练习记录。②时间:1 日 6 次以上,一次至少有 10 个完整的呼吸,一次的时间控制在 1h 内。③锻炼方法:连接呼吸管与训练器;设定目标容量(根据患者情况,从小到大);正常呼气后,含住咬嘴,然后吸气;吸气目标:缓慢吸气,保持训练器的气速刻度在最佳的水平(训练器标有good、better、best,best 为最佳),充分吸气,使吸气量达到最大(吸气开始,白色活塞升起,白色活塞到达的最高刻度为吸气总量)。④用以上方法正确吸气后,实际容量达到 1500mL 以上,证明肺功能恢复良好。⑤手术后训练时,可能有胸痛,属正常现象。⑥锻炼期间,根据患者情况逐步提高目标容量,以达到训练目的。

③特点:吸入式深呼吸训练,与国际的治疗方式接轨;手术前训练不仅可以提高手术中患者的耐受性,而且还能提高手术成功率;手术后使用可以减少由于术后肺叶未能完全扩张而出现的肺部并发症,如肺不张、肺部感染等;有个量化的指标,可以正确评估患者的肺功能,增强患者术后训练的积极性。

5.皮肤准备　术晨应予以备皮。上起唇下,下至耻骨联合,两侧至腋后线,包括会阴,并清洁脐孔。

6.胃肠道准备

(1)术前饮食:术前 1 周起予半流质饮食,术前 1 日改流质,术前 1 日晚灌肠后禁食、禁水。

(2)结肠代食管手术患者:术前 1 日进食无渣流质,术前 1 日晚全肠道灌洗后禁食、禁水。

(3)术前放置胃管或胃塑管:根据患者病情和手术方式,遵医嘱术晨置胃管或胃塑管,通过梗阻部位不能强行进入,以免戳穿食管。可置于梗阻部位上端,待手术中直视下再置于胃中。胃管用于引流胃液和血液,胃塑管在术中置于十二指肠处,用于术后灌流质饮食。置胃管的患者,医生会在术中对患者进行空肠造瘘术,空肠造瘘管与胃塑管一样用于灌注流质饮食。

(二)手术后护理

1.生命体征监测　由于食管癌根治性手术较为复杂,手术创面大,并且由于开胸手术对呼吸系统和循环系统影响较大,因此,术后常规给予心电监护至少 1 日,观察并记录生命体征,每15～30min 1 次,平稳后可 1～2h 1 次。密切观察患者的神志、面色、呼吸、血压、脉搏和体温,及时发现病情变化。

2.呼吸道护理　食管癌术后易发生呼吸困难、缺氧,并发肺不张、肺炎,甚至呼吸衰竭。主要与以下因素有关。

(1)患者原有慢性支气管炎、肺气肿病史,肺功能低下。

(2)开胸手术破坏了胸廓的完整性,肋间肌和膈肌的切开使患者肺的通气泵严重损害。

(3)手术中对肺较长时间的挤压、牵拉,造成对肺的挫伤。

(4)食管、胃胸部吻合术后,胃拉入胸腔,使肺受压,肺扩张受限。

(5)术后切口疼痛、患者虚弱使咳痰无力,尤其是颈、胸、腹三切口患者更为明显。

鉴于以上原因，护理措施主要包括：

(1)给予湿化吸氧3～6L/min，以维持有效的呼吸功能。

(2)密切观察患者的氧饱和度、呼吸状态、频率和节律，观察患者有无气急、发绀等缺氧征兆。

(3)术后患者麻醉未清醒时采取去枕低半卧位(床头摇高30°)，麻醉清醒且生命体征平稳后即可改半卧位，有利于肺通气，并有利于胸腔积液的排出。术后1～3日可协助患者定时翻身、活动肢体，并扶患者坐起，叩背，鼓励患者深呼吸、咳嗽、咳痰。

(4)如患者因疼痛惧怕咳嗽，可遵医嘱适当给予止痛剂。护理人员在患者咳嗽时，可按住患者术侧胸部，以减轻患者疼痛。

(5)对于痰多、咳痰无力的患者，出现呼吸浅快、发绀、呼吸音减弱或两肺痰鸣音等痰阻现象时，可行纤维支气管镜吸痰，必要时气管插管或气管切开吸痰。

(6)术后常规雾化吸入，每日2～3次，并加入祛痰剂和支气管扩张剂，稀释痰液和预防感染。

(7)保持胃管引流通畅和有效负压，因胸腔胃膨胀可压迫肺脏，影响肺的复张，加重呼吸困难表现，并可能影响吻合口的愈合。

3.胸腔闭式引流的护理　食管癌术后常规放置胸腔闭式引流管接水封瓶和胸腔引流管接负吸球。胸腔闭式引流管接水封瓶从患侧腋中线第6～8肋间穿入，放置在患侧胸腔顶部，有侧孔，术后引流出患侧胸腔内的积气和积液。胸腔引流管接负吸球也是从患侧腋中线第6～8肋间穿入，放置于纵隔床吻合口附近，用于引流。同时，因吻合口瘘的高发期为术后5～7日，胸腔闭式引流管接水封瓶术后2～3日就拔除，而胸腔引流管接负吸球一般放置时间较长，至患者出院前再拔除，亦可通过观察该引流管引流液的色、质、量判断患者是否出现吻合口瘘；并且，一旦患者出现吻合口瘘，可以通过该管路进行胸腔冲洗。

胸腔闭式引流管接水封瓶遵循密闭、无菌、通畅、妥善固定及观察记录五个原则，与肺癌相同，并注意以下几点。

(1)保持胸管引流通畅，观察引流管水柱波动，正常水柱波动为4～6cm，记录引流液的色、质、量。

(2)若术后3h内胸腔闭式引流量＞100mL/h，呈鲜红色，并有血凝块，患者出现烦躁不安、血压下降、脉搏增快、尿少等血容量不足的表现，应考虑有活动性出血，应立即通知医生，必要时开胸止血。

(3)若胸腔引流液中有食物残渣或引流液由血性变成黄绿色混浊液体时，提示有食管吻合口瘘的发生。

(4)若引流液量突然增多，并由清亮渐转浑浊，则提示有乳糜胸，应采取相应措施，明确诊断，及时处理。

(5)拔胸管指征：术后2～3日，胸腔闭式引流管引流出的血性液逐渐变淡或转为淡黄色，量逐渐减少，24h量小于200mL，X线摄片显示肺膨胀良好，无气体排出，患者无呼吸困难，可拔除胸管。拔管后引流管伤口处用凡士林纱布外加纱布覆盖伤口，并注意观察患者有无胸闷、呼吸困难、切口漏气、渗液、出血和皮下气肿。如引流口渗液较多，应及时更换敷料。

4.疼痛护理

(1)术后常规给以硬膜外止痛泵持续止痛,并向患者详细介绍自控镇痛给药方法。

(2)观察硬膜外持续止痛管的位置及连接是否完好,嘱患者活动时动作宜缓慢,不宜过猛,防止硬膜外止痛管的滑脱。

(3)定时评估患者疼痛的部位、性质和程度,寻找疼痛原因。如腹带包扎时使胸管受压上翘紧贴患者胸壁引起疼痛,胸液引流不畅引起胸痛,往往在去除上述诱因后,患者疼痛得到缓解。

(4)协助患者咳嗽、咳痰时应用双手压住固定伤口以减轻疼痛。

(5)如疼痛严重影响患者的休息和活动,患者因疼痛影响有效咳嗽应给予止痛药或止痛贴剂。在给药后 20～30min 内镇痛效果最佳,咳嗽排痰、深呼吸运动及进行治疗护理操作应安排在此阶段进行,使患者感觉舒适并取得良好配合。

5.饮食护理

(1)由于食管癌术后患者吻合口处于充血水肿期,胃肠蠕动尚未恢复正常,因此术后常规禁食、禁水2～3日,并给予持续有效的胃肠减压。禁食期间应加强口腔护理,每日 2～4 次。

(2)禁食期间注意静脉补充营养。

(3)术后 2～3 日,可通过胃塑管或空肠造瘘管滴注流质,进行肠内营养。

滴注流质注意事项:

1)营养液的温度为 38～40℃,滴注方式可为持续滴注和间歇滴注。持续滴注可根据医嘱调整速度;间歇滴注每次 200～250mL,每日 5～6 次。

2)观察患者滴注营养液后的反应,如有恶心、腹胀、腹泻,应减慢滴速或停止滴注。

3)滴注时,患者应取半卧位,以避免营养液反流,污染吻合口。

4)营养液建议是要素饮食,如肠内营养混悬液(能全力)、肠内营养乳剂(瑞素、瑞能),不可直接加热,以免蛋白质凝固变性;若为家属自行配置的流质,应尽量保持新鲜,并注意荤素搭配,保证适量钠盐和维生素,先用纱布过滤后再使用。

5)喂食袋每次使用后清洗,一次性使用肠内营养输注器每日更换,胃塑管或空肠造瘘管每次使用前后用温开水冲洗,保持通畅。

(4)至术后第 7 日后,患者如无特殊不适,可口服流质。口服流质 1～2 日后,可改为口服半流质,并逐步过渡到普食,要注意少食多餐,防止进食过多、过快。指导患者勿进食生、冷、硬食物,以免导致晚期吻合口瘘。

(5)食管胃吻合术后的患者,可能有胸闷、进食后呼吸困难,应告知患者是由于胃已拉入胸腔,肺受压暂不能适应所致。建议患者少食多餐,经 1～2 个月后,此症状多可缓解。

(6)食管癌切除术后,可发生胃液反流至食管,患者可有反酸、呕吐等症状,平卧时加重。因此嘱患者饭后 2h 内不要平卧,睡眠时把枕头垫高,可防止胃液反流。

6.胃肠减压的护理

(1)持续胃肠减压,保持胃管通畅,每日生理盐水 20mL 冲洗胃管 2 次,防止胃管阻塞。妥善固定胃管,防止滑出。

(2)向患者讲明留置胃管的目的和重要性,防止患者自行将胃管拔出。

（3）胃管滑出后应严密观察病情，不应盲目再插入，以免戳穿吻合口，造成吻合口瘘。

（4）严密观察引流量、性状、颜色并准确记录。术后 6～12h 内可从胃管内吸出少量血性液或咖啡色液，以后引流液颜色将变淡。

（5）若胃管内引流出大量鲜血或血性液体，患者出现烦躁、血压下降、脉搏增快、尿量减少等，应考虑有吻合口出血的可能，应立即通知医生并配合处理。

7.结肠代食管（食管重建）术后护理

（1）保持置入结肠襻内的减压管的通畅。

（2）如从减压管内吸出大量血性液体或呕吐大量咖啡色液体，伴全身中毒症状，应考虑吻合口的结肠襻坏死，应立即通知医生并配合抢救。

（3）注意观察腹部体征，如有异常及时通知医生。

（4）结肠代食管的患者，因结肠液逆流进入口腔，患者常嗅到粪便的气味，需向患者解释原因，并指导加强口腔卫生，一般此种情况于半年后能逐步缓解。

8.活动与功能锻炼

（1）活动：鼓励患者早期离床活动，其目的是预防肺不张，改善循环呼吸功能，增进食欲，预防下肢静脉血栓。术后第 1 日，生命体征平稳，患者即可下床活动，并进行有效咳嗽；鼓励患者 1 日下床 4 次以上，每次下床活动 45min 左右。带引流管的患者要妥善保护，并严密观察病情变化，出现心动过速、头晕、气短、心悸或出汗等症状，应立即停止活动。

（2）功能锻炼：术后功能锻炼可预防肺不张、术侧胸壁肌肉粘连、肩关节强直及失用性萎缩。患者麻醉清醒后，即可在护士帮助下行臂部、躯干和四肢的轻度活动，每 4h 1 次；手术后第 1 日开始肩臂的主动运动，如术侧手臂上举，肩关节向前、向后旋转活动，使肩关节活动范围恢复至术前水平，并预防肩下垂。运动量以不引起疲倦和疼痛为度。

（三）食管癌手术并发症的观察与护理

1.肺部并发症　食管癌以中老年患者多见，患者营养情况较差，心肺功能欠佳，特别是许多患者都有长期吸烟史，加之食管癌手术创伤大，术后肺部并发症较常见，以肺炎、肺不张和肺功能不全最常见。食管癌术后肺部并发症的发生率可达 8%～45%。术后支气管分泌物潴留和排痰障碍是肺部并发症的主要原因。预防比治疗更重要。

（1）临床表现：术后 3 日内，患者若出现烦躁不安、不能平卧、心动过速、体温升高、哮喘、发绀、呼吸困难等症状，胸部 X 线片显示肺不张或炎性表现。严重者血气分析可有低氧血症、高碳酸血症。

（2）护理：①加强超声雾化吸入，鼓励患者咳嗽、咳痰、深呼吸。②应立即通知医生，无力咳痰者可行支气管镜吸痰，必要时可行气管插管或气管切开以确保呼吸道通畅。③给予吸氧，并合理使用抗生素控制感染。④严重呼吸功能不全者应行气管插管或气管切开，呼吸机辅助呼吸。

2.吻合口瘘　吻合口瘘是食管癌手术后最严重的并发症，胸内吻合口瘘的死亡率高达 50%。近年来，由于吻合技术的改进和吻合器的应用，吻合口瘘的发生率有所下降，但总的吻合口瘘的发生率仍在 3%～5%。

（1）原因：发生吻合口瘘的原因是多方面的，食管有其本身的解剖特点，如无浆膜覆盖、肌纤维呈纵形走向、比较脆弱,易发生撕裂;食管血液供应呈节段性,游离太长易造成吻合口缺血;手术缝合时吻合口张力太大,以及感染、营养不良、贫血、低蛋白血症等均易并发吻合口瘘。

(2)临床表现:①颈部吻合口瘘的主要表现是:颈部皮下感染、蜂窝织炎。局部红肿、压痛或有轻度皮下气肿,很少有全身中毒症状。有时可见含气脓液或食物残渣从瘘口漏出。②胸部吻合口瘘的主要表现是:术后5～7日,患者出现中毒症状,发热、心率增快、胸闷、胸痛、呼吸困难;X线胸片示液气胸;胸管引流液混浊或见有食物残渣,口服染料(亚甲蓝)从胸管流出,则胸部吻合口瘘诊断无疑。护士如观察到有上述症状,应立即通知医生并配合处理。

(3)预防:①有颈部吻合口的患者避免过早取半卧位,并限制颈部活动,防止颈部吻合口过度牵拉而影响愈合。②护士应向患者讲明术后禁食、禁水的重要性,并在允许进食后指导患者正确进食,避免过早进食硬食物。术后良好的营养支持,防止低蛋白血症是预防吻合口瘘发生的重要手段。③保持持续有效的胃肠减压,充分引流胃内液体,预防吻合口水肿延缓愈合。④保持胸腔闭式引流通畅,彻底排除胸腔积液,防止胸腔感染。⑤术后遵医嘱应用抗生素预防感染。

(4)处理:①颈部吻合口瘘的处理:拆开切口缝线充分引流,加强局部换药。如瘘口周围皮肤发红,患者主诉疼痛者,可给予氧化锌软膏涂擦,保护皮肤不受消化液的伤害,减轻疼痛。一般颈部吻合口瘘多可在2周至1个月愈合。②若已出现胸部吻合口瘘,行胸腔闭式引流术,并遵医嘱予生理盐水、甲硝唑或聚维酮碘溶液胸腔冲洗,严格记录24h胸液量,保持胸腔出入液量平衡。③禁食,加强抗感染治疗,静脉或肠内营养支持。④严密观察生命体征,若出现休克症状,积极抗休克治疗。⑤需行二次手术者,应积极配合医生完善术前准备。

3.乳糜胸　乳糜胸是食管癌术后比较严重的并发症,其发生率为0.4%～2%。由于乳糜液95%以上是水,并含大量脂肪、蛋白质、胆固醇、酶、抗体和电解质,如未及时治疗,可在短期内造成全身消耗、衰竭死亡。

(1)原因:多因手术伤及胸导管所致。

(2)临床表现:①乳糜胸多发生在术后2～7日,少数病例可在2～3周后出现。②术后早期由于禁食,乳糜液含脂肪甚少,胸腔闭式引流可为淡血性或淡黄色液,但量较多。恢复进食后,乳糜液漏出增多,呈乳白色混浊胸液,引流量多者可至2000mL以上。③患者可无症状,也可表现为胸闷、气急、心悸,甚至血压下降,严重者出现休克。

(3)护理:①密切观察有无上述症状,若出现乳糜胸,应行胸腔闭式引流术,及时排除胸腔内的乳糜液,使肺膨胀。②遵医嘱嘱患者低脂饮食;若症状严重,予禁食,静脉营养。③保持胸腔引流通畅,防止胸腔感染;同时应用抗生素预防感染。④注意患者生命体征的变化,必要时重新开胸行胸导管结扎术。

(四)出院健康教育

(1)劝导患者坚持戒烟、戒酒。

(2)注意营养和饮食的调整,避免进过热、过硬的食物,少吃腌制、霉变、烟熏油炸及辛辣刺激的食物;少量多餐,细嚼慢咽,忌暴饮暴食;进食后2h内避免平卧位。

(3)加强口腔卫生,每次饭后饮水冲洗食管。

(4)进行适当的活动和锻炼,坚持锻炼呼吸功能和肩臂运动。

(5)遵医嘱定期复查,按时服药,继续治疗。

(6)若术后 3～4 周再次出现吞咽困难,应考虑吻合口狭窄,应来院就医,可行食管扩张术。

(五)食管癌患者放射治疗的护理

1.放疗前护理

(1)心理护理:讲解治疗中可能出现的副作用及注意事项,让患者及家属与医务人员配合,完成治疗方案。

(2)改善患者的一般情况,及治疗各种合并症,如糖尿病、结核、冠心病等。

2.放疗期间护理

(1)注意保持口腔清洁,防止继发感染。

(2)给予细、碎、软食物,避免进刺激性食物及烟酒,食物宜清淡、微温,以半流质和流质为主。吞咽动作应缓慢轻柔,每次吞下的食物量应少,避免大口快速吞咽对食管造成较大冲击。

(3)每次进食后可饮温开水冲洗食管,以减轻炎症与水肿。

(4)对严重咽下困难、进食后呕吐者,应及时补液。

(5)放疗开始后 2～3 周,密切观察患者有无进食疼痛、胸骨后疼痛或烧灼感等放射性食管炎的症状。评估患者疼痛的性质,有无咳嗽(呛咳)、体温、脉搏、血压等有无变化,以便及时发现食管穿孔、出血的症状。

(6)放疗 3～4 周后,可采用半卧位,以防止胃液反流,减轻胸骨后疼痛。

第五节   胃癌的护理

一、流行病学特征及病因

(一)流行病学特征

胃癌是世界上也是我国最常见的恶性肿瘤之一。据报道 2002 年全球每年估计新发胃癌 934000 例,在所有恶性肿瘤中位于第 4 位,仅次于肺癌、乳腺癌和大肠癌。世界范围内胃癌死亡数居恶性肿瘤第 2 位,仅次于肺癌。2007 年中国胃癌标化发病率男性为 32.33/10 万,女性为 13.89/10 万,标化死亡率男性为 22.55/10 万,女性为 9.98/10 万。全国胃癌 5 年发病率和死亡率变化趋势不明显。2008 年上海市胃癌标化发病率男性为 26.59/10 万,女性为 13.06/10 万,分别位于肿瘤发病率的第 2 位和第 4 位。胃癌标化死亡率男性为 17.83/10 万,女性为 9.11/10 万,分别位于肿瘤死亡率的第 2 位和第 3 位。

(二)相关危险因素和保护因素

1.饮食因素　膳食在胃癌发生过程中扮演着重要角色,盐腌、烟熏食品被认为是胃癌危险因素,高盐食物可破坏胃黏膜完整性,表现为黏膜变性坏死及糜烂灶形成,长期高盐饮食可使胃黏膜上皮呈现不同程度的异型增生,乃至癌变。烟熏食物中含有 3,4-苯并芘,具有很强的致癌作用。新鲜蔬菜、水果则具有保护作用,蔬菜、水果中含有大量重要的维生素及香豆素类、黄酮类、异黄酮类等复杂的复合物,其抗癌具体机制并不十分明确。已知抗氧化剂维生素 C、β-胡萝卜素等能抑制硝酸盐向亚硝酸盐转化这一内源性的过程,大蒜素不但能杀伤体外培养的胃癌细胞,而且能抑制体内胃癌移植瘤的生长。绿茶中丰富的茶多酚具有抗氧化活性,能抑制有很强致癌作用的亚硝基化合物的产生以抑制多种化学致癌物如苯丙芘、黄曲霉毒素等诱导的突变。研究显示随饮绿茶年限增长、浓度增高和饮用量的增加,保护作用增强,呈明显的剂量效应关系。

2.环境因素　　从对日本移民研究中发现,夏威夷的日本移民第 1 代胃癌发病率与日本本土居民相似。第 2 代即有明显下降,而至第 3 代则接近当地的胃癌发病率,提示环境因素与胃癌发病有关。

3.微生物因素

(1)幽门螺杆菌:流行病学调查表明,胃癌发病率与当地胃幽门螺杆菌(HP)感染率呈正相关。目前认为 HP 感染是胃癌的致病因素,在胃癌发病过程中发挥重要作用。Meta 分析发现,HP 感染患者发生胃癌的比数比为 1.92。研究提示感染 HP 可使胃黏膜产生急性、慢性炎症,黏膜上皮损伤,细胞增殖增加;HP 使胃液中氨浓度增高,中和胃酸,便于细菌生长,并促使硝酸盐降解为亚硝酸盐及亚硝胺而致癌。这提示 HP 感染可能协同导致胃癌。

(2)其他微生物因素:研究证实真菌所产生的毒素是强烈的致癌物,也与胃癌的发生有关。我国胃癌高发区居民常食霉变食物,在胃液中可检出杂色曲菌、黄色曲菌等真菌。此外真菌本身也可合成亚硝胺,从而起到间接致癌作用。

(3)遗传因素:A 型血者胃癌发病率比其他人群高 15%~20%,也有研究发现胃癌发病有家族聚集倾向,均提示胃癌发病可能与遗传因素相关。

(4)肥胖:是贲门癌的一项重要危险因素,肥胖能加剧胃食管反流,导致 Barrett 食管,一种胃食管连接处的癌前病变。

(5)基因改变:胃癌发生和发展是多阶段、多步骤的过程,出现了一系列基因改变,包括原癌基因激活、抑癌基因失活、细胞间黏附减弱、新生血管形成以及微卫星不稳定等。

(三)癌前状态和癌前病变

1.癌前状态

(1)胃溃疡:胃溃疡虽可癌变,但恶变率不高。溃疡周围的黏膜上皮在反复炎性刺激和修复过程中,再生上皮易受致癌因素的作用而发生恶变。

(2)胃息肉:多发性息肉的癌变率高于单发性息肉,腺瘤性息肉高于增生性息肉。息肉直径大于 2cm,基底范围大,无蒂者,易于癌变,应积极予以手术切除。

(3)慢性萎缩性胃炎:与胃癌发生有密切关系。由于壁细胞萎缩而导致胃酸分泌量减少,患者常有胃溃疡胃酸低下或缺乏,促进胃内亚硝胺类化合物的合成,增加了胃内致癌物质的浓度。慢性萎缩性胃炎的患者其胃排空时间延长,增加胃黏膜与致癌物的接触时间。

(4)残胃:常见于胃大部切除胃空肠吻合术后,残胃黏膜慢性炎性病变,术后5~10 年有残胃癌发生的可能,但以术后 20~25 年发生者最多。

2.癌前病变

(1)胃黏膜不典型增生:大部分良性、慢性胃病患者的胃黏膜上皮,可以产生异型性增生,是主要的癌前病变,分轻、中、重三级,重度异型性增生易与分化较高的早期癌混淆。有重度异型性增生者75%~80%可能发展成胃癌。

(2)肠上皮化生:好发于胃窦部,并可逐渐向移行带及体部小弯侧扩展。分为完全型肠上皮化生(Ⅰ型)和不完全肠上皮化生(Ⅱ)两种类型。完全型肠上皮化生胃黏膜变成几乎与小肠上皮一样的形态,不完全型肠上皮化生即杯状细胞间有分泌黏液的柱状细胞,但缺乏吸收细胞。有研究显示肠上皮化生发生胃癌的危险度为6.4。

二、病理分类

(一)胃癌的大体分型

(1)早期胃癌是指肿瘤浸润不超过黏膜下层者。早期胃癌的分型由日本胃肠道内镜学会于1962年制定,目前广泛运用。

Ⅰ型为隆起型,癌灶突向胃腔。

Ⅱ型为浅表型,病灶比较平坦没明显的隆起或凹陷,分为3个亚型:Ⅱa浅表隆起型、Ⅱb浅表平坦型、Ⅱc浅表凹陷型。

Ⅲ型为凹陷型,有较深的溃疡。

(2)进展期胃癌是指肿瘤浸润超过黏膜下层或浆膜层,此时肿瘤可发生直接浸润性扩散,且多伴有淋巴、腹膜和(或)血行转移,故也称中、晚期胃癌。进展期胃癌分期主要根据肿瘤在黏膜面的形态和胃壁内浸润方式确定。

Borrmann Ⅰ型(结节伞型):肿瘤主要向腔内生长,隆起呈结节、息肉状,表面可有溃疡,溃疡较浅,切面界限较清楚。该型病变局限,浸润倾向不大,转移发生较晚。

Borrmann Ⅱ型(局限溃疡型):溃疡较深,边缘隆起,肿瘤较局限,周围浸润不明显。

Borrmann Ⅲ型(浸润溃疡型):溃疡基底较大,边缘呈坡状,周围及深部浸润明显,切面界限不清。

Borrmann Ⅳ型(弥漫浸润型):癌组织在胃壁内呈弥漫浸润性生长,主要是在黏膜下层、肌层及浆膜下浸润。临床上常称之为"革囊胃"或"皮革胃"。

(二)组织学分型

胃癌的组织学分类主要使用WHO(2000年)的国际分型标准,分为腺癌肠型、腺癌弥漫型、乳头状腺癌、管状腺癌、黏液腺癌、印戒细胞癌、腺鳞癌、鳞状细胞癌、小细胞癌、未分化癌、类癌、其他。

不同的组织学类型具有不同的生物学表现,其与肿瘤的预后、发病年龄、转移方式有密切的关系,在肿瘤诊治中具有重要意义。

(三)胃癌的浸润和转移

1.直接浸润   是指肿瘤细胞沿组织间隙向四周扩散。其向上可浸润至食管下段,向下可浸润至幽门下、十二指肠上段;其向外可浸出浆膜,继而侵犯临近器官,如肝、胆、胰、脾、横结肠、肠系膜、腹膜等,是肿瘤切除困难和切除不能的主要原因。

2.淋巴道转移   文献报道早期胃癌淋巴结转移率为3.3%~33%,进展期胃癌的淋巴结转移率为 56%～77%。胃癌的远处淋巴结转移有沿胸导管的锁骨上淋巴结转移和少数左腋下淋巴结转移,以及沿圆韧带淋巴管的脐部转移。

3.血道转移 胃癌最常见的血道转移部位是肝,其主要通过门静脉转移,其次是肺,少数可转移到胰腺、骨、脑等部位。

4.腹腔种植转移 是指胃癌细胞浸润浆膜后,脱落至腹膜腔,形成种植性转移。种植性病灶可以分布在腹腔的任何器官表面。腹膜的转移在临床上体检时可发现腹壁增厚、变韧、紧张度增加,盆底的种植转移可通过肛指检查发现盆底的种植结节。

三、临床表现

(一)症状

胃癌的发生和发展是一个缓慢长期的过程,因此,症状的出现也是一个从隐匿、间断逐渐到持续加重的过程。胃癌的常见症状如下。

1.腹部胀痛 是最常见的症状,初始疼痛比较隐匿、间断,逐渐发展为持续。约80%的患者有疼痛的表现。

2.食欲减退和消瘦 是常见症状,肿瘤引起胃蠕动减弱致食欲减退,以至消瘦,个别患者消瘦非常明显。

3.进食梗阻和呕吐 进食梗阻多见于贲门癌;呕吐是幽门或胃窦肿瘤造成梗阻所致,这种呕吐往往量大,有大量宿食。

4.呕血、黑便、贫血 约30%的胃癌患者有上消化道出血的表现。一般出血量小,多数可以自行停止,但多表现为反复出血。长期出血可以造成贫血。大量出血表现为呕血,有时需急诊手术止血。

(二)体征

早期胃癌多无明显的体征,大多数体征是晚期胃癌的表现。

1.上腹部压痛 压痛往往较弥散,定位不明确,少数患者压痛明显,并伴有肌紧张、肌卫、反跳痛。

2.淋巴结肿大 锁骨上淋巴结转移及腋下淋巴结转移。

3.腹水、盆底种植结节 由于肿瘤在腹腔内播散,造成腹水以及盆底种植结节。通过腹水检查可以查出癌细胞;通过肛指检查可以查出盆底的种植转移结节。

4.梗阻、黄疸 由于胃窦或幽门部肿瘤可使胃腔变小,导致幽门梗阻,胃癌腹腔播散可以造成肠道粘连,形成消化道梗阻;肝门的淋巴结肿大和广泛的肝转移可以造成黄疸。

5.贫血貌、消瘦、恶病质 均是晚期肿瘤的表现,在胃癌中非常常见。

四、诊断

(一)病史

胃癌早期诊断困难,因此仅占胃癌住院患者的15%左右。

(1)原因不明的食欲不振,上腹不适,消瘦。

(2)原因不明的呕吐,黑便或大便隐血阳性。

(3)有长期胃病史,近期症状加重或既往无胃病史,短期出现胃部症状。

(4)胃溃疡、息肉、萎缩性胃炎,应有计划地随访。多年胃良性疾患做胃大部切除,近期出现消化道症状。

(二)X 线检查

X 线检查是胃癌主要的检查方法,具有无创、价廉、高效的特性,可以获得 90%的诊断准确率。数字胃肠 X 线检查与低张双重造影相结合,可以检出大多数早期胃癌病灶。

(三)胃镜检查

胃镜经历多年的发展,从硬管、半可屈式、纤维胃镜,直到现今广泛使用的电子胃镜、超声胃镜。胃镜对胃黏膜病变和胃癌的诊断,特别是早期诊断具有极大的意义。胃镜的定性价值极大,但定位价值欠佳,而 X 线钡剂检查定位诊断非常可靠,两者结合可获得准确的定性和定位诊断。

(四)CT 检查

CT 检查是一种常用的胃癌检查方法,胃癌的 CT 检查主要通过对胃壁厚度、肿瘤的浸润深度、周围器官的侵犯、淋巴结的肿大、腹腔其他器官的改变来诊断胃癌。对于胃癌的定位、范围的确定、浸润深度、周围器官的侵犯、淋巴结的转移有极大的临床价值,特别在术前帮助判断肿瘤能否切除有肯定价值。

(五)螺旋 CT 仿真内镜

CT 仿真内镜成像(CTVE),CTVE 可清楚显示胃的大体解剖形态,对于进展期胃癌(AGC),可以较好地显示肿瘤的隆起、环堤、黏膜纠集中断等征象,进而对病变分型。目前运用 CTVE 对早期胃癌(EGC)的诊断价值尚不明确。胃 CTVE 成像是一种新的影像技术。在评价胃腔内、外结构和远处转移及肿瘤分期等诸多方面具有一定优势。

(六)MRI 检查

MRI 检查弥补了传统方法的不足,它能清楚地显示癌肿在胃腔内外、壁内生长,周围器官的侵犯和远处转移情况,尤其是胃癌的异常信号特征,在胃癌的诊断和鉴别诊断上具有其他影像学检查无法比拟的优越性。随着 MRI 技术的迅速发展,目前 MRI 胃癌诊断与术前分期可为临床提供丰富有价值的信息,尤其对不适宜 CT 检查的患者,MRI 可作为一种有效的替代检查方法。

(七)PET 检查

PET 检查是通过探测人体内代谢功能的动态变化来诊断肿瘤性病变,通常采用氟脱氧葡萄糖(FDG)作为示踪剂。PET 检查可用于辅助胃癌的术前分期、随访复发、对治疗的反应以及判断预后。

(八)超声内镜检查

超声内镜是将内镜与超声相结合,既可以通过胃镜直接观察到黏膜表面的病变形态,又可进行超声扫描获得胃壁各层次的组织学特征及周围邻近重要脏器的超声影像,它能更清楚地显示胃壁各层的结构从而明确病灶的性质和肿瘤的浸润深度。超声胃镜对判断病变的浸润深度、有无邻近脏器的侵犯以及周围有无肿大淋巴结等准确性较高,能在术前对肿瘤浸润胃壁的深度和范围做出较为准确的估计,从而对确定治疗或手术方案等提供了方便,可以最大限度地减少晚期胃癌患者不必要的开关腹手术。

(九)细胞和病理学检查

1.脱落细胞学检查　胃脱落细胞学检查是一种简单、有效的定性检查方法。但是由于脱落细胞较少,细胞形态变化大,诊断较困难,需有丰富的临床经验。胃的脱落细胞获得有下列途径:线网气囊法、加压冲洗法、胃镜刷片法。由于脱落细胞的检查有一定的漏诊、误诊率,在临床上多以病理活检确诊。

2.胃黏膜活组织检查　胃黏膜的活检主要通过胃镜检查进行。胃组织活检的诊断正确率较高,误诊主要由于没活检到肿瘤组织,有时由于胃活检所取组织较小,无法鉴别诊断。

五、治疗

胃癌治疗已经取得了很大的发展,目前国内早期胃癌的 5 年生存率为 $89\%\sim95\%$,进展期胃癌的治愈性手术后 5 年生存率为 $37\%\sim53\%$,总的胃癌 5 年生存率为 $20\%\sim30\%$。胃癌的手术率、手术切除率、治愈性切除率、5 年生存率均取得了很大的提高。近年来胃癌的微创手术治疗也在临床开展应用。外科手术仍是胃癌首选的治疗方法,手术及术前、术后辅助放化疗,已成为胃癌标准治疗模式。

(一)外科治疗

目前,将切除 2/3 以上胃的 D2 根治术作为胃癌根治切除的标准术式,据此进一步将胃切除和(或)淋巴结清扫范围小于标准根治术的手术定义为缩小手术,反之则定义为扩大手术,缩小手术包括内镜下黏膜切除术(EMR)、内镜黏膜下切除术(ESD)、经腹腔镜胃局部切除术、腹腔镜辅助胃部分切除术以及剖腹局限性手术。扩大手术包括淋巴结清扫范围超过第 2 站的 $D2^+\sim D3$ 根治术,以及各种类型的联合脏器切除术。

1.早期胃癌的术式选择　对早期胃癌的手术治疗正日益趋向缩小手术和微创手术。

(1)EMR:对于小于 2cm 的黏膜内癌(分化良好,无溃疡形成)首选 EMR。

(2)缩小手术:其他黏膜内癌及小于 1.5cm 的黏膜下癌(分化良好)行缩小手术。

2.进展期胃癌的术式选择　一般认为,Ⅲa 期之前的进展期胃癌经手术为主的综合治疗后可获得治愈效果,而Ⅲb 期和Ⅳ期患者多数只能实行姑息性手术。

(1)根治性手术:胃癌的治愈性手术是指将原发肿瘤与转移淋巴结以及受侵犯的周围组织一并切除,以达到治愈目的的手术。它强调三个方面:远近切端无肿瘤残留;清除的淋巴结站数大于转移的淋巴结站数;临近组织器官中无肿瘤残留。肿瘤手术分为两大部分:肿瘤切除和淋巴结清扫,消化道的重建。其中肿瘤切除是主要的。依据切除的大小可将其分为:胃局部切除术、胃大部切除术、全胃切除术、胃合并联合器官切除术。具体切除范围和适用病情如下。

1)胃大部切除:是胃癌切除的主要形式,根据切除胃的部位又分为近端胃大部切除和远端胃大部切除。

2)全胃切除:主要用于肿瘤病变超过两个分区以上的胃癌。但近年多数专家认为在保证切缘和淋巴结清扫的情况下,尽量保留部分胃,对于减少手术并发症、改善术后生活质量有重要价值。

3)胃合并联合器官切除:肿瘤侵犯临近器官时要做胃的联合器官切除。

4)手术切缘:胃癌的手术切缘是胃癌手术很重要的部分。保证手术切缘阴性是根治性手术的标准之一。在手术过程中,避免切缘阳性主要靠直接观察和冰冻病理检查。

5)淋巴结清扫:胃癌手术的淋巴结清扫根据淋巴结清扫的站数分为 D1、D2、D3、D4,其分别清扫第1、第2、第3、第4站淋巴结。D2 淋巴结清扫作为胃癌根治手术的标准术式已趋向共识,进展期胃癌根治术中原则上应常规进行 D2 淋巴结清扫。

(2)姑息性切除:指肿瘤晚期无法根治性切除时,尽量切除肿瘤原发灶的手术。姑息手术的目的在于缓解临床症状,提高生活质量,甚至延长生存期。可分为近端胃大部切除、远端胃大部切除、全胃切除、短路手术。短路手术是指原发肿瘤已无法切除,并造成幽门梗阻,可做胃空肠吻合术,起到解除梗阻,缓解症状,提高生活质量的作用。

(二)胃癌的化疗

胃癌确诊时大部分病例已属进展期,单纯手术疗效差,作为综合治理的重要组成,化疗是胃癌治疗的重要手段之一。

1.术前新辅助化疗 主要适用于Ⅲb 期和Ⅳ期胃癌患者。新辅助化疗能起到降低肿瘤分期,提高根治性切除率,延长生存期的目的。目前新辅助化疗大多采用术前 3 个疗程的方案,一般采用 ECF 方案(表柔比星＋顺铂＋氟尿嘧啶)。

2.术后辅助化疗 化疗的目的是杀灭超出术野的、腹腔种植的、肝脏转移的少量肿瘤细胞,以减少复发和转移,延长生存时间。术后辅助化疗方案 2011 年胃癌临床实践指南(中国版第 1 版)建议采用 ECF 方案、改良 ECF 方案、氟尿嘧啶＋铂类。

3.姑息性化疗 指对肿瘤姑息性切除或未能切除肿瘤的化学治疗,化疗的目的是杀灭或抑制肿瘤、减轻患者痛苦、延长生存期。

4.胃癌化疗的常用化疗方案

(1)单药化疗

1)S-1:是氟尿嘧啶类口服剂,由替加氟(FT)结合吉美嘧啶(CDHP)、奥替拉西(Oxo)的复方制剂。每日 $50\sim80mg/m^2$,连续 $14\sim21$ 日,每 $3\sim4$ 周重复。

2)卡培他滨每日 $1650\sim2500mg/m^2$,连续 14 日,每 $3\sim4$ 周重复。

(2)联合化疗

1)CF 方案:亚叶酸钙(LV)$200mg/m^2$,静脉滴注,第 $1\sim5$ 日;氟尿嘧啶 $425mg/m^2$,静脉滴注第 $1\sim5$ 日。每 3 周重复。

2)FOLFOX4:奥沙利铂 $85mg/m^2$,静脉滴注(2h)第 1 日;亚叶酸钙 $200mg/m^2$,静脉滴注(2h),第 $1\sim2$ 日;氟尿嘧啶 $400mg/m^2$,静脉推注,第 $1\sim2$ 日,氟尿嘧啶 $600mg/m^2$,静脉滴注(22h),第 $1\sim2$ 日。每 2 周重复。

3)FOLFOX6:奥沙利铂 $100mg/m^2$,静脉滴注(2h)第 1 日;亚叶酸钙 $400mg/m^2$,静脉滴注(2h),第 $1\sim2$ 日;氟尿嘧啶 $400mg/m^2$,静脉推注,第 1 日,氟尿嘧啶 $2400\sim3000mg/m^2$,静脉滴注(46h)。每 2 周重复。

4)ECF方案:表柔比星50mg/m²,静脉滴注,第1日;顺铂60mg/m²,静脉滴注,第1日;氟尿嘧啶200mg/m²,持续静脉滴注,连续21日。每4周重复。

5)EOX方案:表柔比星50mg/m²,静脉滴注,第1日;奥沙利铂130mg/m²,静脉滴注(2h)第1日;卡培他滨825mg/m²,口服,第1～14日。每3周重复。

6)DCF方案:多西他赛75mg/m²,静脉滴注,第1日;顺铂60mg/m² 静脉滴注,第1日;氟尿嘧啶750mg/m²,静脉滴注,第1～5日。每4周重复。

(三)放射治疗

1.术前放疗　主要适用于局部晚期胃癌,肿瘤与周围组织浸润或粘连,估计完全切除肿瘤有困难,通常与化疗同步进行,放疗剂量在20～40Gy。目前有关胃癌术前放疗或放化疗尚无规范方案,疗效有待进一步评估。

2.术中放疗　主要适用于胃癌原发灶已切除,肿瘤浸润浆膜面或伴有周围组织浸润,以及伴有胃周围淋巴结转移者。术中放疗具有可给予残余肿瘤或肿瘤床单次较大剂量的照射,而周围的正常组织可得到较好的保护。

3.术后放疗　胃癌术后辅助放疗主要适用于伴有浆膜浸润和(或)区域淋巴结转移的患者。术后放疗常与化疗同步进行,放射剂量为20～60Gy,常规分割照射。术后放化疗可降低局部复发率。

4.放疗并发症　常见的放疗并发症包括放射性胃肠炎、造血功能抑制、肝肾功能损害和一过性胰腺炎等。并发症较轻时可在停止放疗后数周内自愈,严重时可导致消化道出血、穿孔等。

六、手术护理

1.手术前护理

(1)消除患者恐惧心理:讲解肿瘤知识及治疗方法,增强对治疗的信心,与医护密切配合。

(2)改善营养状况:给予高蛋白质、高热量、高维生素、少渣软食、半流质或流质。纠正电解质紊乱。对重度营养不良、低蛋白血症及贫血者,术前静脉补充白蛋白及输血,必要时给予TPN。

(3)纠正电解质紊乱。

(4)有幽门梗阻者:术前3日每晚用温生理盐水洗胃,清除胃内容物,减轻胃黏膜水肿。严重幽门梗阻者术前1～3日进行持续胃肠减压及用生理盐水洗胃,使胃体积缩小。

(5)术晨置胃塑管。

2.手术后护理

(1)严密观察生命体征变化:预防早期出血,血容量不足引起的脉速及血压下降。

(2)术后体位:全麻或硬膜外清醒后生命体征平稳应采用半卧位。注意保持半卧位的正确位置,以利呼吸和腹腔引流,减轻腹肌张力。

(3)预防肺部并发症:鼓励深呼吸,给予雾化吸入,协助正确排痰,定时翻身拍背和鼓励早期活动。

(4)保持腹腔引流管通畅:腹腔引流管接无菌负压吸引器,排气管接负压吸引器应打开活塞,以免形成腹腔无效腔,致使引流液不易流出。无菌负压吸引器应隔日更换1次,以防逆行感染。引流管不宜过长,妥善固定,注意观察有无扭曲、挤压、脱落等现象。严密观察引流液颜色、性质及量,并认真记录。一般24h引流液量在200mL左右,为血浆样浅红色渗出液。如手术当日在短时间内有鲜红血样液体流出,量在300～500mL,且脉速、血压下降、面色苍白,应考虑有出血倾向,需及时报告医生。

(5)持续胃肠减压保持胃管通畅:减少胃内容物对吻合口的刺激,减轻胃张力,预防吻合口水肿及吻合口瘘。每日2次用生理盐水冲洗胃管,每次不得超过20mL,并相应抽出。冲洗时避免压力过大、冲洗液过多,以免引起吻合口出血。注意胃液颜色、性质及量,详细记录,如有鲜红色血性液体流出应及时报告医生,胃管要固定好,注意有无脱落或侧孔吸住胃壁,及时纠正以免影响减压效果。

(6)术后饮食:术后3日内禁食,静脉补液3000mL左右。待患者于拔胃管后第1日通过肠内置营养给予少量饮水,首次进量20～30mL,严密观察患者进水后反应,如无不适,隔1～2h给1次,每次增加5～10mL,至40～50mL为止。第2日给半量流质,从营养管给予肠内营养混悬液(能全力)、果汁及过滤的米汤或鸡汤、鱼汤。具体量及次数由营养师计算确定。配制好的营养物盛入500mL清洁瓶中,通过输液管(剪掉前端的过滤网及头皮针部分)与营养管衔接。每次50～80mL。第4日进全量流质,每次100～150mL,连续3日,第7日给半流质,逐渐过渡到软食。营养液温度以37℃左右为宜,开始时速度要慢,以30～50mL/h为宜,以后根据肠道耐受情况逐渐增加至120～180mL/h。每次注射前、后均用等渗盐水或温开水30～50mL冲洗可预防营养管堵管。术后早期行TEN的并发症主要是:胃肠道反应,如腹泻、腹胀、肠痉挛、便秘,以腹泻最为常见,多因患者对营养液不适应或输注速度、温度不合适。及时调整温度、速度、浓度、剂量,必要时服用庆大霉素或蒙脱石散(思密达)。

(7)鼓励患者早期活动,除年老体弱或病情较重者,术后第1日应坐起轻微活动,第2日协助患者下床,进行床边活动,第3日可在病室内活动。患者活动量应根据个体差异而定,早期活动可增强肠蠕动,预防术后肠粘连,减少并发症。

3.胃大部切除术后并发症的观察和护理

(1)术后胃出血:手术后24h内因术中残留或缝合创面少量渗血,可从胃管内流出少量暗红或咖啡色胃液,一般手术后24h内可自行停止,属正常现象。胃内大出血是指胃肠减压中吸出大量鲜血,甚至呕血或黑便,持续不止,脉快、血压下降,趋向休克情况。如果仅胃肠减压有鲜血,可采取保守治疗,禁食、给予止血药物、输新鲜血等。若仍不见效,血压逐渐下降,应及时再次行手术止血。呕血时患者应平卧,头偏向一侧防止窒息。

(2)十二指肠残端破裂:多发生在术后24～48h,表现胃右上腹突发剧痛和局部明显压痛,腹肌紧张等急性弥漫性腹膜炎症状,同时伴有发热、白细胞升高。应立即禁食,胃肠减压,做好急诊手术准备。术后持续胃肠减压,纠正水、电解质失衡,给予静脉营养或空肠造瘘置管补充营养,给予抗生素抗感染。

(3)胃肠吻合口破裂或瘘:少见,多发生在术后5～7日。组织愈合不良如缝合不够紧密,吻合处张力过大或因低蛋白血症、组织水肿等均可引起。发生较早的吻合口破裂有明显腹膜炎的症状;如发生较晚,多产生局部水肿或形成外瘘。诊断确定时,须立即手术进行修补。局部水肿或外瘘患者,除引流外,还应胃肠减压和积极支持疗法,促使吻合口瘘自愈;若经久不闭合,须再次行胃切除术。

(4)术后梗阻:分为输入段梗阻、吻合口梗阻和输出段梗阻三类。共同症状是大量呕吐。

1)输入段梗阻:①急性完全性输入段梗阻:这类梗阻属急性闭襻性梗阻,容易发展至绞榨、肠段坏死和穿孔,病情极为严重。典型症状是:上腹部突发性剧烈疼痛,频繁呕吐,不含胆汁,量也少。上腹偏有有压痛,甚至扪及包块,血清淀粉酶升高,有时出现黄疸,可有休克症状。应紧急手术治疗。②慢性不完全性输入段梗阻:表现为食后 15～30min,上腹突感胀痛或绞榨,一阵恶心后,大量喷射状呕吐胆汁,而不含食物,呕吐后症状消除。具备上述典型症状者,亦称"输入段综合征"。不全梗阻者,如在数周或数月内不能缓解,亦需手术治疗。

2)吻合口梗阻:分为机械性梗阻和胃排空障碍两种。①机械性梗阻:表现为食后上腹饱胀、呕吐,呕吐物为食物,不含胆汁,X线吞钡检查可见钡剂完全停留在胃内,须再次手术解除梗阻。②胃吻合口排空障碍:多因自主神经功能紊乱而使残胃处于无张力状态。临床较多见,在术后 7～10 日后,已服流质情况良好的患者,在改进半流质或不消化食物后突然发生呕吐,经禁食后,轻者 3～4 日自愈,严重者呕吐频繁,可持续 20～30 日,处理包括禁食、胃肠减压、输液、输血和应用皮质激素治疗,有时可肌内注射新斯的明,每次 0.5～1.0mg,每日 1～2 次,有助于胃蠕动恢复。5%高渗盐水洗胃,有助于吻合口水肿的消退。

3)输出段梗阻:表现为上腹饱胀,呕吐食物和胆汁。X线吞钡检查可确认梗阻部位。如不能自行缓解,应立即手术加以解除。

(5)倾倒综合征与低血糖综合征

1)倾倒综合征:表现为进甜流质饮食后 10～20min,出现剑突下不适、心悸、乏力、出汗、头晕、恶心、呕吐甚至虚脱,常伴有肠鸣及腹泻,餐后平卧十几分钟,症状多可缓解。倾倒综合征产生原因一般认为是由于胃大部切除后丧失了幽门括约肌,食物过快地大量排入上段空肠,又未经胃肠液混合稀释而呈高渗性,大量的细胞外液被吸入肠腔,以致循环血容量骤然减低。也和肠腔突然膨胀,释放 5-羟色胺,肠蠕动剧增,刺激腹腔神经丛有关。预防:应告诚患者术后早期应少量多餐,避免进甜的过热流食,进餐后平卧 10～20min。多数患者在半年到 1 年内能逐渐自愈。

2)低血糖综合征:多发生在进食后 2～4h,表现为心慌、无力、眩晕、出汗、手颤、嗜睡,也可导致虚脱。原因为食物过快进入空肠,葡萄糖过快地吸收,血糖呈一时性增高,刺激胰腺分泌过多的胰岛素,而发生反应性低血糖所致。出现症状时稍进饮食,尤其是糖类即可缓解。少食多餐可防止其发生。

(6)胃瘫:胃大部切除后胃乏力症是指胃大部切除手术后出现的一种功能性的胃排空障碍,又称胃瘫,主要特征是胃排空延迟。是经保守治疗可以恢复的一种胃手术后并发症。维持有效的胃肠减压是本病的关键,肠外营养支持一直要维持到患者能够耐受半量以上肠内营养或正常进食后才逐渐停用。如果患者超过 2 周仍未恢复,可经置鼻饲营养管于空肠输出段进行肠内营养。宜用等渗营养液,滴注速度开始为 40～50mL/h,12～24h 后再逐渐增加滴速,最多不超过 120mL/h;同时保证营养液无菌,避免污染。鼓励、协助患者下地活动,减少肺部感染等并发症。

七、康复支持

1.合理饮食:宣传定时、定量、细嚼慢咽的饮食卫生习惯,少吃过冷、过烫、过辣及油煎炸食物,同时应注意:①少食多餐。胃大部切除的患者宜少食多餐,每日进餐 6～7 次,定时定餐可以使胃内不空不充,也可以逐步适宜残胃的消化功能。少食多餐应是胃癌切除术后患者的重要饮食制度。②干稀分食。为使食物在胃内停留时间延长,进食时只吃较干食物,不喝水,可以在进餐 30min 以后喝水,从而避免食物被快速冲入小肠,并能缓慢通过小肠,促进食物进一步吸收。③限制糖类摄入,预防倾倒综合征。④逐步增加食量和食物种类,患者应从术后的流质、半流质逐步转为软食或普通饮食,并根据患者的饮食习惯增多花样,提高患者的食欲,有助于患者的康复。

2.告知患者切勿酗酒、吸烟:注意劳逸结合、行为规律的健康生活方式。加强自我情绪调整,保持乐观进取的心境。

3.胃癌手术后化疗患者:应注意饮食,定期门诊随访检查血象、肝功能等,并注意预防感染。

4.坚持治疗,定期复查,按时服药。

第六节 膀胱癌的护理

一、概述

膀胱癌是我国泌尿男生殖系统最常见的恶性肿瘤,男女发病比例约(3～4)∶1。膀胱癌可发生于任何年龄,主要发生于中年以后,约 80% 新诊断的膀胱癌患者年龄在 60 岁以上,随着年龄的增长,膀胱癌发病率增加。其发病与吸烟有关,戒烟后可减少膀胱癌的发生。与长期接触联苯胺、2-萘胺等化学致癌物有关,与染料、橡胶、油漆、化学、石油接触的工人患病率高于普通人群。也可能与遗传、饮食习惯、长期口服非那西汀、对乙酰氨基酚等有关,还可能由腺性膀胱炎、慢性尿潴留、膀胱白斑病、结石等引起。

(一)膀胱癌的分类
一般将膀胱癌分为三类:表浅性、浸润性、转移性。

膀胱癌的组织学类型:尿路上皮细胞癌、鳞状细胞癌、腺细胞癌,其中以尿路上皮癌最为常见,占膀胱癌的 90% 以上。其他较少见的病理类型还有小细胞癌和癌肉瘤以及膀胱继发肿瘤等。

(二)膀胱癌的治疗
表浅性膀胱尿路上皮癌首选经尿道膀胱肿瘤电切术,术后根据病理确定膀胱内灌注治疗方案;浸润性膀胱尿路上皮癌、鳞状细胞癌、腺癌、脐尿管癌等以外科手术为主的综合治疗;转移性膀胱癌以化疗为主,可用姑息性手术和放疗缓解症状。

二、护理评估

(一)临床症状的评估与观察

1.评估患者的生活习惯、健康史、是否从事与化学致癌物有关的职业以及家族遗传史。

2.评估患者是否出现血尿。血尿是膀胱肿瘤最早也是最常见的症状,80%以上的患者因血尿就诊。间歇性、无痛性全程肉眼血尿是常见的典型症状,有时可伴血块,少数患者仅表现为镜下血尿,血尿持续时间、出血量与肿瘤的大小、恶性程度、范围不一定成正比。

3.评估患者是否伴有尿频、尿急、尿痛的膀胱刺激症状。早期膀胱肿瘤较少出现,但有时也是患者就诊的原因,出现此类症状提示膀胱原位癌的可能性。评估患者有无排尿困难、尿潴留。肿瘤较大、膀胱肿瘤发生在颈部或血块形成均可造成尿流梗阻。

4.评估患者有无体重减轻、腹痛、骨痛、肾功能不全,上述表现应警惕晚期症状。

5.评估患者的精神状态,对疾病的认知和心理反应。

(二)辅助检查的评估

1.膀胱镜检查 是确诊膀胱癌的主要方法,可观察到肿瘤的部位、大小、数目、形态和生长方式,通过对膀胱病变活体组织病理检查可以明确病理类型及癌细胞的分化程度。

2.尿脱落细胞学检查 是诊断膀胱肿瘤最简便的方法,诊断膀胱尿路上皮癌的特异性可达90%,但敏感性较低。

3.静脉尿路造影 可了解肾、输尿管有无肿瘤,了解双肾功能,能够显示上尿路有无积水、占位性病变、多发性肿瘤。肾输尿管积水常提示膀胱肌层有浸润,是预后不良的征兆。

4.B超、CT扫描、磁共振成像 可诊断膀胱癌并进行分期。

三、护理问题

1.焦虑。

2.知识缺乏。

3.疼痛。

4.有体液不足的危险。

5.有感染的危险。

6.有皮肤完整性受损的危险。

7.排尿异常。

8.潜在并发症如出血、伤口漏尿、肠梗阻。

四、护理措施

(一)生活护理

1.心理护理　鼓励安慰患者,告知患者膀胱癌治疗的疗效良好,生存率较高,但需坚持常规的治疗和复查。对于不可控尿流改道者,要进行针对性的心理疏导,介绍造口护理的方法、技巧。根据患者的生活状态提出合理安排工作、生活的建议,向患者介绍手术后保持良好生活状态的实例,帮助维护患者的形象和自尊,树立治疗疾病的信心。

2.饮食护理

(1)鼓励患者进食高蛋白、高营养、高维生素的食物,纠正贫血,低蛋白血症,水、电解质平衡,增强机体抵抗力。

(2)术前:术前 10～12 小时禁食,术前 6 小时禁水,使胃内食物排空,避免术中呕吐引起误吸。全膀胱切除尿流改道术前 2～3 天进无渣半流食,术前 1 天改全流食,进行肠道准备。

(3)术后:经尿道膀胱肿瘤电切术后 12 小时即可进普食;开放性手术者,待肠蠕动恢复后,指导患者以饮水→流食→半流→软食→普食的顺序进食,不可进食产气食品,如牛奶、豆类、甜食。

3.体位与活动

(1)术后平卧 6 小时,头偏向一侧,防止全麻后胃肠反应引起呕吐物误吸,避免呼吸道梗阻或吸入性肺炎。6 小时后半卧位,可以改善呼吸,便于排痰,有利于引流,可降低腹部切口的张力,减轻疼痛。

(2)经尿道膀胱肿瘤电切术后 12 小时即可下床活动。

(3)鼓励开放性手术患者早期下床活动,根据患者个体差异逐渐加大活动量,有利于肠道功能恢复,防止深静脉血栓形成。如发现患者局部肢体肿胀,腿下垂时表浅静脉充盈,经超声确诊血栓形成,应使患者卧床休息,抬高下肢,禁止下肢静脉输液,应用抗凝药物。

(二)术前护理

1.劝解吸烟的患者术前禁烟,以减少术后咳嗽、咳痰和肺部感染。术前进行深吸气训练。

2.完善术前检查。膀胱镜检查系有创操作,应告知患者注意事项:检查前清洗会阴,排空小便。检查后会有轻微血尿,不必紧张,每日饮水 3000mL,起到自行冲洗膀胱的目的,按时口服抗生素,预防感染。

3.肠道准备:全膀胱切除术前一周驱蛔虫治疗,术前连服 3 天肠道抗生素,术前晚及当日晨起清洁灌肠,女性患者术前阴道冲洗,连续 3 天,每日一次,以防感染。术日晨留置胃管,引流胃液,减轻术后腹胀,有利于吻合口愈合。

4.按照术式进行皮肤准备。

(三)术后护理

1.心电监护,持续低流量吸氧,严密观察生命体征的变化情况,严格记录 24 小时出入量。

2.鼓励患者深呼吸,防止肺部并发症的发生。

3.预防肺部感染:雾化吸入,每天 2 次,因超声雾化雾滴小而均匀,药液可吸收到终末支气管及肺泡,可解痉排痰。为患者拍背,鼓励患者咳痰,陪护人员用双手由两侧紧压固定腹壁切口,可减少咳嗽时切口的拉力,防止切口破裂,减轻疼痛。

4.膀胱括约肌挛缩:给予会阴部湿热敷,帮助缓解症状,协助患者口服解痉药。

5.引流管的护理:使用抗反流引流袋,各引流管做好标记,妥善固定,经常挤压保持通畅,密切观察引流液的颜色和性状。

1)经尿道膀胱肿瘤电切术后,保持导尿管通畅,使膀胱处于持续空虚状态,有利于创面愈合。尿管堵塞时,采用开放式冲洗法冲洗至通畅。

2)全膀胱切除术后,如患者感觉腰痛,应观察双输尿管支架管有无堵塞,堵塞时遵循无菌原则,以 5～10mL 的生理盐水缓慢冲洗至通畅。

(6)回肠膀胱造瘘口的护理:观察造瘘口周围组织的血运情况,如发现苍白或变黑,有组织坏死的可能,应通知医生处理。保持造瘘口周围皮肤清洁干燥,及时更换造瘘装置,减少尿液对皮肤的刺激,如皮肤发红可涂抹氧化锌软膏保护皮肤,发现破溃可使用溃疡散帮助愈合。教会患者更换造瘘装置的方法,讲解保护造瘘口皮肤的知识,使患者出院后做到自理。

(7)术后主要并发症的预防和护理措施。

1)出血:①经尿道膀胱肿瘤电切术后,尿液呈鲜红色,提示创面出血。②膀胱部分切除术后,观察耻骨后引流液的颜色和引流量,如引流液量多且呈鲜红色,提示耻骨后出血。如尿液呈鲜红色,则提示膀胱内出血,此时均应给予持续膀胱冲洗,经冲洗后大多可止血。必要时遵医嘱给予止血药。膀胱冲洗的流速决定于膀胱内渗血多少,如渗血多应加快冲洗速度,否则膀胱内血液形成血块可致严重后果,如渗血减少则冲洗液的流速也应随之减慢,灌注液速与排出液速应成正比,严防管路堵塞。

2)漏尿:观察耻骨后引流液大于正常引流量且呈清淡颜色时,而膀胱造瘘管减少或无尿时,提示可能有耻骨后漏尿。此时,应检查膀胱造瘘管是否通畅,可用开放式膀胱冲洗法冲洗管路或留置尿管,保持引流管和尿管、膀胱造瘘管通畅,及时更换伤口敷料。

3)肠梗阻:全膀胱术后鼓励患者早期活动,促进肠功能恢复,预防肠粘连。术后必须保持胃肠减压通畅,每日冲洗胃管 4 次。患者出现发热和严重的腹胀、腹痛时,检查胃管引流是否通畅,通知医生。确诊肠梗阻后,严格禁食、水,延长胃管留置时间,遵医嘱胃管注入促进肠蠕动恢复药物,增加活动量,卧床休息时采取半卧位减轻腹胀的不适感。观察患者反应及排气情况,大多患者经保守治疗通常可自行恢复,必要时手术。肠梗阻解除后方可进食。

(四)放疗的护理

腹盆腔放疗中的副作用表现为膀胱炎、尿道炎、直肠炎、小肠炎、骨髓抑制。放疗结束后 3 个月还可出现血尿、尿频、尿急、尿痛、排便不适、便血。经体外照射会引起照射部位皮肤抵抗力降低。

(五)化疗的护理

局部化疗:膀胱尿路上皮癌患者术后膀胱内灌注化学药物属局部化疗,可降低肿瘤复发率,并消除浅表肿瘤。告知患者灌注前 4 小时少喝水,灌注前排空尿液,清洗会阴。将药物由尿管直接注入膀胱后,根据药物不同的特性,分别取仰卧、左右侧卧位、俯卧位,灌注全程平均分配每种药物灌注卧位的时间,使药物充分接触到膀胱各壁,并在规定时间内排尽小便。灌注后多饮水,达到每天 3000mL,起到自行冲洗膀胱的目的,减少药物毒性。

五、出院指导

1.每日饮水 3000mL,可起到自身膀胱冲洗作用。

2.注意休息,劳逸结合。

3.按时行膀胱灌注治疗,出现发热、尿路刺激症状加重、尿血时要及时就诊。全膀胱切除术后勿负重,避免造口疝形成。

4.定期复查。术后前 2 年每 3 个月一次,以后 6 个月一次,5 年后每年一次,终生随访。告知患者复发肿瘤及早发现仍可以治愈,取得患者配合。

第七节   前列腺癌的护理

一、概述

前列腺癌是人类恶性肿瘤中生物学特征变异最大的肿瘤,70 岁以上无选择尸检,30% 以上都可以发现潜伏癌,但其中大多数并未发展为临床癌。前列腺癌发病地区和种族有明显差异,亚洲国家和地区前列腺癌的发病率远低于欧美国家。前列腺癌患者主要是老年患者,以 50 岁以上男性多见。前列腺癌的病因尚不明确,最重要的危险因素之一是遗传因素,流行病学研究发现前列腺癌患者直系亲属患病的危险性会增加一倍;高动物脂肪饮食也是发病的危险因素;可能与老年人体内性激素失衡有关,还可能和维生素 E、硒、木脂素、异黄酮的摄入不足有关。

(一)前列腺癌的分类

1.前列腺癌的组织学类型   前列腺癌约占前列腺恶性肿瘤的 99%,绝大多数是腺癌,而前列腺移行细胞癌、小细胞癌、鳞癌、类癌较少见。

4.前列腺癌的转移途径   包括局部转移、血行转移、淋巴转移。

(二)前列腺癌的治疗

1.观察等待治疗   适于低危前列腺癌,PSA4～10mg/mL,临床分期 $\leqslant T_{2a}$;晚期前列腺癌患者,仅限于因治疗伴随的并发症大于延长生命和改善生活质量的情况。

2.前列腺癌根治术   适用于早期前列腺癌(Ⅰ、Ⅱ期),疗效很好。

3.前列腺癌放射治疗   早期前列腺癌患者行根治性放疗,无病生存率与根治性前列腺切除相似;晚期前列腺癌放疗辅助内分泌治疗可控制肿瘤提高生存率;转移性前列腺放疗可缓解症状。

4.前列腺癌内分泌治疗   对一般不能耐受根治性前列腺切除术或Ⅲ、Ⅳ期的患者选择内分泌治疗。内分泌治疗的主要方法包括:双侧睾丸切除术或药物去势;联合雄激素阻断;单独应用非甾体类抗雄药物。

二、护理评估

(一)临床症状的评估与观察

1.评估患者排尿异常情况,如夜尿增多、排尿踌躇、无力、尿流缓慢、淋漓不尽甚至尿失禁,这是由于肿瘤挤压尿道所致。评估有无尿频、尿急、尿痛等膀胱刺激状。

2.评估患者有无骨骼疼痛、贫血、病理性骨折、下肢瘫痪等,具有上述表现提示可能存在骨转移。

3.评估患者有无浅表淋巴结肿大。

4.评估患者是否出现咳嗽、呼吸困难,如果存在则提示有肺转移的可能。

5.评估患者的精神状态、对疾病的认知和心理反应情况。

(二)检查评估

1.直肠指诊 因前列腺癌大多始发于后叶被膜下,直肠指诊可触及肿瘤结节,故直肠指诊是诊断前列腺癌的主要方法,对前列腺癌的早期诊断和分期具有重要价值。指诊宜在抽血检查 PSA 后进行。

2.前列腺特异性抗原(PSA)检查 相比直肠指诊对前列腺癌具有更高的阳性诊断率,可提高局限性前列腺癌的诊断率。

3.经直肠超声检查 可发现前列腺及周围组织结构的可疑病灶,并初步判断肿瘤体积。

4.前列腺穿刺活检 是诊断前列腺癌最可靠的检查。

5.CT 扫描、磁共振成像(MRI) 可进行肿瘤的临床分期,了解盆腔转移和邻近组织器官的侵犯情况。

6.前列腺癌的放射性核素检查(ECT) 可比常规 X 线片提前 3~6 个月发现骨转移灶,有助于前列腺癌的临床分期。

三、护理问题

1.有感染的危险。

2.排尿异常。

3.焦虑。

4.疼痛。

5.活动无耐力。

6.清理呼吸道无效。

7.体温过高。

8.自我形象紊乱。

9.便秘。

10.潜在的并发症出血、尿失禁、性功能障碍。

11.知识缺乏。

四、护理措施

(一)生活护理

1.饮食护理   指导糖尿病患者进行低糖饮食,如粗杂粮(荞麦、燕麦片、玉米面)、豆类食品、蔬菜,减少盐的摄入。从饮食上帮助患者调整血糖在正常范围。手术后指导患者在肠蠕动恢复时进食含高纤维素的蔬菜、水果、粗粮,预防便秘,同时补充一些优质蛋白食物,提高机体免疫力,提高组织修复能力。

2.体位和活动

(1)双侧睾丸切除术后:手术日卧床休息,体位不限。手术次日起可下床活动,同时嘱患者穿紧身内裤,托起阴囊,防止阴囊水肿或血肿的形成。

(2)根治性前列腺切除术后:全麻后回病房平卧6小时,头偏向一侧,防止全麻后因胃肠反应引起呕吐而导致误吸。此时可帮助患者做双足背曲掌曲动作,促进血液循环。6小时后可采取半卧位,以降低腹部张力,减轻疼痛,有利于引流和排痰。鼓励患者早期下床活动,根据患者耐受能力逐渐加大活动量,不下床时采取床上主动翻身,由护理者被动按摩双下肢的方式,促进血液循环,防止下肢静脉血栓形成及进一步引起的肺栓塞。

(3)心理护理:因患者就诊时已有不同程度的尿频、尿急、尿痛、排尿困难甚至尿潴留、骨痛等症状,严重者影响正常生活,身心健康受到损害,心情焦虑,同时前列腺癌患者年龄偏高,全身并发症多,心理承受力差,担心手术安全性,护理人员要耐心解答患者的疑问,讲解手术的目的、方法、预后、可能出现的并发症以及防范措施,使患者思想准备充分、配合治疗,树立信心早日康复。

(二)手术护理

1.根治性前列腺切除术前

(1)了解患者全身各系统的情况,对心、肺、肾疾病患者积极治疗,建议吸烟者术前几日禁烟,以减少术后咳嗽、咳痰和肺部感染的发生。

(2)因排尿困难术前留置尿管者,要保持尿管通畅,排出膀胱内的残余尿,同时遵医嘱适量应用抗生素,并以0.02%的碘伏溶液消毒尿道口,每天2次,预防逆行感染。

(3)肠道准备:术前3日给予半流食,口服肠道抗生素,术前1日改为流食。手术前日晚及术晨清洁灌肠,预防术中肠道损伤引起的盆腔感染。

(4)完善术前各项检查。值得注意的是直肠指诊对前列腺特异抗原(PSA)的影响观点不一,建议采血检查 PSA 后作直肠指诊,护士注意如患者已做直肠指诊,宜一周后采血检查 PSA。

2.根治性前列腺切除术后

(1)严密观察患者生命体征变化,给予心电监护,持续低流量吸氧,准确记录 24 小时出入量。

(2)预防肺部感染:帮助患者翻身、拍背,协助咳痰,陪伴人员以双手挤压切口两侧,降低切口张力,减轻疼痛。给予雾化吸入,稀释呼吸道痰液,保持呼吸道通畅。嘱患者做深呼吸,预防肺部并发症。

(3)指导患者腿部屈伸运动,给予双下肢适度按摩,协助翻身活动;便秘者遵医嘱给予缓泻剂或肛门灌注润肠剂,嘱患者大便时切忌过度用力,防止因静脉血栓脱落导致肺栓塞,以及站起时突然造成直立性低血压、脑供血不足和引发心脏疾病。

(4)引流管护理:使用抗反流引流袋,接通各引流管,分别做好标记,妥善固定,防止脱落,勿打折、扭曲,定时挤压引流管,保持引流通畅。严密观察各种引流液的性质和引流量,并准确记录。

(5)术后常见并发症的护理

1)出血:观察伤口敷料有无渗出,引流液量多且呈鲜红色时,提示有活动性出血。嘱患者卧床休息,报告医生处理。给予持续膀胱冲洗,保持通畅,随时观察冲洗出的液体的颜色,正确记录冲洗出入量,准确计算尿量。冲洗入量小于冲洗出量提示管道堵塞,可用开放式膀胱冲洗法冲洗管路,直至通畅;冲洗入量小于冲洗出量,冲洗出的液体呈鲜红色或有大量血凝块,提示有活动性出血,可加快冲洗速度。必要时遵医嘱给予止血药。

2)尿道膀胱吻合口瘘:观察盆腔引流液的颜色和引流量,一旦引流量增多超过正常术后引流量且呈清淡颜色,同时膀胱造瘘管和导尿管的尿量减少,提示发生尿道膀胱吻合口瘘。检查引流液常规明确吻合口瘘后,应确保盆腔引流管和导尿管的通畅,并延长留置导尿管和引流管的时间,随时更换伤口敷料以保持干燥。

3)尿失禁:由于术中尿道括约肌的损伤和牵拉,可出现暂时性尿失禁。拔除导尿管后指导患者进行收腹提肛训练,以增强尿道外括约肌张力,经训练后大多可以恢复正常排尿功能。

4)性功能障碍:术前与患者家属充分交流沟通意见,取得家属的理解,安慰患者,使之配合治疗。

五、出院指导

1.继续进行盆底肌肉训练,直至恢复正常排尿状态。

2.注意休息,劳逸结合。戒烟酒,多食富含纤维素的食物,保持排便通畅。3 个月内避免剧烈活动,如负重、骑车,以免发生继发性出血。

3.定期复查。

第八节　子宫颈癌的护理

女性生殖系统恶性肿瘤涵盖了子宫颈、子宫内膜、卵巢、外阴、阴道、输卵管和妊娠滋养细胞等 7 种常见肿瘤。其中子宫颈癌是妇科最常见的恶性肿瘤,自 20 世纪 70 年代以来,虽然在全国很多地区积极开展子宫颈癌的普查普治,在某些地区子宫颈癌的患病率出现了下降趋势,但从全国范围来讲子宫颈癌的患病率仍居妇科恶性肿瘤首位。从宫颈浸润前期上皮内瘤样病变(CIN)发展到浸润癌其实是一个缓慢过程,采用常规的巴氏涂片方法普查无症状的患者,可使子宫颈癌在能治愈的浸润前期即得到诊断。因此,应加强高危人群的定期普查,以早诊早治。目前临床上治疗子宫颈癌需遵循的原则是既要考虑手术的根治性以减少并发症,又要考虑保留女性的生育功能,即强调高度个体化原则,兼顾疾病治愈和保证生活质量。在护理方面应从身、心两方面对患者实行整体护理和康复支持。

一、流行病学特征及病因

(一)子宫颈癌发病情况

子宫颈癌是妇科最常见的恶性肿瘤之一,发病率位居女性恶性肿瘤第 2 位,仅次于乳腺癌。据国际癌症研究中心(IARC)统计,2002 年全球子宫颈癌有 493000 例新增病例,274000例死亡,发展中国家占了每年新增病例的 83%。目前,尚未见我国有全国性子宫颈癌发病率的报道。IARC 根据国内 5 个调查登记点统计出的数据发布的资料显示:1998—2002 年我国子宫颈癌的发病率为 2.4/10 万(上海)~4.6/10 万(广州),江苏省启东市于 1973—2000 年对全市子宫颈癌发病率进行调查,得出全市子宫颈癌发病率平均为 3.96/10 万。2004 年据 WHO报告,我国子宫颈癌发病率仅次于智利(15.4/10 万),为 14.6/10 万。我国子宫颈癌死亡比居第 4 位,仅次于胃癌、食管癌和肝癌,居女性癌症死亡比第 2 位,仅次于胃癌。

子宫颈癌发病率的高低与该地区人群的经济文化水平有密切的关系。总体而言,子宫颈癌的流行特征为经济不发达国家的发病率高于发达国家,并有明显的地区差异,在中国,主要集中在中部地区,并且农村高于城市,山区高于平原。

我国自 20 世纪 50 年代开展子宫颈癌普查普治以来,某些地区及城市子宫颈癌的发病率和死亡率均显著下降。世界范围内的子宫颈癌发病率普遍下降了 30%。20 世纪 90 年代初全国抽样调查,子宫颈癌死亡率降至 3.25/10 万(标化),下降了 69%。但在世界范围内子宫颈癌仍是高发癌症之一,中国子宫颈癌发病率仍居妇科生殖恶性肿瘤之首位。

(二)子宫颈癌发病年龄

在大多数妇女中宫颈浸润癌的发病率在 20 岁前是较低的,20~50 岁增长较快,其后上升速度变缓。但有少数国家不同,如哥伦比亚其发病率继续上升至 60 岁,甚至 60 岁以上。而芬兰在 50 岁前发病率很低,和以色列相同,甚至低于以色列,但其后却增长至以色列发病率的2 倍。

子宫颈癌患者的平均年龄是 51.4 岁,病例数集中于两个年龄段:30~39 岁和 60~69 岁,但近年来有年轻化趋势。从国外报道中显示子宫颈癌发病有两个趋势引人注目。一是年轻妇女发病上升,中国医学科学院肿瘤医院资料显示,35 岁以下子宫颈癌所占比例从 20 世纪 70年代的 1.22%上升到 80 年代的 1.42%、90 年代初的 5.01%,到 90 年代末上升至 9.88%;二是少见的子宫颈腺癌比例上升。

(三)病因

子宫颈癌确切的病因至今尚不清楚,目前认为是多因素综合作用结果,发病的有关因素有:性生活过早(指小于 18 岁)及早婚、早育者;性生活紊乱者,即有多个性伴侣;生殖道患梅毒、湿疣等性传播疾病(指男女双方);丈夫有疱疹、人类乳头状瘤病毒(HPV)感染及患阴茎癌、包茎等疾患;HPV-DNA 阳性(主要指 HPV 的高危型别 16、18 等);宫颈糜烂、白斑;宫颈不典型增生等。

近年来,分子生物学已确立了高危 HPV 基因型的持续感染与子宫颈癌的因果关系。在一项全世界范围内上千例子宫颈癌的研究中,子宫颈癌 HPV 的感染率达到 99.7%。

妇女患 CIN 者,64%~75%的配偶阴茎有病灶,其中 1/3 的配偶有明显的尖锐湿疣病灶,2/3 的配偶表现为斑疹或丘疹。男方前列腺尖锐湿疣中所含 HPV 以 6、11、42 型为主。女方患 CIN 者,男方几乎都是 HPV 16、18 型阳性。HPV 16、18 型阳性者,有可能发生前列腺癌,而其他因素如包皮过长、前列腺炎等是发生前列腺癌的协同因素。男方患前列腺癌者,女方易患子宫颈癌。CINI 主要与 HPV 亚型 6、11、31 和 35 有关,CIN Ⅱ 和 CIN Ⅲ 主要与 HPV 16、18 和 33 有关。目前已知 HPV 6、11、42、43、44 属于低危险,一般不诱发癌变,而 HPV 16、18、31、33、35、39、45、51、52、56 或 58 属于高危险,可诱发癌变。

二、病理分类

多数子宫颈癌来自子宫颈鳞状上皮和柱状上皮交界处移行带的表面上皮、腺体或腺上皮。子宫颈癌的发病特点是从上皮内瘤变(不典型增生)到原位癌进而发展成浸润癌的连续病理过程。通常这一个过程需要 10~20 年的时间。其发生与演变过程如下。

1.子宫颈上皮内瘤变　是一组病变的统称,Richart 根据细胞变形程度将 CIN 分为 3 级:Ⅰ级指宫颈鳞状上皮轻度不典型增生,Ⅱ级指宫颈鳞状上皮中度不典型增生,Ⅲ级指宫颈重度鳞状上皮不典型增生及宫颈原位癌。各种级别的 CIN 都有发展为浸润癌的趋向。一般来说,级别越高发展为浸润癌的机会越多;级别越低,自然退缩的机会越多。

2.原位癌(CIS)　CIN Ⅲ级如果异型细胞遍及全层,但基底膜完整,诊断为 CIS。子宫颈腺原位癌(AIS)的检出率较低,因癌的位置深,不易取材。

3.微小浸润癌　其诊断标准是癌浸润深度不超过 3mm,确定子宫颈腺体的微小浸润癌比较困难,出现类似情况要么诊断为原位癌,要么诊断为浸润癌。

4.浸润癌　35 岁以下妇女的鳞、柱状上皮的移行带位于子宫颈外口,而 35 岁以上者倾向于回缩至颈管内。因此,年轻患者的癌灶以外生型多见,大者可达 8~9cm,而老年人的癌多位于子宫颈管内。

(1)大体分型:根据肿瘤生长方式和大体形态,浸润癌主要分四型:①糜烂型:宫颈外型可见,表面呈糜烂,有时质较硬,有出血,多见于早期。②菜花型:外生型肿瘤呈菜花样,质脆,出血明显,可伴感染或坏死,常见于早期。③结节型:外生型肿瘤呈结节状,有时向内浸润,宫颈膨大,质硬,有时出血,常伴有深浅不等的溃疡或坏死。④溃疡型:内生型肿瘤,因瘤组织坏死形成溃疡或空洞,质硬,见于中晚期,常伴感染,分泌物恶臭,多见于晚期。

(2)病理类型:主要有三大类,即鳞状上皮细胞癌、腺癌和混合癌。各类有许多亚型如①鳞癌:疣状鳞癌、乳头状鳞癌、梭形细胞鳞癌、淋巴上皮瘤样癌、鳞癌玻璃样变。②腺癌:宫颈管黏液腺癌、子宫内膜样腺癌、浆液乳头状腺癌、透明细胞腺癌、肠型黏液腺癌、中肾管腺癌。③混合癌:腺鳞癌、黏液表皮样癌、毛玻璃癌、腺样囊腺癌。

(3)组织学分化:根据其细胞分化程度分为三类:高分化(Ⅰ级)、中分化(Ⅱ级)、低分化(Ⅲ级)。

三、临床表现

(一)症状

(1)无论是 CIN 包括宫颈原位癌及早期浸润癌患者常无明显症状。

(2)阴道出血:常为接触性出血,多见于性生活或妇科检查后。早期时流血量一般较少,晚期时病灶较大,可表现为多量出血,甚至大出血。年轻患者也有表现为经期延长,周期缩短,经量增多等。绝经后妇女表现为绝经后流血等。

(3)白带增多:白带呈白色或血性,稀薄似水样,也有表现为黏液者,米泔状,有腥臭。晚期时伴继发感染,白带呈脓性伴恶臭。

(4)晚期患者会出现骨盆癌痛,肠道和膀胱压迫症状,如排尿困难、尿少或无尿、血尿、肛门坠胀、大便秘结、里急后重、便血、下肢水肿伴疼痛等。当有肺、肝、骨转移时可出现咳嗽、咯血、胸痛、局部疼痛等症状。

(5)疾病后期患者可出现消瘦、贫血、发热、全身衰竭等。

(二)体征

CIN 和宫颈早期浸润癌的宫颈有时呈糜烂、息肉、肥大等慢性宫颈炎的种种表现,而宫颈光滑者占相当比例达 10%～50%。临床疑癌者仅占 12.5%。浸润性子宫颈癌早期,宫颈局部可表现为糜烂、菜花样或结节状等。

四、诊断

(一)细胞学检查

此法简便易行,经济有效,可多次重复,已成为妇科的常规检查内容之一和防癌筛查的首选方法。因此,凡已婚妇女初次妇科检查或有临床可疑症状时,常规做宫颈刮片送细胞学检查。子宫颈癌早期诊断正确率可达 90% 以上,但假阴性率较高,尤其在 CIN 诊断中,假阴性率高达 50%,所以在有症状患者中阴性巴氏涂片并不可靠。

(二)活检

宫颈活体组织的病理检查是确诊 CIN 和子宫颈癌最可靠而不可缺少的方法。对宫颈任何可见肿瘤形态或溃疡,均应在门诊行钳取活检或电灼切取,以便组织学证实,任何宫颈变硬和增粗,也应行活检和宫颈管内诊刮术。如果患者宫颈外观正常但有症状,或巴氏涂片异常,应行阴道镜检查;如果门诊活检仍未能做出浸润性子宫颈癌的确切诊断,则须行诊断性锥切。

(三)阴道镜检查

凡细胞学异常或临床可疑者均为阴道镜检查的指征。阴道镜检查的重点是宫颈转化区(即新旧鳞-柱交界之间的区域),组织学称移行区,为子宫颈癌好发部位。

（四）子宫颈管刮术

适用于宫颈表面正常，临床高度怀疑颈管子宫颈癌而又缺乏诊断依据者。

（五）荧光检查法

荧光检查法是 CIN 和浸润癌的快速诊断方法之一。其原理是利用人体不同组织原有的亲和力，并能滞留在癌组织中，产生特殊的荧光颜色和光谱峰值，以区分肿瘤和正常组织。

五、治疗

子宫颈癌的治疗是以手术和放疗为主，辅以化疗和其他治疗方法的综合治疗。手术治疗是早期子宫颈癌的主要治疗方法，其手术适应证为 0～Ⅱa 期患者，年龄不限，无内外科严重合并症者。

（一）CINⅢ（原位癌）

1.子宫颈锥形切除术　年轻患者需要保留生育功能者，已经宫颈四角法活检病理诊断为原位癌，可做子宫颈锥形切除。

2.全子宫切除术　已过生育年龄患者或无生育要求愿望、锥切内切缘存在瘤变患者。

（二）Ⅰa$_1$ 期

(1)经腹筋膜外子宫切除，如果存在阴道穹窿阴道上皮内瘤变（VAIN），应切除阴道穹窿。

(2)如有生育要求，锥切术后随访观察即可，术后 4 个月、10 个月巴氏涂片，如前两次正常，则每年细胞学涂片 1 次。

(3)如有脉管浸润，则同Ⅰa$_2$ 期处理。

(4)手术禁忌证者，采用高剂量率（HDR）腔内放疗，A 点剂量 50Gy（5 球 5 腔）。

（三）Ⅰa$_2$ 期

(1)行改良根治性子宫切除术和盆腔淋巴结切除术。改良根治性子宫切除手术范围：子宫切除，在输尿管交汇处结扎子宫动脉，主韧带中间和宫骶韧带靠近子宫近端切除，切除上 1/3 阴道。

(2)有生育要求，则行根治性宫颈切除和盆腔淋巴结切除术。

(3)锥切切缘阳性和宫颈管诊刮术示不典型腺上皮，则重复锥切，或改良根治术和盆腔淋巴结切除。

(4)不能手术者，则予全量放疗（同Ⅰb$_1$ 期）。

（四）Ⅰb$_1$、Ⅱa$_1$ 期

1.手术

(1)可行根治性子宫切除和盆腔淋巴结切除±腹主动脉淋巴结活检或切除。小于 45 岁患者可保留双侧卵巢，如考虑术后需盆腔放疗，则行卵巢侧方移位，并做标记。腹主动脉旁淋巴结切除术适应证：①肿瘤≥3cm。②盆腔淋巴结转移。③髂总淋巴结转移。④影像学检查提示腹主动脉旁淋巴结转移。根治性宫颈切除术适应证：①有强烈生育要求。②无不孕症病史。③Ⅰa$_1$ 期伴前次锥切术切缘阳性，或Ⅰa$_1$ 期伴有淋巴脉管侵犯的患者，或Ⅰa$_2$ 期～Ⅰb$_1$ 期患者。④肿瘤最大径不超过 4cm。⑤无区域淋巴结转移。⑥病理类型包括腺癌、鳞癌、腺鳞癌，

以及某些宫颈横纹肌肉瘤。⑦年龄小于45岁。⑧不适合阴道手术的患者(例如:已经多次锥切阴道,解剖结构破坏的患者,某些不具备阴道手术条件的幼女等)。

(2)根治性子宫切除手术范围:切除子宫、双侧卵巢和输卵管、子宫周围的韧带、宫旁组织、部分阴道和阴道旁组织。子宫周围的韧带主要指子宫主韧带和子宫骶骨韧带切除3cm以上。阴道切除的长度一般为3cm以上或1/2左右。

2.放疗

(1)盆腔前后4野照射(标准野中央挡铅4cm),每次180~200Gy,骨盆中平面(B点)剂量为45~50Gy/4~5w。

(2)腔内后装,每次5Gy,A点剂量为50Gy(5球5腔)。

3.术后辅助治疗

(1)全盆腔标准野外照射,如出现淋巴结转移、宫旁浸润、切缘阳性(宫旁)三项危险因素中的任何一项:骨盆中平面剂量45~50Gy。同步静脉化疗[顺铂30mg/(m² · w)]。

(2)全盆腔小野外照射,如出现肿瘤较大(>4cm)、脉管侵犯、宫颈肌层浸润≥1/2三项危险因素中任何一项,或标准盆腔野外照射(具有上列3项中2项或以上者):骨盆中平面剂量45Gy。

(五)Ⅱb、Ⅲ和Ⅳa期

1.首选治疗

(1)标准治疗为内外放疗和同步化疗。

(2)Ⅳa期且病灶未侵犯到盆壁,特别是出现膀胱阴道瘘或阴道瘘或直肠阴道漏的患者首选盆腔除脏术。

2.放射剂量和技术

(1)标准治疗为外照射加腔内近距离照射,同时铂类为主方案的同步放化疗。

(2)总治疗剂量:A点剂量70~80Gy;B点剂量55~60Gy。

(3)全盆腔标准野照射,骨盆中平面剂量达到25Gy/3w,改盆腔4野照射,中平面剂量20~25Gy,后装A点剂量35Gy(4球3腔)。

(4)也可采用适形或调强放疗。

(5)髂总或腹主动脉淋巴结阳性(影像学或活检证实),予以延伸野照射。

(6)顺铂30mg/(m² · W)。

(六)Ⅳb期和复发子宫颈癌

(1)根治术后的局部复发:①根治术后的局部复发可采用放疗。②同步放化疗可改善效果。③在未累及盆壁,特别是未出现瘘者,可行盆腔除脏术。

(2)根治性放疗后局部复发:视复发时间、部位、范围而定,首选手术,或放化疗。

(3)Ⅳb和转移性复发子宫颈癌的全身化疗:①顺铂是最佳有效的单药,最佳用法是50~100mg/(m² · W)静脉滴注。②推荐方案:顺铂+氟尿嘧啶;顺铂+异环磷酰胺;顺铂+紫杉醇。

六、护理

放射治疗是利用放射线照射肿瘤,达到杀死或破坏肿瘤细胞的一种方法,妇科放射治疗的方法可分为腔内治疗和腔外治疗两类,一般子宫颈、子宫均能耐受放射线剂量,很少发生严重的后遗症,进行子宫颈或子宫腔内治疗时最容易引起直肠、小肠和膀胱的不良反应。

1.体外照射护理

(1)心理准备:首先向患者介绍放射治疗的目的、作用、可能出现的不良反应、治疗中的注意事项以及治疗后可能出现的并发症,使她们对自己的放疗计划有一个完整的概念,对治疗树立信心以及做好各种配合。

(2)放射治疗前应测定白细胞、血小板和生命体征,并做好各种检查,对贫血患者应注意纠正贫血。

(3)照射野皮肤护理:①放疗前应进行会阴部皮肤准备,剃净阴毛,保持照射野皮肤的清洁干燥,防止溃疡感染。②避免照射野皮肤机械性的刺激,以免损伤皮肤,患者的内衣宜柔软,宽大,吸湿性强,忌用肥皂和毛巾擦拭。③不可在放疗部位涂用含有金属的药膏和胶布。④由于放射皮肤变薄、萎缩、软组织纤维化,致使毛细血管扩张,皮肤会出现充血、发红等湿性反应,继而出现皮肤干燥、瘙痒难忍或烧灼感,嘱患者不能用手抓,给予鱼肝油软膏或涂擦氢化可的松软膏。⑤要始终保持照射野线条清晰,如发现不清晰,应及时请主管医师描画清楚。

(4)放疗全身反应护理:一般放疗后 2～3 周,患者可能出现食欲不振、乏力、疲劳、头晕、头痛、恶心、甚至呕吐等,及时给予对症处理,指导其合理休息,适度活动及合理饮食。

(5)不良反应护理:照射后,应询问患者有何不适,鼓励多进水,少食多餐。

①放射性直肠炎护理:放疗期间,出现腹痛、腹泻等消化道反应首先要评估反应的严重程度,观察有无黏液及脓血便,并做常规检查,做好解释工作,消除恐惧心理。鼓励进低渣易消化的半流质,不能进食者应给予静脉补液,维持水、电解质平衡,必要时给予消炎、止泻剂。

②放射性膀胱炎护理:放疗期间如出现血尿或伴有尿频、尿急、下坠感等,应遵医嘱给予口服止血和消炎药,对出血或贫血严重者,必要时可输新鲜血纠正贫血。

2.后装治疗护理　　后装治疗是利用放射源治疗肿瘤疾病的手段。它采用专门设备,通过人体腔管,将放射源直接送入体内病变部位,可以有效地杀伤病变组织,把副作用控制在最低程度。

(1)治疗前护理

1)心理支持:①患者由于对肿瘤的恐惧,对近距离后装治疗的陌生,治疗前存在着一定的心理压力,再加上后装治疗是把放射源送入患者体内,会带来一些不适,更加剧了患者的恐惧心理。因此我们要以热情周到、诚恳的态度接待患者,使患者对医护人员有一种信任感和安全感,同时要详细向患者介绍后装治疗的目的、治疗特点和方法,告诉患者治疗过程将会出现的不良反应,使患者有充分的思想准备。对高度紧张的患者,为减少恐惧心理,可以让做过后装治疗的患者现身说法,有利于消除顾虑,配合治疗。②放射治疗在整个治疗过程中,患者必须独自一人待在专用机房里。医生和技术人员只能通过监视器对患者进行观察和治疗,通过对讲机和患者交流。这往往会使患者感到恐惧和紧张,不知道下一步是什么,万一发生意外该如何应对等。紧张、焦虑、恐惧会引起生理反应如肌肉痉挛,这将直接影响治疗,有时不得不中断治疗。故治疗前应向患者讲解放射治疗的原理、射线的特征、射线的作用以及射线怎样才会对人体造成伤害,使患者摆脱对射线的恐惧,使她们有较充分的心理准备,提高心理承受能力。

2)阴道冲洗护理:①放疗期间应坚持每日阴道冲洗,及时清除阴道坏死组织,防止感染及粘连。②腔内治疗当日行阴道冲洗,清除宫颈、穹隆、阴道分泌物,冲洗完毕,阴道内填塞优锁无菌纱布,如发现阴道分泌物有异常,应检查原因。

3)后装治疗当日早晨要测量 T、P、R,如有异常,通知医生停止照射。

4)保持肠道和膀胱空虚,治疗前嘱患者再次排空大小便,以减少直肠、膀胱反应。

5)治疗前做好外阴备皮,剃净阴毛。

6)放疗前要测血象,如白细胞低于 $3×10^9/L$ 者,禁止继续放疗。

(2)治疗中护理

1)严格掌握后装治疗机的操作方法,了解机器的基本性能,做好施源器的清洗消毒全过程,保证机器顺利完成治疗全过程,否则患者会更加痛苦,加重心理负担,使病情恶化,心理会有更大的打击。

2)协助医生放置阴道宫颈施源管,并妥善固定。在插入宫颈施源管时会引起患者下腹疼痛,嘱咐患者做深呼吸。用纱布条固定施源器时注意尽量推开膀胱后壁和直肠前壁,使这些器官尽可能远离放射源,治疗时减少辐射和直肠受量。

3)摆好患者体位,施用器与施源管连接时要保持平行,不能弯曲、打折。嘱咐患者勿动,防止其松脱、移位,影响治疗效果。并告之患者如有不适可举手示意或对传呼机呼叫。

4)通过监视器观察患者的精神状态和面部表情,患者可因体位及施源器引起腹痛、腹胀、急躁不安,可通过对讲机鼓励安慰患者,同时分散注意力,使患者放松,顺利完成治疗。

5)在进行宫腔管治疗时,如发现患者突然出现下腹剧痛、面色苍白、血压下降,查有压痛、反跳痛,应考虑为子宫穿孔的可能,应立即停止后装治疗并协助医生及时处理。

6)阴道狭窄、阴道壁弹性差或肿瘤较大的患者,在阴道球治疗时,容易碰伤阴道壁及肿瘤组织,易造成出血及疼痛,如大量出血立即压迫止血,并密切观察。

(3)治疗后护理

1)治疗结束后,取出施源器和纱布条并清点,以防纱布留置在阴道内。

2)检查阴道有无出血,如有活动性出血,应及时填塞纱布,回病房后要交班填塞纱布的数量,第 2 日冲洗时取出。

3)后装治疗后应注意患者排尿情况,如有排尿困难超过 4h 须导尿。体温超过 38℃并伴有腹痛,可能并发盆腔炎,应及时通知医生予以处理。

4)治疗后 3~6 个月,根据患者情况坚持每日阴道冲洗 1 次,防止阴道狭窄、粘连的发生。嘱咐患者半年内创面未愈合前避免性生活。

5)后装治疗患者有可能出现放射性膀胱炎及直肠炎,应给予对症处理。嘱咐患者多饮水,进食易消化食物,必要时给予消炎、止血、止泻等药物治疗,并对患者进行适当的解释,减少不必要的顾虑。

七、康复支持

康复医学的发展是"以人为本"的医疗模式的必然结果,是临床治疗学的延伸。如果说在癌症的治疗阶段,以医生为主,那么在康复阶段,主动权更多地掌握在患者手中,但应注意必须在医生指导下进行康复活动。子宫颈癌常见的康复问题主要有心理问题、营养问题、尿潴留、性功能恢复问题等。

1.心理疏导　妇科手术牵涉到女性生殖器官的切除,特别是一些年轻或未生育患者,因担心女性特征的消失,影响到今后的家庭生活,会出现焦虑、消极的心理反应,对这些患者要进行心理疏导,临床护理人员应多与患者交流,多倾听患者的心声,让其不良心理得到发泄,鼓励患者可适当进行自我心理调节如有意识地调整自己个性中的一些不良因素(性格过于内向、情绪稳定性差、自我压抑等);经常对自己进行心理减压,做一些合理的宣泄(与家人或朋友倾诉自己的压力和内心的不快)和放松训练(肌肉神经放松练习,冥想放松训练,想象生活中非常美好的事物和景色,做深呼吸运动等);建立良好的生活方式(劳逸有度,饮食有节);经常适当锻炼身体,多接近大自然,患者也可参加些公益活动,也可与病友联系互相交流自己对抗疾病的心得,使自己逐渐过渡到正常的心态中来。

2.饮食指导　肿瘤患者手术、放疗、化疗等治疗期间,主张高营养、高维生素、高蛋白质、高热量、适当纤维素饮食。肿瘤患者的忌口,应因病而异,因人而异,因治疗方法而异,不能一言以蔽之,笼统地规定能吃什么,不能吃什么。如癌症患者毒深热盛,口渴烦躁,发热便结,这时宜多吃水果汁、西瓜米粥及一些清凉健胃、消渴除烦的食物,切忌过食生冷及油腻之物。放疗患者常表现为口干舌燥、干咳、身疲乏力、纳少便溏等。食谱应以清淡可口,又含高蛋白质和高维生素的为好。多吃水果、蔬菜,多喝牛乳、酸奶和蛋汤、鱼汤、肉汤,尤其像清炖甲鱼汤很适合放疗患者,有滋阴补血和刺激骨髓造血的作用。平时也可多喝些清热解毒的菊花茶、金银花茶等。总之饮食应少盐、清淡、少辛辣为宜。

3.预防尿潴留　子宫颈癌根治术分离输尿管、膀胱,分离和切断宫骶韧带,故术后需留置尿管2周,因住院时间短,患者往往需出院后1周再拔管,特别是一些年纪较大,手术范围较广的患者易引起膀胱炎和膀胱麻痹。为了防止并发症的发生,在留置尿管期间可采取相应的护理措施:①保留导尿管如需放置14日,拔管前可进行夹管训练,用夹子夹住尿管,定时开放排尿,防止膀胱功能丧失。②患者可多饮水,并注意会阴部卫生,防止尿道炎发生。③注意体温变化,如有体温持续升高,应就医查明原因,给予抗炎治疗。④尿管拔除后,应及时排空膀胱,如4~6h内不能排尿,或B超测残余尿量>100mL时,可考虑重新插管。

4.治疗后性功能恢复护理指导　虽然肿瘤的生长部位和治疗方式的不同,但有30%~90%妇科癌症患者中出现了性功能障碍。据回顾性研究,性功能障碍发生率在子宫颈癌根治性的子宫切除后为78%,放疗后为44%~79%,甚至在宫颈锥切的患者中也会出现了性功能障碍。有约50%的外阴癌患者治疗后停止了性活动。因此,性心理和性行为治疗和护理是提高妇科肿瘤治疗水平,改善妇癌患者生活质量的重要内容,在以往治疗的患者中即使非常关心治疗后性生活问题,但很少主动提出与医护人员讨论,因此我们应主动告诉患者这方面的知识,提供心理帮助,使患者有心理准备,减少畏惧。另外有部分患者会担心性生活会导致癌症的转移和复发或担心性生活会把疾病传染给配偶故拒绝性生活,对这些患者应明确告知性生活不会导致癌症的复发和传染,相反,和谐的性生活能使患者的心情压抑得到有效的缓解,从而更积极地面对生活,提高其生活质量。一般妇科手术后医生复查后确认宫颈残端已愈合即可恢复性生活,子宫颈癌放疗结束后一般需半年后也可恢复性生活。对性功能障碍者也可提供些治疗措施如提供患者治疗后影响性功能的信息和对策,术后予以药物(如激素)治疗、行为治疗等。

妇科手术包括切除子宫、卵巢,术后患者会提前出现围绝经期症状,一般无需治疗,只要保持乐观的心态,积极面对,养成良好的饮食和生活习惯,就能平安过渡,如果出现严重的围绝经期症状,可在医生指导下进行对症治疗或内分泌治疗。

5.加强随访　子宫颈癌患者在首次治疗后应进行密切随访,并告知患者随访的重要性。首次治疗出院后应于1个月内随访1次,以后可每3个月随访1次至第2年,再以后可每半年随访1次至第5年,以后可每年随访1次。随访时应常规做妇科检查,当发现阴道有充血、溃疡和新生物等改变时要进行阴道细胞学、阴道镜检查和组织活检。当患者有主观症状而病理检查阴性或怀疑有盆侧壁病变则需要进行血清肿瘤标志物检查和影像学检查。

参考文献

1.李进.肿瘤内科诊治策略(第 4 版).北京:科学出版社,2020.

2.徐波.肿瘤护理学.北京:人民卫生出版社,2020.

3.于世英,胡国清.肿瘤临床诊疗指南(第 3 版).北京:科学出版社,2020.

4.邵志敏,沈镇宙,郭小毛.肿瘤医学(上下册).上海:复旦大学出版社,2019.

5.程颖.恶性肿瘤 TNM 分期速查手册(第 2 版).北京:人民卫生出版社,2019.

6.赵鹏,李玉军,王天宝.普通外科病理解剖与诊断图谱.广州:广东科技出版社,2018.

7.万德森.临床肿瘤学.北京:科学出版社,2016.

8.强万敏,姜永亲.肿瘤护理学.天津:天津科技翻译出版社,2016.

9.高广勋,董宝侠.血液病分子病理诊断学.西安:第四军医大学出版社,2016.

10.张文丽.医学病理技术与诊断基础(上).长春:吉林科学技术出版社,2016.

11.张文丽.医学病理技术与诊断基础(下).长春:吉林科学技术出版社,2016.

12.石远凯,孙燕.临床肿瘤内科手册.北京:人民卫生出版社,2015.

13.魏于全,赫捷.肿瘤学.北京:人民卫生出版社,2015.

14.赵时梅.病理学与病理生理学.西安:西安交通大学出版社,2015.

15.薛冰,池良冰.病理生理学应试向导.上海:同济大学出版社,2015.

16.沈铿,崔恒,丰有吉.常见妇科恶性肿瘤诊治指南(第 4 版).北京:人民出版社,2014.

17.石一复,郝敏.妇科肿瘤生殖医学.北京:人民卫生出版社,2014.

18.何奇,杨剑横.常见肿瘤中医临证治要.北京:科学技术文献出版社,2014.

19.侯恩存,梁健,邓鑫.中西医结合肿瘤临床.上海:第二军医大出版社,2014.

20.郑文新,沈丹华.妇产科病理学(精).北京:科学出版社,2013.

21.董明娥.现代中西医结合肿瘤诊治.天津:天津科学技术出版社,2013.

22.赵晓宁.实用腹部肿瘤学.北京:科学技术文献出版社,2013.